ullstein

Was Sie wirklich über Ihren Fettstoffwechsel wissen sollten, um überschüssige Pfunde loszuwerden, das erfahren
Sie in diesem Buch. Anstatt der nächsten Trend-Diät hin-
terherzulaufen, Paleo auszuprobieren oder sich mit Intervallfasten zu quälen, lernen Sie, was Ihr Körper wirklich
braucht und wie Ihr Fett so tickt. Prof. Dr. Alexander Bartelt ist ein Pionier und führender Wissenschaftler zum
Thema Körperfett und erklärt anschaulich und leicht
verständlich, wie wir gesund und nachhaltig abnehmen
können.

PROFESSOR DR. ALEXANDER BARTELT ist Biochemiker
und Molekularbiologe. Er ist Professor für kardiovaskulä-
ren Stoffwechsel an der Ludwig-Maximilians-Universität
München. Ziel seiner Forschung ist es, die molekularen
Grundlagen von Fettleibigkeit, Diabetes und Atheroskle-
rose zu verstehen. Er trägt einen Doktortitel der Universität Hamburg und arbeitete an der Harvard University,
USA, an neuen Wirkmechanismen des Fettgewebes.

PROF. DR.
ALEXANDER BARTELT
mit Bernhard Ubbenhorst

Der
FETT
versteher

Wie wir unser gutes Fett aktivieren,
um unser schlechtes zu verlieren

Ullstein

Besuchen Sie uns im Internet:
www.ullstein.de

Wir verpflichten uns zu Nachhaltigkeit

- Klimaneutrales Produkt
- Papiere aus nachhaltiger
  Waldwirtschaft und anderen
  kontrollierten Quellen
- ullstein.de/nachhaltigkeit

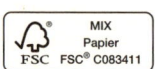

MIX
Papier
FSC FSC® C083411

Ungekürzte Ausgabe im Ullstein Taschenbuch
1. Auflage Januar 2022
© Ullstein Buchverlage GmbH, Berlin 2020/Ullstein Extra
Der Text wurde von Prof. Dr. Bartelt unter Mitarbeit
von Bernhard Ubbenhorst verfasst.
Umschlaggestaltung: zero-media.net, München
Titelabbildung: © privat (Autorenfoto);
@FinePic, München (Illustrationen)
Satz: Pinkuin Satz und Datentechnik, Berlin
Gesetzt aus der Caecilia
Druck und Bindearbeiten: CPI books GmbH, Leck
ISBN 978-3-548-06518-2

INHALT

VORWORT

Zu Beginn möchte ich mich kurz vorstellen: Mein Name ist Alexander Bartelt. Von Beruf bin ich Biochemiker und Molekularbiologe und seit vielen Jahren in der Forschung tätig. Die wenigsten Menschen haben eine genaue Vorstellung von dem, was wir in unseren Laboren so treiben. Deshalb werde ich es kurz erklären. In der Biochemie und Molekularbiologie dreht sich im Wesentlichen alles um die Struktur und Funktionen der Biomoleküle, aus denen die Zellen unseres Körpers bestehen. Jetzt fällt einigen vielleicht wieder das Grundwissen aus dem Biologieunterricht ein. Also das mit den Zellwänden aus Membranen, das mit den Kraftwerken der Zelle, den Mitochondrien, und, na klar, da war ja noch der Zellkern und das mit den Chromosomen und der Genetik. Und dazu gehört noch vieles, vieles mehr, über das wir bis heute noch längst nicht alles wissen. Jede Menge zu tun, für Forscher wie mich. Man hört häufig von bahnbrechenden Entdeckungen im Bereich der Gentechnik, dem wohl bekanntesten Arbeitsgebiet der Molekularbiologen. Zu denen gehöre ich jedoch nicht. Mein Forschungsgebiet ist vielleicht nicht ganz so spektakulär, aber wahrscheinlich genauso wichtig. Es handelt sich dabei um die Körperfette. Warum ausgerechnet Fette?

Das erklärt sich fast von selbst, denn viele Menschen beschäftigt die Frage: Wie werde ich meine überschüssigen Pfunde oder Fettpölsterchen wieder los? Da ist es natürlich von Vorteil, genau zu wissen, wie das Fett überhaupt dorthin kommt, wo es einen stört. Spannender ist aber sicherlich, wie man es dann wieder loswird. Und ebenso wie die großen gesundheitlichen Risiken entstehen, die mit unserem Körperfett auf unterschiedlichste Weise verbunden sind.

Der Fettforschung bietet sich ein riesiges Arbeitsfeld mit dringlichen Aufgaben. Aus medizinischer Sicht steht unsere Gesellschaft wegen des Zuviels an Fett heute vor großen Herausforderungen: Ein Übermaß an weißem Fettgewebe, Übergewicht, Diabetes und Herzschwäche machen heute mehr Menschen denn je zuvor krank. Unser Fett hat daher nicht den allerbesten Ruf. Zu Recht?

Nein, denn Fett ist viel mehr als das, was wir mit Übergewicht und Krankheiten negativ assoziieren. Nur den wenigsten ist bewusst, dass Fette ein unverzichtbarer Bestandteil unseres Lebens sind und dass ohne Fette kein Leben auf dieser Erde entstanden wäre. Fette kommen in allen Organismen vor, vom kleinsten Einzeller bis hin zum Menschen. Fette sind allgegenwärtig und unverzichtbar für jedes Lebewesen. Im Laufe der Evolution hat die Natur unglaublich viele verschiedene Fette hervorgebracht, sogar Zellen, die fast nur aus Fett bestehen, die Fettzellen. Und auch das menschliche Fettgewebe ist mehr als nur ein Schutz gegen Kälte oder andere Einwirkungen von außen, und auch mehr als nur ein Energiespeicher für schlechte Zeiten, für das man es lange gehalten hat. Fettgewebe ist tatsächlich eines der wichtigsten Organe, um Stoffwechselerkrankungen zu verhindern. Ohne Fett geht nichts in unserem Körper. Das Fettgewebe steuert unzählige Stoffwechselprozesse und produziert dazu eine Vielzahl von Botenstoffen.

Man nimmt heute an, dass über 600 verschiedene Substanzen von den Fettzellen in die Blutbahn abgegeben werden. Und es gibt sogar Fettzellen, die Kalorien einfach in Wärme umwandeln. Die werden braunes Fett genannt. Braunes Fett ist mein Spezialgebiet als Forscher. Es kommt nur bei Säugetieren vor und ist damit gewissermaßen die neueste, fette Erfindung der Natur. Es hat ungeahnte Qualitäten. Braunes Fett schützt uns wie ein kleiner, körpereigener Heizofen vor Kälte. Man kann es an- und ausschalten und durch einen »thermogenen Lebensstil« sogar trainieren. Das hilft, unseren Stoffwechsel in Schwung zu bringen und nebenher auf natürliche Weise ein paar Extrakalorien gleich wieder loszuwerden.

In diesem Buch erfahren Sie aber nicht nur, wie das mit dem braunen Fett funktioniert. Ich stelle Ihnen dazu die ganze Vielfalt der Fette unseres Körpers vor, welche Rolle sie im Stoffwechsel des Körpers spielen und abschließend auch, wie sie sich bei unterschiedlichen Diäten und Maßnahmen zur Gewichtsreduzierung verhalten. Es ist sehr hilfreich, die Welt der Fette zu verstehen, da sie uns tagtäglich auf dem Teller begegnen und unser Leben stark beeinflussen, gerade wenn man selbst ein gewichtiges Problem mit seinem Körperfett hat und es wieder loswerden möchte.

1 EINLEITUNG – DIE WUNDERBARE WELT DER FETTE

1.1 Fett – jeder braucht es, niemand mag es

Fett! Gäbe es eine Umfrage zu den beliebtesten Körperteilen des Menschen, läge das Fettgewebe garantiert auf dem letzten Platz. Körperfett ist meist mit negativen Gefühlen verbunden, da es, obschon nur innerlich vorhanden, bei vielen auch äußerlich zu sehen ist. Die Ursache liegt auf der Hand. Das Schlankheitsideal unserer Zeit passt schon seit Längerem nicht mehr mit der Realität einer Vielzahl von Menschen zusammen, die sichtbar mit Fettpölsterchen ausgestattet sind.

Nahezu ein Drittel der Weltbevölkerung ist heute nach den Kriterien der Weltgesundheitsorganisation (WHO) übergewichtig. Weniger einfühlsame Zeitgenossen nennen Menschen mit rundum sichtbaren Fettpolstern meist nur dick oder fett. Nicht sehr schön und schon gar nicht nett. Freundlichere Menschen haben noch die Attribute pummelig, stämmig, oder kräftig gebaut parat. Das macht die Sache für viele Betroffene nicht besser. Dabei war das fülligere

Körperformat bis vor knapp 120 Jahren noch total hip und gern gesehen, damals, als das Dicksein noch die Ausnahme war. Der schöne, reiche Mann von Welt trug Bauch, um seinen Wohlstand offensichtlich zu präsentieren, und die Frau, in der barocken Ausgabe, als Modell »Walküre« mit gebärfreudigen, breiten Hüften, war das gesellschaftskonforme Pendant zu ihm. Für die weniger begüterten, eher dem heutigen Schönheitsideal entsprechenden Menschen der Arbeiterklasse war damals das Dicksein ein erstrebenswertes Ziel. Heute ist es gemessen am Wohlstandsgefälle oft umgekehrt.

Da es augenscheinlich viele Jahrzehnte benötigt, bis sich gängige Schönheitsideale der Realität anpassen, werden die etwas Fülligeren unter uns wohl noch ein Weilchen versuchen, ihre Extrapfunde loszuwerden. In Zeiten des Selbstoptimierungswahns sind eine gertenschlanke Silhouette und ein Waschbrettbauch gefragt. Dabei macht das Abnehmen für die meisten eigentlich nur Sinn, wenn das Übergewicht an weißem Körperfett, das wir in unseren Fettpolstern speichern, eine gesundheitsgefährdende Grenze überschreitet. Die ist bei manchen Übergewichtigen nicht weit entfernt, doch das trifft längst nicht auf alle etwas kräftiger gebauten Menschen zu.

Das weiße Körperfett ist in seiner Vielfalt höchst faszinierend und verdient es, mit vollkommen anderen Augen gesehen zu werden. Auch aus diesem Grund habe ich dieses Buch geschrieben. Was weißes Körperfett genau ist, erfahren Sie im Kapitel zwei. Was zu viel ist, wo, wieso und warum, und wie Sie das tatsächlich überschüssige Fett wieder loswerden, das erfahren Sie dann später im Buch. Doch zunächst stelle ich Ihnen hier einleitend mein Lieblingsfett vor, das »braune Fett«, das noch ausführlich im Kapitel drei behandelt wird. Vom braunen Fett können wir gar nicht zu viel haben und auch beim Abnehmen kann es eine gewichtige Rolle spielen. Ja, tatsächlich gibt es auch Körperfett mit einem guten Image, wer hätte das gedacht? Und äußerst faszinierend ist es noch dazu.

1.2 Ein fetter Trick gegen die Kälte

Saukalt war es, vor etwa 70 000 bis 40 000 Jahren vor unserer Zeitrechnung in weiten Teilen der nördlichen Erdhalbkugel, inmitten der letzten Eiszeit. Die damaligen Menschen der Gattung Homo sapiens müssen mächtig gefroren haben. Sie waren mit ihrem genetischen Erbe aus den heißeren Gefilden Afrikas nicht besonders gut an die meist klirrende Kälte angepasst. Anders als etwa die damals ebenfalls noch umherstreifenden Neandertaler und der vor noch gar nicht so langer Zeit entdeckte Denisova-Mensch, die beide bereits lange Zeit vor Homo sapiens in Europa und Asien heimisch waren.

Wenn die durchschnittliche Jahrestemperatur um den Gefrierpunkt liegt, muss der Körper sich darauf besonders einstellen. Die Neandertaler widerstanden der Kälte wohl mit einem sehr robusten Körperbau und jahrtausendelanger Anpassung an die niedrigen Temperaturen. Der Denisova-Mensch besaß nach Meinung einiger Wissenschaftler[1] dafür ein besonders gut an die Kälte angepasstes Gen-Repertoire, das möglicherweise für einen überproportional hohen Anteil an braunem Körperfett sorgte. Das »braune Fett« ist ein Gewebe, das mit seiner heizofenartigen Fähigkeit in der Lage ist, kalorienreiche Fette und Zucker zu »verbrennen« und direkt in Körperwärme umzuwandeln. Der Denisova-Mensch könnte mit der Extraportion von braunem Fett perfekt für die sibirische Kälte rund um das Altai-Gebirge gerüstet gewesen sein, wo sich nämlich die Denisova-Höhle befindet, in der seine Knochen gefunden und nach der er benannt wurde.

Das braune Fett ist der modernste evolutionäre Trick zur Regulierung der Körpertemperatur. Das weiß man, da nur Säugetiere dieses braune Fettgewebe besitzen. Wirklich alle Säugetiere? Nein, da wäre noch das Schwein! Ihm fehlt das für die Fettverbrennung im braunen Fettgewebe unerlässliche Protein mit dem Namen Uncoupling-Protein 1 (UCP1). Wenn es bei Saukälte ungemütlich wird, bleibt dem Schwein im jungen Alter nur das Muskelzittern zum Aufwärmen und im fortgeschrittenen Alter hilft ihm der allseits bekannte Schweinespeck, den Körper warm zu halten.

Tatsächlich schlummert in jedem von uns diese bislang wenig beachtete Kraft des braunen Fettes, die uns hilft, überschüssige Kalorien einfach, effizient und auf natürliche Weise zu verbrennen und in Wärme umzuwandeln, wenn die Umgebungstemperatur fällt. Wir haben es nur verlernt, diese körpereigene Wunderwaffe im Kampf gegen die Kälte einzusetzen. Lange Zeit nahm man in der biomedizinischen Forschung sogar an, dass Erwachsene gar kein braunes Fett besitzen, sondern nur Säuglinge, und dass es im Laufe des

Erwachsenwerdens einfach verschwindet. Das war ein Irrtum. Heute wissen wir, dass auch fast alle Erwachsenen über braunes Fettgewebe verfügen[2-4] – allerdings nutzen es nur die wenigsten.

Dafür gibt es einen einfachen Grund: Wir frieren zu selten. Kälte aber ist das, was braunes Fett aktiviert und zur Fettverbrennung animiert. In unserer modernen, jederzeit optimal temperierten Lebensumwelt ist das braune Fett des Menschen weitgehend verkümmert.[5] Es kann aber bereits durch eine kurze Zeit in der Kälte wieder aktiviert werden. Und je kühler unsere Umgebung ist, desto besser arbeitet es.[4] Manche Menschen, die ständig im kalten Klima am Rande des nördlichen Polarkreises leben, wie etwa die Inuit, haben im Laufe der jüngeren Evolution viele urzeitliche Waffen des Körpers gegen die Kälte behalten, anders als wir Mitteleuropäer, die es sich die letzten Jahrtausende im milden Klima oder wie heute im geheizten Wohnzimmer gemütlich gemacht haben.

1.3 Das fette Denisova-Erbe bei den Inuit

Je weiter nördlich Menschen leben und je niedriger die Umgebungstemperaturen sind, umso höher ist die Aktivität und auch die Menge ihres braunen Körperfetts. So wie bei den Inuit, die in der nördlichen Polarregion leben. 2017 untersuchte ein Forscherteam der University of California in Berkeley die DNA der Inuit auf Parallelen zur DNA des höchst kälteresistenten Denisova-Menschen, von dem bereits die Rede war, und es fand erstaunliche Übereinstimmungen. Wie kam es dazu?

Dazu muss ich etwas ausholen. Nachdem 2008 in der Denisova-Höhle uralte Knochen gefunden wurden, machten sich sogleich zahlreiche Evolutionsgenetiker über den spannenden Fund her und isolierten die DNA-Muster. Ein winziges Stück des gefundenen Fingerknochens reichte aus, um festzustellen, dass dieser Knochen weder dem Menschen noch dem Neandertaler zuzuordnen war. Wie sie das Leben in der Kälte meisterten, war anfangs zunächst noch uninteressant. Es ging um ein viel heißeres Thema: Sex. Der ausgestorbene, nicht mit Homo sapiens verwandte Denisova-Mensch könnte sich ja zu Lebzeiten, wie der Neandertaler auch, durchaus mit einem Homo sapiens zu einem Tête-à-Tête getroffen haben. Um das zu überprüfen, verglich man in diversen Studien das Genom des Denisova-Menschen mit dem von Menschen in unterschiedlichsten Regionen der Erde. Man fand tatsächlich Übereinstimmungen. Die Boulevardpresse bekam ihre Schlagzeile zum Urzeit-Sex, und das Thema geriet wieder in Vergessenheit.

Bis dann 2014 eine Evolutionsforscherin namens Emilia Huerta-Sanchez die Theorie aufstellte, dass die Gene der Denisova-Menschen sich überall dort in unserer DNA erhalten haben könnten, wo sie dem Überleben besonders dienlich waren. Wie zum Beispiel eine Form des Denisova-Gens mit dem Namen »EPAS1«, das etwa den Tibetern beim Überleben in großen Höhen bei geringerem Sauerstoffgehalt in der Luft hilft.

Da lag es ja nahe, auch das Überleben in kälteren Regionen mit dem Denisova-Genom in Zusammenhang zu bringen. Und siehe da, die Forscher Rasmus Nielsen aus Berkeley und Fernando Racimo vom New York Genom

Center fanden später heraus, dass die besondere Gen-Variante namens »TBX15«, die den Inuits heute in den Nordpolarregionen das Überleben bei Kälte erleichtert, nicht das Ergebnis einer separaten evolutionären Anpassung ist, sondern mit hoher Wahrscheinlichkeit vom Denisova-Menschen stammt.[1] Wie diese vor langer Zeit, können heutzutage auch die Inuit mit viel braunem Fettgewebe Wärme produzieren, denn dieses TBX15 hilft bei der Entstehung brauner Fettzellen.[6] Erstaunlich, wie sich die Evolution des braunen Fettes anhand dieser Genmuster vom Denisova-Menschen über Zehntausende von Jahren bis zur Präsenz im aktuellen menschlichen Genom nachvollziehen lässt.

Doch auch das weiße Körperfett ist in Überlebensfragen unter Extrembedingungen ein guter Begleiter, vor allem in Kooperation mit dem braunen Fett, wie die folgende Geschichte zeigt.

1.4 Der »Seehund-Mann« – Fett als Lebensretter

In zahlreichen Regionen dieser Welt, von Kanada über Europa bis nach Australien, gibt es die Tradition des Neujahrsschwimmens. Häufig wird dieses Badevergnügen auch Eisschwimmen genannt, was die Umstände sehr deutlich macht. Mal abgesehen von den australischen Neujahrsschwimmern in Sydney am Bondi Beach, die das klimabedingt auf der Südhalbkugel eher bei milder Badewannentemperatur erledigen. Woher die Tradition genau stammt, ist weitestgehend unklar, aber sich bei Wassertemperaturen von knapp sechs Grad Celsius abzukühlen, diene der

Stärkung der Abwehrkräfte, sagen viele, die diesem zweifelhaften Vergnügen nachgehen.

In Island, knapp unter dem nördlichen Polarkreis gelegen, ist diese Tradition allerdings unbekannt. Die Isländer brauchen zum Schwimmen keinen besonderen Anlass, sie gehen zu jeder Jahreszeit schwimmen, und das mehrmals wöchentlich. Das nächste Freibad ist für jeden der etwa 360 000 Einwohner der Insel im Nordatlantik meist nur einen Steinwurf entfernt, denn selbst das kleinste Dorf besitzt ein Schwimmbad. Und dank der geothermischen Hitze gibt es heißes Wasser für die sogenannten Hot-Pots, in denen sich die Isländer gern zum Plausch treffen, in Hülle und Fülle. Um die 37 Grad Celsius muss das Badewasser mindestens haben und ein weiteres, heißeres Becken mit 40–42 Grad Celsius darf auch nicht fehlen. Kein Isländer würde freiwillig in den dort nur dank des Golfstroms ganzjährig fünf bis sechs Grad Celsius »warmen« Nordatlantik springen.

Wie sich das anfühlt, wenn es unfreiwillig geschieht, weiß niemand besser als der Isländer Gudlaugur Fridthorsson. Der von seinen Freunden »Laugi« gerufene Seemann überlebte im März 1984 vor der Küste von Vestmannaeyjar (Westmännerinseln) unter sehr dramatischen Umständen als Einziger den Untergang eines kleinen Fischerbootes. Das Schleppnetz des Trawlers hatte sich am Meeresgrund verhakt und brachte das Schiff in Sekundenschnelle zum Kentern. Zwei seiner Freunde und Kollegen wurden ohne Überlebenschance innerhalb des kieloben schwimmenden Schiffes unter Wasser gezogen. Laugi, der Kapitän und ein weiterer Seemann gingen über Bord und konnten sich zunächst auf den Kiel retten, doch schon nach einer halben Stunde sank das Schiff unter ihnen auf den Grund. Hilfe war nicht zu erwarten, die Zeit hatte nicht ausgereicht, um einen Notruf abzusetzen. Das rettende Ufer der Insel Heimaeyjar war über sechs Kilometer entfernt, und die Chancen, es schwimmend bei fünf Grad Celsius Wassertemperatur zu erreichen, denkbar gering.

Laugi schaffte es trotzdem. Als Einziger, was ihm bis heute seelisch sehr zusetzt. Nach fünf Stunden hatte er das Ufer erreicht und dazu noch einen dreistündigen Fußmarsch zu bewältigen, völlig durchnässt und barfuß, bei Lufttemperaturen um drei Grad Celsius.

Fortan galt Laugi als medizinisches Wunder, da die maximale Überlebenserwartung unter solch kalten Bedingungen normalerweise höchstens 75 Minuten beträgt. Der 22-Jährige war weder als sehr sportlich noch als besonders ausdauernd bekannt. Was war also sein Geheimnis?

Man stellte hinterher mit ihm zahlreiche Untersuchungen und Studien in Reykjavík und auch in London[7] an, um herauszufinden, was ihn von anderen Menschen unterscheidet. Es war das Körperfett. Mit einer Größe von 1,93 Metern und einem Gewicht von etwa 125 Kilogramm war er damals eine stattliche Erscheinung, und mit einem Body-Mass-Index (BMI) von etwa 33 kg/m^2 zumindest nach heutigen Maßstäben schwer übergewichtig. Dass bei dem jungen, hart arbeitenden Seemann auch die Muskelmasse gehörig zu seinem Gesamtgewicht beigetragen hat, darf wohl als sicher gelten. Doch nicht die Muskelkraft, sondern sein besonders dickes Unterhautfettgewebe aus weißen

Fettzellen hat ihm mutmaßlich das Leben gerettet. Es ist mit 14 mm Durchmesser fast dreimal so dick wie bei anderen Menschen.

Dieser Umstand hat Laugi in der isländischen Presse den Beinamen »der Seehund-Mann« eingebracht, denn auch Seehunde, Robben und andere Meeressäugetiere schützen sich mit dicken Fettschichten gegen die immerwährende Kälte ihres Lebensraumes. Dank der dicken Unterhautfettschicht blieben Laugis lebenswichtige innere Organe und vor allem das Herz während seines Überlebenskampfes in der Kälte länger vor der Unterkühlung geschützt. Hinzu kam vermutlich eine enorme mentale Stärke und der unbändige Wille, zu überleben.

Ob nur das weiße Körperfett oder auch die Menge und die Aktivität seines braunen Fettes eine Rolle spielten, hat man damals nicht untersucht, weil man noch recht wenig darüber wusste. Aus heutiger wissenschaftlicher Sicht ist jedoch anzunehmen, dass die wärmende Aktivität des braunen Fettes dazu unter diesen Umständen zumindest einen nicht ganz unerheblichen Beitrag geleistet hat. Ob nun weißes oder braunes Fett: Fette spielen für die Lebewesen auf der Erde und auch für uns Menschen seit jeher eine zentrale Rolle für das Leben und auch Überleben.

1.5
Zu viel ist zu viel – weißes Körperfett als gesundheitliches Problem

Dem Isländer Laugi Fridthorsson hat sein hoher Körperfettanteil das Leben gerettet. 1984, als das geschah, gehörte er in Island als stark übergewichtiger Mensch noch zu einer Minderheit. Inzwischen sieht das anders aus. Die große Mehrheit der erwachsenen Isländer gilt heute mit einem BMI von größer/gleich 25 kg/m² als übergewichtig. In einer 2016 veröffentlichten Statistik der WHO, für den relativ kurzen Zeitraum von 1990 bis 2013, stieg der Anteil der Übergewichtigen in Island um 12,2 Prozent auf damals 67,1 Prozent. Das ist ein dramatischer Anstieg über einen solchen Zeitraum. Das mit den überzähligen Körperfetten verbundene Gesundheitsproblem durch die sogenannte Fettsucht (Adipositas) als Stoffwechselerkrankung und allen damit einhergehenden Folgeerkrankungen stieg in Island genau wie auf dem europäischen Festland ebenso dramatisch an. Das kleine und kompakte Island steht dabei exemplarisch für die westliche Welt.

Die Ursachen für diesen Trend sind kein Geheimnis. Über viele Jahrzehnte hat sich das ehemals gesunde Ernährungsverhalten und ein gesunder Lebensstil hin zu einem höchst ungesunden entwickelt. In vielen Teilen der Welt, darunter auch in Deutschland. Zu viel hochkalorische Nahrung, zu viel Zucker, zu viel Fette und zu viel Salz einerseits und viel zu wenig Kalorienverbrauch durch Bewegung andererseits. Um es auf eine ganz einfache Formel zu bringen: Wir nehmen tagtäglich mehr Kalorien auf, als wir verbrauchen. Das Ergebnis spiegelt sich in den fetten Tatsachen wider.

Der Fettstoffwechsel unseres Körpers spielt dabei die wichtigste Rolle. Übergewichtige, die ihr Ernährungsverhalten und ihren Lebensstil zum Guten ändern möchten, sind gut beraten, das komplizierte Zusammenspiel des Fettstoffwechsels abhängig von der Ernährung zu studieren. Der

Fettstoffwechsel ist von Mensch zu Mensch verschieden. Das Alter, das Geschlecht, die genetische Veranlagung, Vorerkrankungen, der Hormonstatus und viele kleine Details mehr entscheiden über eine erfolgreiche Strategie zur Gewichtsabnahme. Und am Ende dreht sich doch alles immer nur um das Fett.

Im folgenden Kapitel zwei erfahren Sie Schritt für Schritt alles darüber, was die Fette und der Fettstoffwechsel in Ihrem Körper leisten und was genau passiert, wenn dabei etwas aus dem Ruder läuft.

2
WAS SICH HINTER UNSEREN FETTPOLSTERN VERBIRGT

2.1 Der Mensch ist von Natur aus fett

Bevor wir uns nun gleich der Herkunft unserer weißen Fettzellen und ihrer natürlichen Verteilung in unserem Körper
widmen, muss ich zuvor unbedingt noch einräumen, dass
die weißen Fettzellen, von denen hier ständig die Rede ist,
in Wirklichkeit gar nicht weiß aussehen, sondern eher gelb-
lich oder sogar etwas orangefarben. Die Farbe Weiß haben
Anatomen vor langer Zeit aus einem ganz einfachen Grund
diesen Fettzellen zugesprochen: Sie untersuchten Fettzellen als sehr dünne Schnittpräparate des Fettgewebes unter dem Mikroskop. Und da der ölig gelbe Inhalt der Fettzellen bei der Präparation sozusagen auslief und verloren
ging, erschienen ihnen die leeren Fettzellen im mikrosko-
pischen Anblick weiß. Auch die Farben Braun und sogar
Beige spielen bei den Fettzellen eine Rolle, doch dazu kommen wir später noch. In diesem Kapitel geht es um die weißen Fettzellen. Und damit bei den Bezeichnungen nichts

durcheinanderkommt, nenne ich sie auch weiß und nicht etwa gelb, obwohl sie es ja eigentlich sind.

Wo kommt dieses weiße Fett her? Klarer Fall, könnte man jetzt denken, aus der Nahrung natürlich, denn wer viel Fett isst, ist fett. Das ist jedoch ein Irrtum. Es ist ja nicht so, dass sich die Fettzellen aus unserer Nahrung, sagen wir mal aus einem Stück Schweinespeck, einfach so an passender Stelle bei uns im Körper, etwa am Bauch, anlagern. Das geht so einfach nicht, denn da steht unser Verdauungssystem dazwischen.

Unterschiedlichste Verdauungssäfte sorgen dafür, dass die gegessene Schweinespeckzelle vollkommen in ihre Bestandteile zerlegt wird. Dazu gehört auch das Fett, das die tierische Fettzelle zuvor gespeichert hat und von uns verstoffwechselt wird, um hinterher möglicherweise auch in unseren Fettzellen als Fett gespeichert zu werden. Unsere Fettzellen haben wir natürlich selbst gemacht, und sie sind schon von Geburt an mit an Bord.

Bereits in der embryonalen Entwicklung der frühen Schwangerschaft sind die dazugehörigen Stammzellen vorhanden, aus denen sich später Fettzellen entwickeln können. Die Bildung von Fettzellen und Körperfettgewebe muss evolutionär recht wichtig gewesen sein, sonst wäre das nicht so. Der Mensch braucht sein Fett, so viel ist sicher. Es dient offensichtlich als Isolierfett unter der Haut dem Schutz vor Kälte, dazu schützt und stützt es im Verborgenen als sogenanntes polsterndes Baufett innere Organe wie etwa die Nieren. Es ist dazu ein sehr effizienter Energiespeicher für schlechte Zeiten und, die allerwichtigste Funktion unserer

Fettzellen nicht zu vergessen, unser Fettgewebe ist ein unentbehrliches Stoffwechselorgan.

Wenn Babys auf die Welt kommen, besitzen sie schon sehr viel Fettgewebe, mehr als die meisten Neugeborenen anderer Säugetiere. Was nicht besonders verwunderlich ist, denn der Mensch ist ja von Natur aus auf ein lebenslang splitternacktes Dasein ganz ohne eigenes Fell oder eigenen Pelz programmiert. Mit wenigen partiellen Ausnahmen versteht sich, doch diese Haare wachsen erst später. Babys brauchen ihren bereits bei der Geburt vorhandenen Baby-Speck, um über die ersten Tage zu kommen.

Sind sie ein paar Monate alt, steigt der Fettanteil des heranwachsenden Kindes weiter an. Dann sehen sie so schön drollig, knuddelig und pummelig aus. Babys wachsen sehr schnell, was jede Mutter und jeder Vater nur bestätigen kann. Dafür benötigen sie anfangs, und auch später im Kleinkindalter, noch sehr viel Energie, die jederzeit verfügbar im Babyspeck gespeichert ist. Diese Energie bekommen sie als Säuglinge, wie es der Name schon sagt, idealerweise über die fette Muttermilch.

Später stopfen Kleinkinder, im Verhältnis zu ihrer Körpergröße gesehen, erstaunliche Mengen von fester Nahrung in sich hinein. Das müssen sie auch, denn Kinder müssen bis zu ihrem zwölften Lebensjahr ihre Körpergröße etwa verdreifachen. Die meisten Jungen haben zu dem Zeitpunkt oder spätestens beim Eintritt in die Pubertät einen Großteil ihres »Babyspecks« normalerweise verloren, während bei Mädchen einige Polster als sekundäre Geschlechtsmerkmale erhalten bleiben bzw. noch ausgebildet werden.

Der Wandel bei der Körperfettverteilung Heranwachsender ist bei Jungen wie Mädchen anatomisch völlig normal. Auch wenn heutzutage viele Mädchen im Teenageralter das als sehr starken Kontrast zu dem empfinden, was die von ihnen selbst zum Schönheitsideal erkorenen Influencerinnen ihnen bei YouTube oder Instagram als erstrebenswerte Normalität vorgaukeln. Dieser Kontrast kann angesichts des heute sehr verbreiteten »Bodyshamings« im sozialen Umfeld junger Menschen sehr belastend sein.

Hinzu kommt ein weiteres, noch recht aktuelles Phänomen: Weltweit entwickeln sich immer mehr Kinder und Heranwachsende nicht nach diesem beschriebenen Schema der normalen Körperfettverteilung. Bedingt durch eine viel zu kalorienreiche Ernährung und Bewegungsmangel sind manche schon im Kindesalter schwer übergewichtig und können sogar an Fettsucht erkranken. Diese Bürde tragen sie dann in Form von überschüssigem Körperfett bis ins Erwachsenenalter hinein mit sich herum. Aber was ist denn nun überschüssig, und was ist normal?

Der normale Fettanteil im Körper liegt für erwachsene Frauen bei ungefähr 25 Prozent und für erwachsene Männer bei 15 Prozent. Diese Werte hängen aber sehr stark von vielen unterschiedlichen Faktoren ab, beispielsweise vom Alter, wie viel Sport man treibt, natürlich auch wie man sich ernährt, und nicht zuletzt auch von den Genen, die uns unsere Eltern mitgegeben haben. Auch unsere Psyche spielt eine wichtige Rolle. Stress, Schlafmangel oder depressive Störungen beeinflussen unser Essverhalten und Körpergewicht. Gewichtszunahme ist zum Beispiel auch ein unerwünschter Nebeneffekt bei manchen medizinischen

Therapien, etwa bei Behandlungen mit bestimmten Antidepressiva.

Aus heutiger Sicht sind weite Teile der Weltbevölkerung zu dick, und das schließt mittlerweile eben auch viele Kinder und Jugendliche mit ein.[8] In der Menschheitsgeschichte spielte Übergewicht lange Zeit kaum eine Rolle; Fettleibigkeit galt eher als Privileg der gut genährten Reichen und Mächtigen – und weniger als lebensbedrohende Krankheit. Den meisten Medizinern war allerdings auch früher schon klar, dass Übergewicht gravierende Folgeerkrankungen verursachen kann. Nur fiel dies aufgrund der ohnehin relativ kurzen Lebenserwartung der Menschen nicht weiter auf. Noch im Jahr 1900 lag die durchschnittliche Lebenserwartung etwa in Deutschland für Männer bei 46,4 und für Frauen bei 52,5 Jahren. Andere Krankheiten wie beispielsweise Infektionen brachten die Menschen ins Grab, bevor die durch Übergewicht verursachten Folgeerkrankungen einschlagen konnten.

Um das Übermaß an Körperfett bemessen zu können und sozusagen die Norm oder so etwas wie einen Grenzwert für eine gesunde Menge an Fettpölsterchen zu bestimmen, verwenden Ärzte eine Reihe von Messgrößen. Da wäre zum Beispiel der BMI. Der allein ist häufig schon sehr aussagekräftig. Er berechnet sich aus dem Körpergewicht (in Kilogramm) geteilt durch die Körpergröße (in Meter) im Quadrat.

Hier ein kleines Beispiel: Eine Person, nennen wir sie mal Michael Müller, etwa 35 Jahre alt, wiegt ganze 75 Kilogramm und ist 1,77 Meter groß. Zunächst nimmt man die

Körpergröße in Meter mal sich selbst. Also 1,77 m × 1,77 m = 3,13 m². Dann noch das Körpergewicht durch 3,13 teilen: 75 kg geteilt durch 3,13 m² = 23,9 kg/m². Das ist Müllers BMI. Michael Müller selbst wünscht sich angesichts kleiner Rundungen hier und da vielleicht noch etwas schlanker zu sein. Doch er ist genau richtig so, gesund und kein bisschen übergewichtig.

Jedenfalls nach Meinung der Ärzte, die sich nach den Empfehlungen der Weltgesundheitsorganisation (WHO) richten. Die hat nämlich definiert, dass Übergewicht mit einem BMI jenseits von 25 kg/m² und Adipositas (auch krankhaftes Übergewicht oder Fettleibigkeit genannt) mit einem BMI jenseits von 30 kg/m² beginnt. Und anders herum wäre Herr Müller durch Untergewichtigkeit bedroht, falls der BMI weniger als 18,5 kg/m² betragen würde. Tatsächlich ist es sogar so, dass Herr Müller mit einem BMI knapp über oder knapp unter der magischen Grenze von 25 kg/m² statistisch die höchste Lebenserwartung hätte.

Da die WHO sich als Weltorganisation gewissermaßen für die Gesundheit aller Menschen auf dieser Welt verpflichtet fühlt, überwacht sie in Stichproben und Studien regelmäßig, wie sich der durchschnittliche BMI weltweit in unterschiedlichen Ländern so entwickelt. Laut WHO hat sich der Anteil der Übergewichtigen seit 1975 verdreifacht. Weltweit sind ungefähr zwei Milliarden Erwachsene übergewichtig. Das sind die mit einem BMI über 25 kg/m². Das entspricht nahezu 30 Prozent der Weltbevölkerung.

Dann gibt es noch 650 Millionen Menschen, also in etwa 15 Prozent der Weltbevölkerung, die mit einem BMI über 30 kg/m² an sogenannter krankhafter Fettsucht, an

Adipositas leiden. Laut einer Studie sterben mittlerweile mehr Menschen an Übergewicht und Fettleibigkeit als durch Hunger und Unterernährung.[8] Auch in Deutschland und der Mehrheit der übrigen Industrienationen hat der Anteil der Normalgewichtigen in der Bevölkerung in den letzten Jahren stetig abgenommen und der Anteil der Fettleibigen zugenommen. Zurzeit hat in Deutschland ungefähr jede dritte Frau und jeder zweite Mann einen BMI über $25\,kg/m^2$, und etwa 15 Prozent leiden mit einem BMI über $30\,kg/m^2$ offiziell an Fettsucht. Das sind erschreckend viele übergewichtige Menschen.

Der BMI eignet sich schon ganz gut, eine Grenze zwischen normalgewichtig und übergewichtig zu definieren. Doch bei manchen Menschen kann der BMI auch irreführend sein. Nach der BMI-Einteilung sind auch viele schwere Menschen übergewichtig, obwohl sie eher wenig Fettgewebe besitzen, beispielsweise wenn eine Person einen sehr muskulären Körperbau hat, bei der die Muskelmasse und nicht die Fettmasse das Körpergewicht bestimmt. Wie etwa bei durchtrainierten, muskelbepackten Zehnkämpfern oder auch bei Kugelstoßern, den Schwergewichten in der Leichtathletik.

Deshalb gibt es noch eine zweite wichtige Größe, die in Kombination mit dem BMI eine wesentlich genauere Aussage über das Zuviel an Körpergewicht ermöglicht. Man bemisst dazu das Verhältnis des Bauchumfangs zum Hüftumfang (engl. *waist-to-hip ratio*).[9] Das wird auch Hüft-Bauch-Umfang (HBU) genannt. Der Bauchumfang wird dabei etwa auf Höhe des Bauchnabels gemessen und der Hüftumfang etwa auf Hüftgelenkshöhe, also der für gewöhnlich breitesten Stelle des Hinterns. Den HBU berechnet man, indem der Bauchumfang durch den Hüftumfang geteilt wird. Liegt dieser Quotient bei Frauen über 0,8, gelten sie nach dieser Messmethode als übergewichtig, bei Männern liegt die Grenze bei 0,9.

Für die Bemessung des Übergewichts ist also ebenfalls entscheidend, an welchen Stellen des Körpers die Fettpolster entstehen. Dabei kann man bildlich zwei Körpertypen voneinander unterscheiden. Der eine ist der Apfel-Typ, bei dem sich sehr viel Fettgewebe im Bauchraum und rund um die inneren Organe befindet – was bei Männern gern als Bierbauch bezeichnet wird. Dann gibt es noch den Birnen-Typ, der mehr Fettgewebe um die Hüften anlagert. Bei ihm ist das Fettgewebe hauptsächlich als Unterhautfett vorhanden. Diese Unterscheidung ist sehr wichtig, da Apfel- und Birnen-Typen ganz andere gesundheitliche Risiken tragen.[10]

Wem diese ganze Rechnerei jetzt etwas zu kompliziert erscheint, der kann auch einfach nur den Bauchumfang messen. Männer sollten sich bei einem Bauchumfang von mehr als 102 cm und Frauen bei mehr als 88 cm Gedanken über eine Gewichtsreduzierung machen. Liegt man darüber, nennen Mediziner dies abdominelle Fettleibigkeit[11], die statistisch gesehen häufig Folgeerkrankungen nach sich zieht. Davon ist vor allem der sogenannte Apfel-Typ betroffen, vornehmlich Männer. Der Birnen-Typ zeigt sich sehr häufig bei Frauen, die sich dergestalt weitaus weniger Sorgen um ihre Gesundheit machen müssen.

Man sollte aber bei dieser ganzen Körpervermessung immer auch bedenken, dass sie für jeden Menschen indivi-

duell betrachtet, im Falle eines so berechneten Übergewichts, oft nur eine sehr geringe Aussagekraft über tat-
sächliche Risiken zulässt. Das Fettgewebe und die Stoffwechselfunktionen der Fettzellen werden durch zahlreiche
Faktoren beeinflusst, die es ebenso zu berücksichtigen gilt.
Was für den einen Menschen zu viel Körperfett ist, ist für
den anderen möglicherweise genau richtig. Der Mensch ist
von Natur aus fett und sollte es auch bleiben. Daher wäre
es ziemlich unklug, darauf aus zu sein, wirklich jedes Fettpölsterchen irgendeinem Schönheitsideal und Zeitgeist fol-
gend zu bekämpfen. Wir brauchen diese Fettzellen und das
darin gespeicherte Fett. Warum? Für die Antwort nehmen
wir die Fettzellen mal etwas genauer unter die Lupe.

2.2 Die weiße Fettzelle Nimmersatt

In jedem unserer Fettpölsterchen, das wir, wenn auch
manchmal mit Unbehagen, befühlen oder sehen, stecken
viele Millionen weißer Fettzellen. Die bilden zusammen in
ihrer Gesamtheit das Fettgewebe. Eine einzelne weiße Fettzelle, auch Lipozyt (aus dem griechischen »lipos« für Fett
und »cytos« für Zelle) oder Adipozyt (aus dem neulateini-
schen »adipōsus« für Fett) genannt, gleicht strukturell vielen anderen Körperzellen. Sie besitzt eine Zellmembran mit
den darin üblichen Kanälen, Transportschleusen, Rezeptoren und Pumpen für den Im- und Export von Informationen
und vor allem einer Vielzahl von Substanzen im kleinen
Zellengrenzverkehr.

Innendrin befinden sich die Mitochondrien für die
Produktion des zelleigenen Energiebedarfs. Dazu kommt

natürlich ein Zellkern als Schaltzentrale, mit allem was drum herum dazugehört. Das sogenannte endoplasmatische Retikulum (ER) etwa, welches netzartig den Zellkern umgibt, und der Golgi-Apparat. Diese sind unter anderem wichtig für den Membranaufbau der Fettzelle, die aus Platzgründen öfter mal anbauen und abbauen muss.

Von ihrer engsten Zellverwandten, der braunen Fettzelle, unterscheidet sich die weiße Fettzelle durch ihre von einer einzigen, fettgefüllten Blase bestimmte Gestalt. Daher wird sie auch »univakuoläre Fettzelle« genannt. Die braunen Fettzellen besitzen sehr viele kleine Fetttropfen (Vakuolen) und heißen deshalb auch »plurivakuoläre Fettzellen«. Dazu sind hundertfach mehr Mitochondrien zu finden, die reich an rostig braun erscheinendem Eisen sind, wodurch das braune Fettgewebe seinen Namen erhalten hat.

Die offensichtlichste Funktion der weißen Fettzelle ist die Speicherung von Fett. Das füllt den Innenraum der Zelle nahezu vollständig aus. Der Zellkern und alles andere, was um ihn herum zu einer Zelle gehört, wird durch das viele Fett an den äußersten Zellrand gedrückt. Der Kern ist klein und sieht unter dem Mikroskop etwas sichelförmig aus. Darin erscheint die Zelle wie ein dünner Fingerring mit einem einseitig aufgesetzten Stein. Kreative Anatomen haben den weißen Fettzellen deshalb einst den Beinamen »Siegelring-Zellen« gegeben, der so wie auch der Siegelring selbst doch eher veraltet ist. Eine einzelne Fettzelle kann abhängig vom Füllzustand mit Fett ihre Größe enorm variieren. Sie wächst und schrumpft, ganz nach Bedarf und Füllung.

Die »normale« Größe einer Fettzelle entspricht mit 50 bis etwa 140 Mikrometer Durchmesser etwa der Dicke eines Kopfhaares. Für besonders Scharfsichtige wäre sie so beinahe schon mit bloßem Auge sichtbar. Gilt es aber in besonders »guten Zeiten« besonders viel Energie in Form von Fett zu speichern, kann die Fettzelle sich durch die Ausdehnung ihrer Membranhülle wie ein Luftballon auf eine Größe von bis zu einem Millimeter Durchmesser aufblasen. In diesem kugelrunden, problemlos sichtbaren Fettkügelchen befindet sich dann bis zu ein Mikroliter Fett. Das ist ein millionstel Liter, der wohl maximale Füllungszustand, den eine einzelne weiße Fettzelle erreichen kann. Das hört sich erst mal nach sehr wenig an. Aber bei nur einer Million der vielen Millionen von Fettzellen in unserem Körper, käme so schon exakt ein Liter Fett zusammen, was umgerechnet etwa einem Kilogramm Körpergewicht entspräche. Das ist eine gewaltige Menge. So erklärt sich zumindest das Voluminöse an dem Problem des Übergewichts.

Es ist hilfreich, eine Vorstellung davon zu haben, wie und in welcher Form die Extrakilos, die wir loswerden wollen, in unserem Körper gespeichert sind. Man kann ja schließlich nicht hineinsehen. Das gespeicherte Fett in der Fettzelle ist von seiner chemischen Struktur her den Fetten, die uns aus dem Alltag geläufig sind, sehr ähnlich. Aussehen und Konsistenz sind tatsächlich etwa wie ein Tropfen Sonnenblumenöl.

Warum die Größe einer Fettzelle auf einen Millimeter Durchmesser begrenzt ist, erklärt sich von selbst, wenn man sich das Fettgewebe als Ganzes anschaut. Die Fettzellen sind von einem netzartigen Gittergewebe aus flexiblen

Bindegewebsfasern umgeben, mit direktem Kontakt zu den Zellmembranen. Dazwischen verlaufen extrem dünne Äderchen zur Blutversorgung, Kapillaren genannt. Etwa drei oder vier der Fettzellen teilen sich so ein Blutgefäß. Diese Kapillaren sind sozusagen die Versorgungsstraßen, über die alles für den Fortbestand Notwendige die Fettzelle erreicht sowie die in der Fettzelle zu speichernden Fette. Und alles, was hinaus soll, nimmt umgekehrt den gleichen Weg und wird in die Blutbahn abgegeben.

Das die Zellen umgebende, netzartige Bindegewebe kann man sich in etwa so vorstellen wie das flexible Material einer Strumpfhose. Denken wir mal, um im Bild zu bleiben, an eine Netzstrumpfhose. Die ist mit einem Netzwerk von Elastanfasern sehr flexibel und passt sich der Form des tragenden Beines an. Doch die Dehnbarkeit eines solchen Elastangewebes hat Grenzen. Wenn's zu dick kommt, ist irgendwann mal Schluss. Die Dehnbarkeit der Fasern ist dann erschöpft. So ähnlich verhält es sich mit dem Netzgewebe rund um die Fettzellen. Ist die maximale Ausdehnung als Grenze erreicht, geht nichts mehr in die Fettzellen hinein. Beim Unterhautfettgewebe setzt dazu die Dehnungsfähigkeit der darüberliegenden Hautschicht eine zusätzliche Grenze und das viszerale Fett, also das im Bauchraum befindliche, wird durch die muskuläre Bauchdecke eingeschränkt.

Falls jetzt jemand denkt, diese weißen Fettzellen beträfen ihn als schmalen Menschen nicht allzu sehr, der irrt. Die Gesamtanzahl der weißen Fettzellen ist im Prinzip bei allen Menschen im Erwachsenenalter geschlechterspezifisch gleich und normalerweise auch immer gleichbleibend. Wir verlieren keine Fettzellen, wenn wir abnehmen, sie schrumpfen nur. Ersetzen tun wir bestenfalls ältere gegen neue Zellen. Und nur bei starkem Übergewicht produziert der Körper zusätzliche Fettzellen, um den Überfluss zu bewältigen. Etwa zehn Prozent der weißen Fettzellen werden jährlich erneuert. Macht eine komplette Runderneuerung in nur zehn Jahren. Das ist bei den meisten Körperzellen so. So gesehen sind wir selbst im fortgeschrittenen Alter immer nur knapp zehn Jahre alt. Zumindest theoretisch, der Blick in einen Spiegel vermittelt da meist ein ganz anderes Bild.

Jeder Mensch hat also weiße Fettzellen, und ihr Füllzustand bestimmt, ob wir eher dick oder dünn sind. Im Laufe der Embryonalentwicklung im Mutterleib wird das Fettgewebe angelegt und es gibt überall im Körper Fettdepots. Die Fettzellen darin verschwinden nicht, sie sind immer da. Ein guter Vergleich dazu sind die Muskeln. Auch Muskelzellen verschwinden nicht, sie sind auch immer da, auch wenn man sie von außen nicht sieht. Selbst ein eher schwächlich aussehender Mensch besitzt die gleiche Anzahl Muskelzellen und vielleicht sogar das gleiche Kraftpotenzial wie ein muskelbepackter Bodybuilder, er schöpft es nur nicht aus. Er könnte diese jederzeit, nur durch Training und eine entsprechende Proteinzufuhr, auf das vergleichbar voluminöse Kraftmaß bringen. Das Ideal liegt bei durchschnittlichen Anforderungen aber auch in der Anatomie stets im gesunden Mittelmaß. Nicht zu wenig und nicht zu viel.

Womit wir wieder bei den Fettzellen wären. Zu wenig und zu viel ist relativ und liegt im Auge des Betrachters. Für manche ist jedes sichtbare Fettpolster schon viel zu viel, und sie wollen es unbedingt loswerden. Auch mit zweifelhaften Methoden, koste es, was es wolle. Das vermeintliche Zuviel des in den Fettzellen gespeicherten Fetts lässt sich beispielsweise bei kosmetischen Eingriffen durch das invasive Fettabsaugen reduzieren. Die Details eines solchen Eingriffs erspare ich Ihnen, da die alleinige Vorstellung davon auch weniger zartbesaiteten Gemütern die Nackenhaare aufstellt. Die etwas harmloser klingende Bezeichnung »Liposuktion« ändert nichts an der im Grunde äußerst brachialen Methode, das Körpergewicht zu reduzieren. Eine zweite, ebenso populäre und nicht weniger brachiale Methode der kosmetischen Gewichtsreduzierung ist die Kryolipolyse. Zu Deutsch: das Abtöten von Fettzellen durch extreme Kälteeinwirkung von außen, was sich dann auch schon nicht mehr ganz so harmlos anhört.

Das Problem bei der chirurgischen Entfernung von Fettzellen oder ihrer Abtötung durch Kälte ist: Die Fettzellen werden später wieder neu gebildet. Der Körper ist ja nicht blöd. Er hat ein untrügliches Gedächtnis für den Ideal-Bestand seiner Körperzellen. Verliert er welche, egal auf welchem Weg, wird er den Verlust über die erhöhte Aktivität entsprechender Stammzellen durch eine Zellneubildung ausgleichen.

Das gelingt ihm problemlos bei zahlreichen verschiedenen Körperzellen und die Fettzellen gehören auch dazu. Das ist sogar überlebenswichtig, denn das Fettgewebe samt Fettzellen ist eine organische Einheit unseres Körpers, die auf vielfältige Weise in nahezu alle anderen Körperfunktionen eingebunden ist. Der Mensch braucht das Fettgewebe. Einfach große Mengen der Fettzellen zu entfernen, ist daher wohl die schlechteste aller Methoden, um sein Körpergewicht zu reduzieren. Vielmehr muss man dafür sorgen, dass die Fettzellen schrumpfen und so allesamt wieder glücklich werden.

Die Fettzellen können gar nichts dafür, dass wir das problematische Übermaß an Körpergewicht im ästhetischen oder gesundheitlichen Sinne kritisch sehen. Ein normaler Körperfettgehalt und glückliche Fettzellen sind für den Körper enorm wichtig. Nur unsere Ernährung und Lebensweise bringen das Fettzellfass zum Überlaufen. Wir alleine sind für den Inhalt verantwortlich.

Die Fettspeicherfunktion der Fettzelle ist eine ihrer herausragenden Fähigkeiten. Sie ist auf das Speichern von Fetten programmiert und erledigt das mit bemerkenswerter Leistungsfähigkeit. Die Fettzelle geht mit uns wortwörtlich durch dick und dünn. Ihre Speicherfunktion ist evolutionär betrachtet eine Sensation. Die Möglichkeit, überschüssig vorhandene Nahrung in guten Zeiten für schlechte Zeiten in Form von Fett als schnell verfügbaren Energieträger zu speichern, sichert seit jeher das Überleben von uns Säugetieren. Es gibt vom Braunbären in Alaska bis hin zum Murmeltier in den europäischen Alpen unzählige Beispiele, die zeigen, wie bedeutend diese Fettspeicherfunktion der weißen Fettzellen ist. Nahrung ist für die meisten Lebewesen nicht überall und zu jeder Jahreszeit zur Genüge vorhanden.

Ob Bär oder Murmeltier – die in schlechten Zeiten nicht verfügbaren Kalorien müssen sie sich in guten Zeiten als Vorrat zulegen. Sie fressen sich enorme Fettpolster an, um die kalte Winterzeit ohne nennenswertes Nahrungsangebot zu überleben. Bei Bär und Murmeltier kommt sogar noch ein energiesparender Winterschlaf hinzu. Der Winterspeck ist für die Tiere eine überlebensrettende Strategie, die vor langer Zeit auch für unsere Vorfahren einmal unverzichtbar gewesen sein muss.

Die Speicherfunktion unserer weißen Fettzellen erscheint vor diesem Hintergrund heute vielleicht als lästiges evolutionäres Erbe, das wir moderne Menschen doch gar nicht mehr brauchen. Weit gefehlt: Auch heute noch ist sie eine lebensrettende Funktion für viele Menschen, die nicht im Überfluss leben. Eine gute Portion Körperfett bewahrt in manchen Regionen der Erde immer noch viele vor dem Hungertod in schlechten Zeiten und in Notsituationen. Immer wieder gibt es Berichte, dass vermisste Menschen nach tagelangem Herumirren in der Wildnis zwar ausgemergelt, doch gesund gerettet wurden. Ohne Fettreserven völlig undenkbar.

Die weißen Fettzellen speichern jede Kalorie, die nicht sogleich benötigt wird, in Form von Fett. Die Speicherfunktion der Fettzelle ist dazu zunächst nicht limitiert. Sie speichert auch dann noch weiter Fett, wenn es uns vor dem Spiegel schon mehr als genug erscheint. Die weiße Fettzelle verhält sich gewissermaßen wie ein Hund. Viele Hunde, zumal wenn sie noch jung sind, würden, wenn sie jemals die Gelegenheit dazu hätten, jedes ihnen angebotene Futter umgehend verschlingen. So lange, bis im wahrsten Sinne des Wortes nichts mehr (rein)geht.

Genauso nimmersatt verhält sich unsere Fettzelle. So wie der Hund sich möglicherweise denkt: Oje, wer weiß, wann ich das nächste Mal etwas bekomme? – verhält sich auch die Fettzelle. Sie nimmt auf, was sie an Fett aus dem

Stoffwechsel zur Speicherung angeboten bekommt, so lange, bis nichts mehr da ist, oder so viel wie eben reingeht. Das wäre auch in Ordnung, wenn dieser Überschuss in schlechten Zeiten wieder abgebaut würde. Ja, wenn … und in welchen schlechten Zeiten? Das ist unser Dilemma. Haben nämlich die Fettzellen den Punkt überschritten, an dem nichts mehr geht, und bleibt das dauerhaft so, dann geht auch bei den anderen lebenswichtigen Funktionen der Fettzellen einiges nicht mehr. Die Fettzelle wird sozusagen krank, und das macht den Menschen krank. Wenn unser Körper bei ungefähr 30 Prozent Körperfettmasse angelangt ist, sind unsere Fettzellen überfordert, gestresst, werden aggressiv und greifen den Körper an.

Hört sich fatal an, doch die gute Nachricht ist: Fettzellen können auch wieder schrumpfen. Und die allermeisten Menschen, die sich Gedanken über ihre überflüssigen Pfunde machen, sind von diesem Worst-Case-Szenario ohnehin noch weit entfernt. Was genau im Extremfall passieren kann und wie es sich auf unsere Gesundheit auswirkt, das erkläre ich später noch ausführlich. Neben der Speicherfunktion und den Kapazitätsgrenzen unserer Fettzellen spielen dabei die Funktionen der Fettzelle im Fettstoffwechsel und dazugehörige Steuerungsmechanismen eine gewichtige Rolle. Was ist das überhaupt für ein Fett, das da in unseren Fettpolstern gespeichert wird? Wo kommt es her? Wie kommt es in die Fettzelle hinein? Wofür wird es gebraucht? Und ganz wichtig: Wie werden wir es wieder los, wenn es zu viel wird?

2.3 Die Speicherfunktion unserer Fettzellen

Fettzellen speichern Fett, so viel ist schon mal klar. Aber was ist das für ein Fett? Bevor ich darauf eingehe, muss ich etwas ausholen und ein paar grundsätzliche Dinge zum Thema Fett loswerden. Zunächst einmal ist Fett nicht gleich Fett. Das Fett zum Schmieren einer Fahrradkette eignet sich, wie jeder weiß, kaum als Salatöl, und das gilt natürlich auch umgekehrt. Es gibt viele verschiedene Fette, und jedes Fett hat ganz bestimmte Eigenschaften. Nahrungsfette können bretthart und fest sein, wie etwa das Palmfett, oder so zart und weich wie Butter oder flüssig wie Olivenöl, das flüssige Gold des Südens.

Das hängt vom Aufbau der Fette ab. Die meisten Nahrungsfette sind natürlich entstandene Fette und entweder tierischen oder pflanzlichen Ursprungs. Es gibt dazu auch künstlich hergestellte, sogenannte synthetische Fette und, nicht zu vergessen, auch mineralische Fette, wie das Erdöl, mit dessen Nachfolgeprodukten letztendlich auch die synthetischen Fette produziert werden. Das sind etwa technische Schmierfette und -öle und auch Kraftstoffe, wie etwa der Diesel für Motoren. Das Erdöl ist zwar im Grunde genommen auch natürlich entstanden, vor allem aus der Biomasse von Meereslebewesen, wie etwa Algen, aber das ist schon ein paar Millionen Jahre her.

Es ist naheliegend, dass die Fette natürlichen Ursprungs auch die wichtigsten Nahrungsressourcen für unseren Fettstoffwechsel und den Aufbau unserer eigenen Körperfette sind. Die Nahrungsfette sind gewissermaßen der Kraftstoff, der unseren Lebensmotor am Laufen hält.

Alle natürlichen Fette sind jedoch durchaus auch für technische Zwecke geeignet. Sie schmieren theoretisch, entsprechend aufbereitet, ebenso gut mechanische Teile wie synthetische oder mineralische Fette und Öle. Und sie lassen sich sogar als Kraftstoff in Verbrennungsmotoren einsetzen. Bekannt ist etwa der Biodiesel aus Rapsöl, oder dass man auch mit altem, pflanzlichem Pommes-Fett aus der Fritteuse problemlos Dieselmotoren antreiben kann.

Unsere Nahrungsfette natürlichen Ursprungs umgekehrt gegen Fette mineralischen, synthetischen Ursprungs auszutauschen, ist keine gute Idee. Oder vielleicht doch? Es gibt nichts, was es nicht gibt. Das beweist die folgende Geschichte über Fette, die Gegenstand eines Artikels der Wochenzeitung *Die Zeit* im Juli 1948 war (H. Schüller: Die künstlichen Fette. *Die Zeit*; 27. Juli 1948).

Kurz nach dem Zweiten Weltkrieg war die Versorgung mit Nahrungsmitteln in ganz Nachkriegsdeutschland zusammengebrochen. Die Menschen litten Hunger. Untergewicht war eines der drängendsten Gesundheitsprobleme, und manche sahen die Lösung laut der *Zeit* damals tatsächlich in der Herstellung »synthetischer Butter«. Und zwar produziert aus einem Abfallprodukt der Kohle- und Mineralölraffinerien, dem »Paraffin«. Aus dem ließen sich Fettsäuren synthetisieren und ebenso Glycerin, ein Alkohol, die beide unabdingbare Komponenten für Nahrungsfette seien. Mit aufwendigen Destillationen schweiße man diese Komponenten chemisch zu einem Triglycerid zusammen, dem Stoff, aus dem alle Fette bestünden. Das würde in besonders konstruierten Apparaturen noch gereinigt und nachbehandelt und schon sei es fertig, das »synthetische Fett«.

Aus sechs Tonnen Kohle, so steht es im Artikel geschrieben, ließe sich so eine Tonne synthetisches Nahrungsfett herstellen, dem man nur noch Vitamine hinzufügen müsse, um es auch Butter nennen zu dürfen. Dass diese »synthetische Butter« vollkommen unbedenklich zu verzehren sei, wurde damals von hochrangigen Ernährungsmedizinern bestätigt. Bei aufwendigen Untersuchungen in 300 Haushalten kinderreicher Familien und »Großbeobachtungen bei Gemeinschaftsverpflegungen«, sprich Armenspeisungen, hätten etwa 1000 Menschen die künstliche Butter über einen Zeitraum von mehreren Wochen verzehrt. Es liegt nahe, dass das nicht ganz freiwillig geschah. Man habe keine negativen Auswirkungen festgestellt und das »synthetische Fett« sei natürlichem Fett durchaus gleichzusetzen.

Zum Glück habe es andere Ernährungsphysiologen gegeben, die dem heftig widersprochen hätten. Sie hätten Tierversuche mit Hunden ins Feld geführt, die mit heftigen Organschäden und teilweise mit dem sofortigen Tod nach der Verabreichung synthetischer Glycerine geendet haben. Auch der damals berühmte Göttinger Physiologe Professor Rein sei darüber entsetzt gewesen und wurde folgendermaßen zitiert: »Es wäre eine totale Selbsttäuschung: zu glauben, dass man Naturfette überhaupt ersetzen könnte!« Was wohl aus den Menschen wurde, die das Fett wochenlang zu Versuchszwecken gegessen haben? Man möchte es gar nicht wissen. Die Auswirkungen auf ihren Fettstoffwechsel müssen verheerend gewesen sein. Gut, dass das nur eine kurze Episode in der Welt der Nahrungsfette blieb.

Doch nun zurück zur Natur der Fette, zu unseren eigenen, natürlichen Körperfetten. Woraus einige davon bestehen, haben wir gerade schon erfahren. Auch das Speicherfett in unseren weißen Fettzellen besteht nämlich aus den oben beschriebenen Triglyceriden. Ein Triglycerid ist ein sogenanntes »Ester« des Alkohols Glycerin. Das ist kein Alkohol, den man trinken kann, er ist aber mit dem Trinkalkohol, dem Ethanol, auf molekularer Ebene verwandt. Bei der »Veresterung« des Glycerins werden einem Glycerinmolekül drei Fettsäuremoleküle angehängt und schon ist es ein »Fett«. Und weil es drei (tri) Fettsäuremoleküle sind, heißt das Fett »Tri-Glycerid«.

Die in unserer weißen Fettzelle gespeicherten Triglyceride sind mit einem Gemisch unterschiedlicher ungesättigter und gesättigter Fettsäuren verknüpft. Das ist die ideale Fettkombination, mit der die maximale Kalorienzahl auf kleinstem Raum gespeichert werden kann. Ob Fettsäuren gesättigt oder ungesättigt genannt werden, hängt von ihrer Molekülstruktur ab. Für Nahrungsfette kann man sich merken: Je mehr gesättigte Fettsäuren ein Fett enthält, desto fester ist es, etwa so fest wie Palmfett. Und andersherum: Je mehr ungesättigte Fettsäuren sie enthalten, desto flüssiger sind Fette, wie etwa Olivenöl.

Einzelne Triglyceride können mit drei gleichen Fettsäuren verknüpft sein oder auch mit unterschiedlichen, in einem Molekül kombiniert. Es sind vor allem die Fettsäuren Ölsäure sowie Palmitin- und Stearinsäure, denen die Triglyceride unseres Speicherfetts ihre hohe Energiedichte verdanken.

Diese mithilfe von Fettsäuren entstandenen Triglyceride kommen Ihnen vielleicht sogar bekannt vor. Wer schon mal vom Arzt einen Zettel mit seinen Blutwerten bekommen hat, der weiß, dass diese Triglyceride nicht nur als

Energiereserve in der weißen Fettzelle schlummern, sondern auch im Blut zu finden sind. Sie werden bei den Blutfettwerten direkt neben den Cholesterinwerten genannt. Zum Cholesterin kommen wir später auch noch.

Die Triglyceride schwimmen aber nicht einfach so im Blut umher. Fett ist nicht in Wasser löslich und muss daher vom Körper speziell verpackt werden, damit das Fett sicher durch das Blut transportiert werden kann. Diese Transportform nennt man Lipoproteine, denn diese Fettbläschen sind von einer Hülle aus Proteinen, also Eiweißmolekülen, umgeben. Chylomikronen heißen die so verpackten Triglyceridfett-Pakete. Die können bis zu einem Mikrometer groß sein und sorgen dafür, dass die Fette aus der Nahrung durch das Blut im Körper verteilt werden.

Die Triglyceride machen den allergrößten Teil unserer Nahrungsfette aus und sind etwa in Butter, Margarine, Milchprodukten, Öl und Fleisch reichlich enthalten. Bei der Verdauung werden die Triglyceride aus der Nahrung durch die Verdauungssäfte in ihre Einzelteile, also Glycerin und Fettsäuren, zerlegt und dann von der Darmwand aufgenommen. Dort werden sie dann wieder zu neuen, ganz unterschiedlich mit Fettsäuren ausgestatteten Triglyceriden zusammengebaut. Die werden dann wiederum in die Proteinhülle des Chylomikrons eingepackt. Und dann kommt der wichtigste Teil:

Die Chylomikronen gelangen samt Fettladung in der Lymphflüssigkeit über die Lymphbahnen des Körpers zurück ins Blut und verteilen sich so im ganzen Körper. Denn da werden sie gebraucht. Dieser Prozess braucht nach der Verdauung längere Zeit. Im Blut angekommen, geschieht der Abbau der einzelnen Chylomikronen allerdings rasend schnell. Wie ein Magnet ziehen die Zellen unterschiedlicher Körpergewebe sie an. Hat ein Chylomikron sich an die Oberfläche einer Zelle angedockt, wartet dort schon ein spezielles Werkzeug der Zelle zum biochemischen Fettabbau: die sogenannte Lipase. Sie häckselt die Fettsäuren aus dem Kern der Chylomikronen heraus, und die Fettsäuren werden dann von der Zelle aufgenommen. Die Zellen benötigen sie für alles Mögliche, aber hauptsächlich nutzen sie die darin gespeicherte Energie für ihren Bedarf. Übrig gebliebene Reste des Fettes werden samt geschrumpfter Chylomikronen-Verpackung dann später in der Leber sozusagen recycelt.

Es geht also beim Transport vor allem darum, die unterschiedlichen Fettsäuren über das Blut genau dorthin zu bringen, wo sie benötigt werden. Wenn die Menge des den Zellen angebotenen Triglycerids samt Fettsäuren die Nachfrage übersteigt, dann wird es aufgehoben für schlechte Zeiten.

Um den Bedarf genau zu ermitteln, misst der Körper ständig, wie viele Fette gerade im Blut schwimmen. Der Körper regelt dieses Auf und Ab der Kalorien durch Botenstoffe, die Hormone. Haben wir gegessen, schüttet der Körper Hormone aus, welche die Aufnahme der Nahrungsfette in die Fettzellen ankurbeln. Sind wir nüchtern, sorgen wiederum andere Hormone dafür, dass die Fettzellen ihren Inhalt dem Körper zur Verfügung stellen. Denn dann ist da draußen, im Rest des Körpers, bei den anderen Zellen etwa im Herz oder in den Muskeln, die Nachfrage nach Fettsäuren größer als das Angebot. Das ist der große Moment für die aufgesparten Triglyceride und Fettsäuren. Also die aus dem sogenannten Speicherfett in unseren Fettpolstern.

In dem Moment, in dem wir mehr Kalorien verbrauchen, als wir zu uns nehmen, schrumpfen auch die Fettzellen. Das lässt unsere Fettpolster schmelzen. Aber was ist nun so besonders an diesen Fettsäuren und wofür werden sie gebraucht?

Von Fettsäuren hat jeder schon mal gehört und einige sind sogar wortwörtlich in aller Munde. Etwa die Omega-3-Fettsäuren oder die Omega-6-Fettsäuren. Die nennt man essenzielle, also überlebensnotwendige Fettsäuren, da wir sie nur über die Nahrung bekommen. Sie gehören zu den mehrfach ungesättigten Fettsäuren, die unser Körper nicht selbst herstellen kann. Auch die lebenswichtigen, fettlöslichen Vitamine A, D, E und K bekommen wir nur über die Nahrung. Alle weiteren benötigten Fettsäureformen können wir aus anderen biochemischen Grundbausteinen sozusagen selbst zusammenbasteln. Das wird Fettsynthese genannt und passiert hauptsächlich in der Leber oder eben auch in Fettzellen.

Diese Fähigkeit zur Synthese von Fettsäuren ist enorm wichtig für unseren Fettstoffwechsel. Wie das funktioniert und welche Rolle das in unserem Körper spielt, dazu später mehr. Jedenfalls hat unser Körper eben diese sogenannten essenziellen Fettsäuren nicht in seiner Produktpalette.

Die essenziellen Omega-3- und Omega-6-Fettsäuren (englisch *Poly unsaturated fatty acids*, PUFAs genannt), das sind genau die in jedem Ernährungsratgeber empfohlenen, unverzichtbaren, mehrfach ungesättigten Fettsäuren, oft auch »gute Fette« genannt, ohne die es nicht geht. Die »guten Fette« finden sich vor allem in pflanzlichen Ölen – beispielsweise Olivenöl oder Leinöl – und fetten Fischen wie etwa Lachs. Auch in Fleisch oder Milchprodukten kommen sie vor, wenn sich die Tiere von Pflanzen ernährt haben, die einen hohen Anteil an diesen Fetten aufweisen. Davon sollte unsere Nahrung möglichst viel enthalten, wegen der sogenannten Eicosanoide, die unser Körper aus den essenziellen Fettsäuren herstellen kann. Und die haben es in sich.

Eicosanoide ist der Sammelbegriff für Fettsäuren mit den Namen – Vorsicht, Zungenbrecher – Arachidonsäure, Eicosapentaensäure und Docosahexaensäure. Die spielen als Fettsäuren mit Botenstofffunktion innerhalb und außerhalb der Zellen eine überaus wichtige Rolle für zahlreiche, überlebenswichtige Körperfunktionen. Vor allem für unser Immunsystem, die Blutversorgung des Herzens, die Blutdruckregulation, die Blutgerinnung, das Schmerzempfinden, den Salzhaushalt, aber auch noch für vieles, vieles mehr.

Auch für den Aufbau und die Membranstruktur unserer Körperzellen sind diese Eicosanoide vollkommen unverzichtbar, genauso wie auch einige weitere Fette. Das hat mit einer offensichtlichen Eigenschaft aller Fette zu tun: Fett und Wasser trennen sich auf magische Weise voneinander, wie es bei den berühmten Fettaugen auf einer Suppe zu beobachten ist. Das hat sogar schon bei der allseits bekannten Ursuppe eine Rolle gespielt, aus der mutmaßlich alles Leben auf der Erde stammt. Man kann sogar mit Fug und Recht behaupten, dass das Leben auf der Erde ohne Fette wohl gar nicht entstanden wäre.

2.4
Fett als fundamentaler Baustein des Lebens

Die Struktur der weißen Fettzellen von innen und außen haben wir nun gut kennengelernt. Fehlt nur noch das, was genau dazwischenliegt, die Hülle der Fettzelle, die Fettzellmembran. Für alles, was die Fettzelle in unserem Stoffwechsel leistet, wie er gesteuert wird und auch die Antworten auf die brennenden Fragen, wie nun genau die Fettzellen wachsen und wie sie wieder schrumpfen, ist die Zellmembran von herausragender Bedeutung. Das trennende Element einer Zelle ist ein Ort der Kommunikation und des Austauschs von Informationen und Substanzen, ohne die keine Zelle überlebensfähig ist.

Die Wände unserer Körperzellen sind eine der grundlegenden Voraussetzungen für wirklich alles, was unser Leben ausmacht. Von Anbeginn an. Und auch hier spielen die Fette eine wichtige Rolle. Sie sind die Basisbausteine der Zellmembranen, ohne die das Leben auf der Erde, vom Einzeller über die Pflanzen bis hin zu den hochkomplex organisierten Säugetieren, niemals entstanden wäre. Um das zu erklären, blicken wir nun tief in die Vergangenheit zurück, bis in die sogenannte Ursuppe, in der das Leben auf der Erde seinen Anfang nahm (zumindest einer von sehr vielen Theorien nach).

Zur Ursuppe gehörte auf jeden Fall Wasser, sonst wäre es ja auch kaum eine Suppe. Davon hatte die Erde, als blauer Planet, vor etwa 3,5 Milliarden Jahren jede Menge zu bieten. Viel Ozean und kaum Land. Das Zweite, was eine gute Suppe kennzeichnet, ist, dass sie auf jeden Fall heiß sein muss. Auch das war gegeben, zu der Zeit ragten unzählige Vulkane ihre Kegel feuerspuckend aus der Oberfläche der Ozeane. Fehlt noch die dritte Bedingung für eine gute Suppe: Auch die Einlage muss stimmen. Sollte aus der Ursuppe tatsächlich alles Leben entstanden sein, müssen folgende Komponenten zwingend dazugehört haben:

Das sind zum einen Aminosäuren. Sie bilden die kleinsten Bausteine der Eiweiße, auch Proteine genannt, ohne die keine Zelle existieren kann. Unverzichtbar sind ebenso Kohlenhydrate für den Energiehaushalt einer Zelle. Und auch die Nukleinsäuren dürfen nicht fehlen, als die DNA und Erbinformation einer Zelle, die ihren Bauplan bestimmt. Alle diese Komponenten schwammen wahrscheinlich in der Ursuppe in Form von Vorläufern dieser Biomoleküle nebeneinander herum, da sie alle wasserlöslich waren. Wir Molekularbiologen nennen das hydrophil, was so viel wie wasserfreundlich bedeutet.

Damit aus diesen Komponenten der Ursuppe Leben entstehen konnte, fehlte wohl zunächst ein ordnendes Element, das diese entscheidenden Moleküle dauerhaft zusammenbringt oder eben auch mal trennt. Dazu war ein Gegenspieler zu den hydrophilen Substanzen vonnöten, etwas Hydrophobes, Wasserabweisendes, also etwas wie Fett. Ohne das wären sie vermutlich noch viele weitere Milliarden Jahre im Wasser des blauen Planeten nebeneinander hergeschwommen, ohne dass daraus etwas nennenswert Lebendiges entstanden wäre.

Alles änderte sich, als das erste Fettauge oben auf der Ursuppe schwamm und damit die Fette die Bühne der biochemischen Welt betraten. Sie lieferten den Baustein für den Aufbau von durch Membranen abgeschlossenen Einheiten, in denen eine höhere Ordnung von Stoffwechselreaktionen zwischen Biomolekülen möglich war. Zellmembranen bestehen aus einer doppelten Schicht dicht aneinander gepackter Moleküle, die einerseits aus einem wasserfreundlichen Pol aus Phosphat bestehen und einem wasserabweisenden Ende aus Fettsäuren auf der anderen Seite des Moleküls, das mittels eines Glycerol-Moleküls mit dem Phosphat verbunden ist.

Die Moleküle werden Phospholipide genannt. Im Prinzip sehen diese wie ein Streichholz aus; die Phosphatköpfchen sind wasserfreundlich, der Streichholzstift aus Fettsäure ist wasserabweisend. So ziehen sich die Köpfe und Stifte untereinander gegenseitig an. Wenn sich viele Millionen dieser Phospholipide mit dieser Anziehungskraft gruppieren und aneinanderlagern, bilden sich kugelförmig organisierte, dünne Biomembranen. Das kann man sich in etwa so vorstellen wie eine Seifenblase, die sich spontan aus einer Seifenflüssigkeit als Kugelform bildet. Die dünne Doppelmembran aus Phospholipiden schließt Wasser wie solch eine Blase ein und grenzt so das wässrige Innere gegen das wässrige Äußere ab. Da kommt dann nicht so leicht etwas hinein oder wieder heraus. So entstand ein perfekter Reaktionsraum für die Interaktion von darin eingeschlossenen Biomolekülen in der Ursuppe.

Eine der populärsten Theorien über die Entstehung der ersten Zellen hat der berühmte Biochemiker David Deamer bereits in den 1970er-Jahren aufgestellt.[12] Er ging damals davon aus, dass in der Ursuppe schon alle Komponenten für das Entstehen erster zellähnlicher Strukturen vorhanden waren und dass vor allem Hitze für den Aufbau von Membranen aus Phospholipiden der entscheidende Faktor gewesen sei. Als den idealen Ursuppenkochtopf sah er siedend heiße, hydrothermale Quellen in vulkanischen Gebieten, so wie sie heute noch auf Hawaii, in Nordamerika und auch auf Island als Geysire zu bewundern sind. Darin, so seine Theorie, haben sich in der Tiefe der heißen Quelle unter idealen Bedingungen Kohlenstoff-, Wasserstoff- und Sauerstoffmoleküle zu ersten gesättigten und ungesättigten Fettsäureketten kombiniert und angeordnet. Daraus bildeten sich dann im günstigsten Fall unter anderem auch die ersten Phospholipide, die Grundbausteine einer Zellmembran.

Immer dann, wenn der Geysir unter lautem Getöse das heiße Wasser in einer großen Fontäne nach außen beförderte, gelangten auch unzählige solcher Phospholipide mit an die Erdoberfläche. Da das heiße, dampfende Wasser in der kühleren Atmosphäre sogleich zu winzig kleinen Wassertröpfchen in Nebelschwaden kondensierte, hatten die darin zahlreich enthaltenen Phospholipide keine andere Wahl, als sich automatisch mit ihren wasserfreundlichen Köpfen in Schichten an die Grenzflächen der kugelförmigen Tropfen zu gruppieren. Diese Phospholipid-beschichteten Tropfen wurden sozusagen vom Winde verweht überallhin zerstreut und fielen in viele kleinere, heiße Ursuppenkochtöpfe ringsum. Darin gab es sie irgendwann in rauen Mengen und dort trafen sie wiederum auch auf andere Moleküle, die als Komponenten für die Entstehung des Lebens entscheidend waren. So kam das eine zum anderen und daraus entwickelten sich irgendwann die ersten eigenständig organisierten Zellen mit den Grundfunktionen, die jede Zelle auch heute noch benötigt.

Jede, und wirklich jede Körperzelle ist aus diesem Grund für den Aufbau der Zellmembran auf die Verfügbarkeit von ausreichend Körperfetten angewiesen. Der Mensch besteht geschätzt aus etwa 30 Billionen Zellen unterschiedlichster Art. Das macht also 30 000 Milliarden Zellen. Und da wir fast alle unsere Zellen, bis auf wenige Ausnahmen, etwa alle zehn Jahre komplett erneuert haben, kommt einem der Bedarf an den dazu notwendigen Körperfetten für den Membranaufbau und die Energieversorgung plötzlich gigantisch vor. Und das ist er auch!

So gesehen scheinen die störenden Fettpölsterchen vielleicht nicht mehr ganz und gar überflüssig, sondern, im Gegenteil, sogar sehr notwendig zu sein. Unsere Fettzellen und das darin gespeicherte Fett spielen für alle Körperzellen eine unverzichtbare Rolle. Die Zellmembran hat sich evolutionär, von den hier beschriebenen Anfängen in der Ursuppe bis heute, enorm weiterentwickelt. Aus der simplen Trennschicht im wässrigen Milieu wurde eine hochspezialisierte Multifunktionshülle.

In die Außenwand der Zellmembran sind unterschiedliche Proteine als Poren eingebaut, mit denen die Zelle bestimmen kann, was sie hereinlässt und was nicht. Die Zusammensetzung der dort verbauten Fette bestimmt auch, wie flexibel Membranen sind. Ein Fett mit einer gesättigten Fettsäure macht die Membran beispielsweise eher steif, ein Fett mit einer mehrfach ungesättigten Fettsäure macht die Membranen flüssiger und flexibler. Deshalb sind auch die essenziellen ungesättigten Fettsäuren, die Omega-3- und Omega-6-Fettsäuren, so wichtig, während unser Körper den Einbau der gesättigten Fettsäuren streng reguliert. Die

Membranen unserer Zellen müssen sehr biegsam sein, damit sich beispielsweise Immunzellen in ein Gewebe mit einer Infektion hineinquetschen und Blutgefäße sich zusammenziehen können.

Aus den ungesättigten Fettsäuren im Membranaufbau bildet die Zelle im Inneren mithilfe von Enzymen dazu die Eicosanoide, die als Fette mit hormonähnlicher Signalfunktion eine überlebenswichtige Rolle spielen. Um die Biomembran flexibel zu halten, lagern die Zellen noch ein weiteres Fett namens Cholesterol (Cholesterin) in die Membranen ein. Zu viel Cholesterol ist allerdings auch nicht gut, denn dann verlieren die Zellen ihre Stabilität, und die Proteine in der Membran arbeiten nicht richtig.

Auch innerhalb der Zelle bilden die mit Fetten aufgebauten Membranen so etwas wie Raumteiler, welche die Zellorganellen vom Zellplasma trennen. In einer Zelle gibt es viele Funktionen, und es herrscht eine Aufgabenteilung, bei der jede Zellorganelle ihre Aufgaben gern für sich allein erledigt. Das gilt etwa für die Mitochondrien, die Kraftwerke der Zellen, den Golgi-Apparat, der wie eine zentrale Verteilungsstation wirkt, den Zellkern, in dem die Erbinformation gut gesichert gespeichert und abgelesen wird, und das endoplasmatische Retikulum, was Fabrik und Abwassersystem in einem ist. Die abgetrennten und eigenständigen Organellen der Zelle kommen sich dank der Membranen bei ihrer Arbeit nicht in die Quere.

Dieses Bild von einer normalen Zelle ist stark vereinfacht und in Wirklichkeit noch viel komplexer und schöner. Die frühen elektronenmikroskopischen Bilder, die Wissenschaftler in der Mitte des 20. Jahrhunderts vom Inneren der Zellen machen konnten, waren noch nicht sonderlich aufschlussreich. Aber mit modernen, hochauflösenden Methoden wurde inzwischen erkannt, dass die einzelnen Organellen in unseren Zellen miteinander in einem regen Austausch stehen. Innerhalb einer Zelle ist alles in Bewegung, und sogar die Zelle selbst kann sich fortbewegen.

Auch bei diesen komplexen Prozessen spielen die Körperfette eine wichtige Rolle. Zum einen bilden sie Membranbrücken und Bläschen, über die Stoffe transportiert werden. Zum anderen gibt es eine Art Strichcode-System für unzählige verschiedene Fette in den Membranen, sodass Proteine anhand der Fettzusammensetzung immer wissen, wo in der Zelle sie sich gerade aufhalten, und automatisch an ihren Zielort gelangen. Nichts bleibt dem Zufall überlassen.

Angesichts der enormen Vielfalt und Komplexität der mit den Fetten verbundenen Zell- und Stoffwechselfunktionen erscheint es fast unglaublich, dass die Zelle unter den Tausenden Möglichkeiten in der Lage ist, immer genau die richtigen Fette am richtigen Ort und zur richtigen Zeit zur Verfügung zu stellen und das fein ausbalancierte Gleichgewicht der Fette aufrechtzuerhalten. Hinter dem komplexen System des Auf- und Abbaus von Fetten sowie der Verteilung in unserem Körper stehen zahlreiche Botenstoffe, die allesamt über entsprechende Rezeptoren in den Zellmembranen andocken und so ihre »Botschaft« an die Zellen übermitteln.

Das gilt auch für das unbestrittene »Mastermind« des gesamten Stoffwechsels im Körper, das Insulin. Die Steuerungsfunktionen des Insulinhormons sind auch entscheidend für den Fettstoffwechsel der weißen Fettzelle. Insulin bestimmt, ob und wie unsere Fettzellen Fette speichern und unsere Fettpolster wachsen lassen. Daher sehen wir uns das Insulin im Folgenden etwas genauer an.

2.5 Insulin – der Stoff, der unsere Fettpolster wachsen lässt

In der Zellmembran einer Fettzelle gibt es, wie schon erwähnt, zahlreiche eingelagerte Proteine mit unterschiedlichsten Funktionen. Eines dieser Proteine, das in der Membran der Fettzelle sehr häufig vorkommt, erfüllt die Funktion eines Rezeptors für den Botenstoff Insulin. Das Insulin ist das entscheidende Hormon für das Einlagern von Speicherfett und somit für das Wachstum der Fettzelle. Der Insulinrezeptor ist ein sogenannter Transmembranrezeptor. Er ist sozusagen »schwimmend« in die Doppelschicht der Zellmembran eingebettet.

Insulin ist eines der wichtigsten Hormone unseres Körpers, und wenn die Funktion des Insulins im Krankheitsfall gestört ist, haben auch unsere Fettzellen oft ihren Anteil daran. Die meisten Menschen denken bei Insulin sogleich an die bekannteste, damit verknüpfte Erkrankung, den »Diabetes mellitus«, auch unter dem Namen »Zuckerkrankheit« bekannt. Ihr Symptom gab der Erkrankung den Namen: Diabetes mellitus bedeutet ins Deutsche übersetzt »honigsüßer Durchfluss«. Diabetes-Kranke haben stark erhöhte Blutzuckerwerte, sodass eine große Menge Glukose, auch Traubenzucker genannt, mit dem Urin ausgeschieden wird, wo die Glukose eigentlich nichts verloren hat. Der Harn ist dann unnormal süß – in der Antike, als die

Krankheit ihren Namen bekam, wurde tatsächlich auch eine Geschmacksprobe zur Diagnose eingesetzt. Das gibt schon den entscheidenden Hinweis auf die Funktion des Insulins. Es reguliert in unserem Körper den Blutzuckerspiegel.

Wenn die Nährstoffe nach einer reichhaltigen Mahlzeit den Körper fluten, muss sichergestellt werden, dass alles da landet, wo es hingehört, auch die Glukose. Zu diesem Zweck gibt es Stoffwechselhormone, welche die Nährstoffverteilung im Körper steuern. Und das Insulin ist dabei für die Kohlenhydrate zuständig, die im Verdauungstrakt bis auf die Glukose heruntergebrochen werden, dem wichtigsten Energielieferanten für unsere Körperzellen.

Was haben Kohlenhydrate mit unseren Fettzellen zu tun? Jede Menge, wie alle Schokoladen-Junkies wissen. Nehmen wir zu viele Kohlenhydrate zu uns, werden diese in unseren Fettzellen, aber auch in der Leber in Fett umgewandelt.[13] Und genau dafür haben die Fettzellen zahlreiche Insulinrezeptoren, denn das Insulin steuert auch diesen Prozess.

Wenn man weiß, dass jede Körperzelle zur Energiegewinnung Glukose benötigt und diese auch bekommt, und zwar rund um die Uhr und nicht nur nach den Mahlzeiten, kann man sich in etwa vorstellen, wie wichtig das Insulin und weitere für den Zuckerhaushalt wichtige Stoffwechselhormone für den Körper sind. Die Konzentration der Glukose im Blut darf einen bestimmten Wert nicht überschreiten, dafür ist das Insulin zuständig, aber auch einen bestimmten Wert nicht unterschreiten, dafür ist ein weiteres wichtiges Hormon mit dem Namen Glukagon zuständig.

Die Feinabstimmung des Blutzuckerwertes zwischen den Phasen der Nahrungsaufnahme und den Phasen dazwischen, nennen wir sie mal Hungerphasen, ist eine komplizierte Angelegenheit und auch die Nahrungsfette und unsere Fettzellen haben dabei eine regulierende Funktion.

Das Insulin und das Glukagon stellt der Körper selbst her, und zwar in den darauf spezialisierten Zellen der Bauchspeicheldrüse. Das Hauptprodukt der Drüse ist, wie der Name schon sagt, der Bauchspeichel als Verdauungssekret. Das besteht aus zahlreichen Enzymen, die im Darm Fette, Kohlenhydrate und Eiweiße aus der Nahrung in kleinere Einzelteile zerlegen. Die wichtigen Stoffwechselhormone Insulin und Glukagon produziert die Bauchspeicheldrüse in den Zellen der sogenannten Langerhans'schen Inseln. Ein deutscher Anatom namens Paul Langerhans hatte diese versteckten, inselförmig angeordneten Drüsenzellen im Gewebe der Bauchspeicheldrüse im 19. Jahrhundert entdeckt. Damals muss er sehr genau hingesehen haben, denn es sind insgesamt nur circa 800 Zellen in diesen kleinen Inseln zu finden, nach denen das Insulin schließlich benannt wurde, und nur wenige Tausend dieser Inseln finden sich in der Bauchspeicheldrüse. Er hatte damals noch keine Ahnung, wofür diese Zellen gut waren. Das Hormon Insulin selbst wurde nämlich erst in den 1920er-Jahren entdeckt.

Zum Verständnis der Funktionen des Insulins und seines Gegenspielers Glukagon sehen wir uns dieses Zusammenspiel nun in stark vereinfachter Form an. Ohne dieses Wissen lässt sich kaum verstehen, auf welchem Wege unsere Fettzellen fett und wir dicker werden und wie die Fettzellen und auch wir selbst dieses zusätzliche Fett wieder loswerden können.

Stellen Sie sich vor, Sie essen ein Stück Buttercremetorte mit ordentlich Schlagsahne oben drauf. Und da es selten bei einem Stück bleibt, stellen Sie sich vor, Sie haben gerade zwei davon gegessen. Solch eine perfekte Mischung aus Fett und Zucker ist ja bekanntermaßen für die meisten unwiderstehlich. Ist das Ganze dann nach einer gewissen Zeit verdaut und sind die Nährstoffe resorbiert, sprich, sie wurden vom Darm in den Blutkreislauf abgegeben, steigt der Blutzuckerspiegel an.

Dies ruft das Insulin auf den Plan, das aufpasst, dass der Blutzucker nicht zu hoch steigt. Bei mehr als 120 Milligramm pro Deziliter Blut schicken die Inselzellen das Insulin über das Blut an die Zielorgane, die mit Insulinrezeptoren ausgestattet sind. Dazu gehören etwa die Fettzellen, die Leber, die Skelettmuskeln und vor allem das Gehirn, einer unserer größten Glukoseverbraucher. Durch das Insulin werden in diesen Organen die Glukoseaufnahme und -speicherung hochgeschraubt. Dazu gibt es zum einen die vorübergehende Speicherform der Glukose, das Glykogen und die langfristige Umwandlung in Fettsäuren.

Als hätten die Fett-, Leber- und Muskelzellen nicht schon genug damit zu tun, kommen dann noch die Chylomikronen dazu, die über den Blutkreislauf nach der Mahlzeit bei ihnen eintreffen. Mit dieser Energieladung ist der Körper für längere Zeit bestens beschäftigt und versorgt. Die überschüssigen Kalorien werden so rasch aus dem Blut entfernt und der Insulinspiegel wieder runtergefahren.

Bekommt der Körper über einen längeren Zeitraum, und wir sprechen hier von Stunden, keinen Nachschub mehr, zum Beispiel im Nachtschlaf, steht das Glukagon im Rampenlicht. Es wird vermehrt ausgeschüttet und das Insulin im Blut auf ein Minimum runtergefahren. Das Zielorgan des Glukagons ist die Leber. Die übernimmt in so einer »Hungerphase« die Ausschüttung und Produktion der Glukose, damit der Blutzuckerspiegel nicht zu tief fällt und wichtige Organe, wie etwa das Gehirn, nicht unterversorgt sind. Die Glukose stellt die Leber zunächst aus dem Glykogen und dann, je länger wir hungern, aus Fettsäuren her. Und die bekommt die Leber von den Fettzellen, denn diese können ihre Speicher bei sinkendem Insulinspiegel vermehrt in die Blutbahn entleeren, um den Körper mit Energie zu versorgen.

Dabei spielen noch viele weitere Faktoren und Zwischenschritte eine Rolle, doch in der Summe wird an dieser einfachen Beschreibung deutlich, dass die durch das Insulin und das Glukagon gesteuerten Stoffwechselfunktionen entscheidend für unsere Gewichtszu- und -abnahme sind. Halten sich die Aufnahme von Nährstoffen und ihr Verbrauch in unserem Körper die Waage, halten wir unser Gewicht. Nehmen wir längere Zeit mehr Nährstoffe auf, als wir verbrauchen, nehmen wir zu. Ist das Verhältnis umgekehrt, dann nehmen wir ab. In einem gesunden Körper ist letzten Endes eigentlich nur diese Energiebilanz für unser Körpergewicht entscheidend.

Für die Fettzellen bedeutet das, dass sie diese nicht benötigte Energie aus den Nährstoffen in Form von Fett speichern müssen. Dafür ist sie ja schließlich da und die Fettzelle kann nicht anders, wenn das Insulin in diesen

Überflusszeiten praktisch Dauergast an ihren Rezeptoren ist. Kehrt sich dieses Verhältnis nicht um, nehmen wir unwillkürlich immer mehr zu, bis dann nichts mehr in die Fettzellen hineingeht und diese ganz unglücklich werden. Denn die Kapazität der Fettzellen ist zwar enorm, aber letztendlich doch begrenzt. Entscheidend für das Wachsen und Schrumpfen unserer Fettzellen ist diese ominöse Energiebilanz, das Verhältnis von Kalorienaufnahme zu Kalorienverbrauch. Die Formel »Mehr Sport + weniger Essen = Abnehmen« kriegt ja jeder Übergewichtige irgendwann mal zu hören, doch ganz so einfach ist es leider nicht.

2.6 Fettzellen zählen keine Kalorien

Die Fettzellen in unseren Fettpölsterchen kommen mit dem Kommando des Insulins, das Fett zu speichern, bestens klar. Solange es mit dem Speichern nicht zu viel wird. Die Grenze des Zuviels, ab der die Fettzelle und der dazugehörige Mensch große Probleme bekommen, hatte ich ja bereits beschrieben. Im vorherigen Abschnitt wurde dazu schon sehr deutlich, dass das Verhältnis von Kalorienaufnahme zu Kalorienverbrauch sich deutlich in Richtung Verbrauch verschieben muss, damit die Fettzellen überhaupt einen Teil ihrer fettigen Speicherlast wieder loswerden können.

Mehr Verbrauch bedeutet bei vielen Ratgebern für Übergewichtige mehr Bewegung und Sport. Oder man bewegt sich genauso viel und nimmt andererseits weniger Kalorien auf als zuvor. Diese klaren Verhaltensvorgaben gibt es schon seit Jahrzehnten, und viele Übergewichtige geben sich größte Mühe, diese einzuhalten. Doch so einfach ist das mit der Umsetzung offensichtlich nicht, sonst hätte sich das in den statistischen Zahlen zur Entwicklung des Übergewichts in unserer Gesellschaft durch einen Rückgang oder wenigstens eine Stagnation der Anzahl Übergewichtiger bemerkbar gemacht. Das hängt sicherlich auch damit zusammen, dass es schwierig ist, zu durchblicken, wie viel Kalorien wir tatsächlich aufnehmen und wie viel wir umgekehrt tatsächlich verbrauchen. An den Fettzellen liegt es jedenfalls nicht.

Fettzellen zählen keine Kalorien und nehmen alles auf, was sie kriegen können. Es interessiert sie auch wenig, wenn wir uns eindringlich mit der Kalorienaufnahme auseinandersetzen. Modernes Fitnesszubehör rechnet heute automatisch jeden gelaufenen Meter und jede gestiegene Treppenstufe in verbrauchte Kalorien um und stellt sie, vorausgesetzt, man erfasst auch die Kalorien der Mahlzeiten akribisch, sogar ins Verhältnis zu den aufgenommenen Kalorien. Solche Berechnungen der Energiebilanz stimmen aber so gut wie nie, denn sie sind stark vereinfacht und vernachlässigen, wie verschieden wir Menschen sind. Wie die Waage hinterher untrüglich anzeigt, ist der Abnehmeffekt entgegen der Erwartung und trotz des angeblich höheren Kalorienverbrauchs im Vergleich zur Kalorienaufnahme laut Fitness-App auch über Tage hinweg meistens gleich null.

Woran liegt das? Zum einen auf jeden Fall daran, dass diese Geräte zur Berechnung der genauen Kalorienbilanz vollkommen ungeeignet sind. Zum anderen wird uns bei der Mehrzahl der zu erwerbenden Nahrungsmittel oft wissentlich verschwiegen, wie hoch die Anzahl der beim Verzehr aufgenommenen Kalorien tatsächlich ist. Die

Kalorienberechnung ist eine komplizierte Angelegenheit. Was sie so schwierig macht, das hat die Ernährungswissenschaftlerin Susan B. Roberts genauer untersucht.[14]

Zunächst war es ihr dabei wichtig festzustellen, dass auch für den Menschen, wie für alles auf dieser Erde, der erste Hauptsatz der Thermodynamik gelte. Der besagt, vereinfacht und sinngemäß auf den Stoffwechsel übertragen, dass der Energiebetrag, den wir aus der Nahrung gewinnen, identisch ist mit der Summe aus den Beträgen, die unser Organismus verbraucht oder speichert. Oder anders: Wer mehr Kalorien aufnimmt, als er verbraucht, der wird dick. Ganz einfach.

Die Kalkulation dieses Verhältnisses sei laut Roberts dagegen alles andere als einfach, da die realistische Einschätzung der Kalorienaufnahme nur individuell und unter Berücksichtigung vieler Faktoren möglich sei. So sieht sie etwa ein Problem darin, dass wir uns bei der Kalorienaufnahme ständig fragen, wie viel wir essen, obwohl die Frage nach dem, was wir essen, wesentlich wichtiger sei. Dazu hat sie in empirischen Studien herausgefunden, dass Sport und Bewegung für eine ausgeglichene Kalorienbilanz und auch für eine Gewichtsabnahme vernachlässigbar gering sind, insofern wir nicht gleichzeitig auch unser Essverhalten ändern. Das klingt im ersten Moment überraschend, entspricht aber vermutlich exakt der Einschätzung vieler, die zur Gewichtsreduzierung wie besessen rennen, laufen und wandern gehen und trotzdem kaum Erfolge sehen.

Dazu werde Roberts' Meinung nach der Grundumsatz an Kalorien meist falsch eingeschätzt und bei der Betrachtung der Energiebilanz zu wenig berücksichtigt. Der Kalorienverbrauch beinhaltet eben auch den Grundumsatz des Körpers, und diese Rechengröße ist ein nicht zu unterschätzender Faktor, der sich je nach Alter, Geschlecht, Muskelmasse, Umgebungsbedingungen und Grad des Übergewichts gravierend unterscheiden kann.

Allein diesen Grundumsatz zu bestimmen, ist gar nicht so leicht. Dazu steckt man Menschen etwa in eine hermetisch abgeschlossene Kammer, die Kalorimeter genannt wird. Darin wird beispielsweise genau gemessen, wie viel Sauerstoff der Mensch darin aufnimmt und wie viel Kohlendioxid er wieder abgibt. Daraus kann man in etwa ableiten, wie hoch der Energieumsatz des Menschen in der Kammer war. Das Ganze ist nicht sehr praktisch, und die Werte sagen auch wenig über den Umsatz des Probanden im alltäglichen Leben aus.

Genauer geht das mit einer Untersuchungsmethode, die doppelt mit Radioisotopen markiertes Wasser benutzt. Wie das genau abläuft, erspare ich Ihnen. Jedenfalls hat man laut Roberts so bei einer Vielzahl repräsentativ ausgewählter Probanden recht genau bestimmen können, wie viel Kalorien sie mindestens täglich zu sich nehmen müssen, um gesund und gut in Form zu bleiben. Bei denen über viele Jahre untersuchten amerikanischen Teilnehmern verschiedener Studien kamen verlässliche Vergleichswerte heraus.

Ein gesunder, erwachsener, normalgewichtiger Mann mittlerer Größe benötigt demnach täglich etwa 2500 Kalorien, nur um sein Körpergewicht zu halten. Bei einer gesunden, erwachsenen und normalgewichtigen Frau sind es etwa 2000 Kalorien. Männer brauchen normalerweise mehr als Frauen, da sie größer sind und mehr Muskelmasse haben, die entsprechend mehr Energie benötigt. Und diese

Grundumsatzzahlen schwanken teilweise gewaltig nach oben oder unten, je nach Lebensraum und den individuellen Lebensumständen.

Um diese Zahlen in ein rechtes Verhältnis zum Gesamtumsatz zu setzen, müsse man dazu auch untersuchen, wovon sich die Menschen ernähren, um ihr Gewicht zu halten. Etwa wie Nahrungsmittel mit unterschiedlichen Nährstoffen genau zusammengesetzt und beschaffen sind. Das ist entscheidend dafür, wie effektiv unser Körper sie verdaut und verwertet. Es kommt darauf an, was drin ist und wie sie verarbeitet wurden.

Wir essen ja kein reines Fett oder reines Protein oder nur Kohlenhydrate pur. Eine Frau, die zum Beispiel einen Teil ihrer 2000 Kalorien für den Grundumsatz vegan mit Getreideprodukten decken möchte, hat die Wahl zwischen verarbeiteten Lebensmitteln ohne Ballaststoffe und solchen mit Ballaststoffen, etwa in der Vollkornvariante. Isst sie an einem Tag Ersteres, nimmt sie die darin enthaltenen Kalorien sehr viel effektiver auf als bei der gleichen Menge in der Vollkorn-Variante am nächsten Tag.

Die Verdauung des Vollkornproduktes dauert länger, verbraucht mehr Energie und ist weniger effektiv. Deshalb werden viele der enthaltenen Kalorien ungenutzt wieder ausgeschieden. Sie müsste also von der Vollkornvariante mehr essen, um eine vergleichbare Kalorienaufnahme wie am ersten Tag zu erreichen. Das zeigt uns, dass es nicht nur darauf ankommt, wie viel wir essen, sondern vor allem auch darauf, was wir essen.

Zurück zum Sport, dem oft propagierten Allheilmittel zur Gewichtsreduzierung. Roberts erklärt, dass wir im Normalfall etwa Zweidrittel des Gesamtumsatzes unserer Kalorien nur für den Grundumsatz zur Aufrechterhaltung unserer Lebensfunktionen verwenden – und das im Ruhezustand. Die meiste Energie verbraucht das Gehirn, gefolgt von Herz und Nieren. Die Muskeln, die wir zur alltäglichen Bewegung nutzen, benötigen sehr viel weniger. Mit Sport und Training können wir den Grundumsatz zwar erhöhen, aber längst nicht so, wie man sich das gern vorstellt, wenn man schnaufend durch einen Wald rennt.

Die positiven Aspekte des Sports für unsere Herzgesundheit, insbesondere bei Übergewicht, sollte man aber auf keinen Fall aus den Augen verlieren. Die Auswirkung auf die Gewichtsreduktion ist trotzdem eher gering und kann nur durch eine langfristige Umstellung täglicher, körperlicher Betätigung und Bewegung erreicht werden. Eine Ernährungsumstellung ist da weitaus erfolgversprechender und greift schneller. Nahrungsmittel mit einem sogenannten niedrigen glykämischen Index (GI) sind dabei vorzuziehen. Das sind solche, die nur einen geringen, direkten Blutzuckeranstieg zur Folge haben. Hierzu gehören protein- und ballaststoffreiche Speisen, wie etwa Fisch, Geflügel und Bohnen, Vollkornprodukte sowie Obst und Gemüse. Dazu kommen wir später ausführlicher, wenn es um die Diäten geht.

Nimmt ein Mensch mit erfolgreicher Diät tatsächlich ab, reagiert der Stoffwechsel darauf in einer Art und Weise, die der abnehmwilligen Person das Leben auch nicht unbedingt leichter macht. Wenn der Körper weniger Masse hat, sinkt auch der zu seiner Versorgung notwendige Grundumsatz und der dafür erforderliche Kalorienbedarf.

Purzelten die ersten Kilos noch einfach so dahin, geht es danach mit dem Abnehmen immer langsamer und immer schwieriger weiter.

Dabei spielt auch eine in unseren Stoffwechsel eingebaute Sicherheitsfunktion eine bremsende Rolle. Für ihn bedeutet diese plötzlich »Hungersnot« durch das Abnehmen und die negative Energiebilanz evolutionär bedingt ein Alarmsignal, und sicherheitshalber schraubt er deshalb seine Intensität zurück. Der Körper weiß ja nicht, was ihm nun noch alles droht, und versucht deshalb mit dem reduzierten Stoffwechsel seine Reserven zu schützen. Dieses für die meisten wenig erfreuliche Feedback des Stoffwechsels hat schon so manches Abnehmprojekt mittels einer Diät auf halbem Weg sozusagen »verhungern« lassen, weil die Menschen irgendwann die Geduld verlieren, wenn wägbare Erfolge kleiner werden oder zeitweise sogar ganz und gar ausbleiben.

Ein weiteres Problem bei der Umstellung der Kalorienbilanz besteht in der individuellen Wahrnehmung des Hunger- und Sättigungsgefühls. Dabei spielt unsere Psyche eine gewichtige Rolle. Das Gehirn leitet Nervenimpulse in das Fettgewebe und dieses antwortet mittels zahlreicher Hormone, sodass eine überlebensnotwendige Kommunikationskette mit dem Fettstoffwechsel entsteht. Fehlen dem Körper Nährstoffe, signalisiert uns das Hungergefühl, nun bitte möglichst bald diesen Mangel auszugleichen. Riechen, sehen oder schmecken wir dann gar unsere Lieblingsspeisen, ist kein Halten mehr. Ist der Hunger gestillt, setzt das Sättigungsgefühl ein und wir wissen, wann es genug ist.

Wie ausgeprägt diese Gefühle sind, ist sehr unterschiedlich. Manchen fällt es schwer, dieses Hungergefühl zu ignorieren und leicht verfügbarer Nahrung zu widerstehen, manchen eher leicht. Der »innere Schweinehund«, den es zu überwinden gilt, hat für den einen etwa die Größe eines Schoßhundes, für den anderen gleicht er dagegen einem unüberwindbaren Monster.

Diese Fett-Hirn-Kommunikation sehen wir uns noch genauer an, vorher werfen wir einen tiefen Blick ins Innere der Fettzellen, um die biochemischen Mechanismen des Wachsens und des Schrumpfens besser zu verstehen. Von denen hängt im Stoffwechsel der Fettzelle nämlich so ziemlich alles andere ab.

2.7 Wie Fettzellen wachsen und gedeihen

Nichts wünschen sich zahlreiche Übergewichtige sehnlicher als so etwas wie die ultimative Fett-weg-Pille, die ganz ohne Nebenwirkungen jederzeit und sofort wirkt, immer dann, wenn man gerade ein paar Kilo abnehmen möchte. Den gleichen Traum träumen nun schon seit Jahrzehnten auch die Verantwortlichen in der Pharmaindustrie. Es gäbe wohl kaum etwas Vergleichbares, mit dem sich mehr Geld verdienen ließe. Fallen Sie bloß nicht auf eines der zahlreichen Produkte herein, deren windige Hersteller genau das von ihren Pillen behaupten. Obwohl die frei verkäuflich oft auch nur im Internet erhältlich sind, und das zu horrenden Preisen.

Was es daneben gibt, sind die verschreibungspflichtigen, sogenannten Antiadiposita und Appetitzügler. Von diesen gibt es zurzeit etwa zehn verschiedene auf dem Markt, mit unterschiedlichen Wirkstoffen, die aber größtenteils erst bei einem BMI ab 30 kg/m² plus, also nur bei sehr schwer Übergewichtigen, verschrieben werden dürfen. Sie haben größtenteils heftige Nebenwirkungen, die man keinesfalls auf sich nehmen möchte, wenn es nur um ein paar Kilo weniger geht, um sich für die nächste Badesaison in Form zu bringen. Diese Pillen wirken nicht direkt auf den Ort des Geschehens, also nicht auf die Fettzelle, sondern auf andere Funktionen im Stoffwechsel, wie etwa als Appetitzügler über die Unterdrückung des Hungergefühls.

Die Fettzelle selbst als Zielort für Wirkstoffe wird zwar intensiv erforscht, doch bislang kam dabei nicht allzu viel Brauchbares heraus. Das ist auch nicht verwunderlich, wenn man sich die vielfältigen Funktionen der Fettzelle für unseren Kalorienhaushalt vor Augen führt. Was immerhin bereits gelungen ist, ist das Gegenteil. Man kann heute dank der genetischen Forschung an Fettzellen bestimmte Stammzellen mit Medikamenten dazu bringen, neue Fettzellen zu produzieren.

Aber was sollen mehr Fettzellen bringen, wo doch eigentlich weniger mehr wäre? Das hört sich zunächst unsinnig an, kann für viele Übergewichtige allerdings tatsächlich sehr hilfreich sein.

Fangen wir im Kleinen an: Auch jede Fettzelle fängt mal klein an, als schrumpelige Stammzelle ohne Fetttröpfchen.[15] Diese Stammzellen finden sich an den verschiedensten Orten des Körpers und bilden das nachwachsende Reservoir für eine ganze Reihe von Zelltypen und Organen. In dem Stadium sind die Stammzellen sozusagen noch offen für alles. »Pluripotente« Stammzellen nennt man sie deshalb auch.

Sie können noch zu Zellen ganz unterschiedlicher Art heranreifen und eben auch zur Fettzelle werden. Man kann solche Stammzellen als Vorläufer von Fettzellen ohne große Probleme aus entnommenem Fettgewebe isolieren. Danach kann man sie auch außerhalb des Körpers, unter sterilen Bedingungen im Labor, in einer Art Brutkasten wachsen lassen. So etwas mache ich als Fettforscher fast täglich.

Anfangs verhalten sich diese Zellen dabei sehr unauffällig und sehen noch gar nicht fett aus. Fügt man aber die richtigen Hormone hinzu, darunter auch Insulin, und füttert die Zellen gut, so entstehen innerhalb weniger Tage Fettzellen, bei denen man unter dem Mikroskop zusehen kann, wie die Fetttropfen immer größer werden und sich zusammenschließen. Die Zellen saugen nicht nur Fette aus dem Nährmedium (im Körper aus dem Blut) auf, sie können auch Zucker in Fett umwandeln und einlagern. Das funktioniert in Zellen in der Kulturschale, aber genauso gut auch im Menschen, wenn nicht sogar noch besser.

Die Experimente in solchen Zellkulturen haben unser Verständnis der Fettzelle in den letzten Jahren enorm verbessert. Man kann in diesen Zellen alle Prozesse, die auch im Körper ablaufen, nachspielen und sie so besser verstehen. Wir wissen heute, dass beim Übergang von Stammzelle zu Fettzelle die für das Fett zuständigen Gene angeschaltet werden. Wenn die Zellen dann »reif« sind, kann man die Wirkungen verschiedener Hormone oder anderer Substanzen in den künstlich gezüchteten Zellen testen.

Aber wie weiß die Zelle, welche Bausteine und Werkzeuge sie braucht, um eine Fettzelle zu werden? Dafür gibt es besondere Genschalter (Transkriptionsfaktoren). Dies sind Proteine, die im Zellkern bestimmen, welche der zelltypischen Gene abgelesen werden. Diese Genschalter schalten also im Prinzip Gene an oder aus und entscheiden so über die zukünftigen Aufgaben der Zelle. Es gibt Genschalter für alle Zellen, auch für Herzmuskelzellen, Leberzellen und so weiter. Die braunen Fettzellen haben spezielle Genschalter, die sie von weißen Fettzellen unterscheiden und ihnen die Kraft verleihen, die Kalorien nicht nur zu speichern, sondern auch zu verbrennen.

Gene können jedoch nicht nur abgelesen werden, sie können auch verschlossen und versiegelt werden, sodass kein Genschalter mehr an sie herankommt. Bei der Stammzelle sind oft noch alle Türen offen, die Gene sind alle noch zugänglich. Je mehr die Zellen sich aber spezialisieren, desto mehr Genabschnitte werden dauerhaft geschlossen.

Die Genschalter selbst werden meistens durch Signale von außen reguliert. So kann der Körper die Zellen besser steuern und bestimmen, wann sie aktiv sind. Insulin und andere Wachstumshormone fördern die Reifung der Fettzellen und lassen sie wachsen. Diese komplizierten Schaltungen sind in der Zelle auf vielen Ebenen miteinander verwoben, und es ist erstaunlich, dass die Zelle dabei noch den Überblick und die Kontrolle behält. Wer eine Stammzelle im Labor in eine Fettzelle verwandeln will, muss also den richtigen Genschalter kennen und wissen, wie man ihn aktiviert.

Für die Entstehung der Fettzelle und ihre Reifung ist ein Genschalter mit dem komplizierten englischen Namen »*Peroxisome proliferator activated receptor gamma*« (abgekürzt PPARgamma) erforderlich.[16] Diesen langen Namen können

Sie gleich wieder vergessen, die Abkürzung soll uns hier reichen. Ohne diesen PPARgamma-Genschalter geht bei den Fettzellen nichts. Wenn man etwa im Labor den Vorläuferzellen das PPARgamma wegnimmt, können sie keine Fettzellen mehr werden. Wenn man andersrum die Vorläuferzellen dazu zwingt, PPARgamma zu machen – auch das geht im Labor, dann werden spontan neue Fettzellen gebildet.

Der Genschalter PPARgamma muss zur Bildung neuer Fettzellen von Fettsäuren und anderen fettverwandten Naturstoffen zunächst aktiviert werden. Das ergibt Sinn: Wenn große Mengen Fettsäuren über die Nahrung in den Körper strömen, muss der Körper neue Fettzellen bilden, um dieses Fett irgendwo zu speichern. Das ist etwa auf dem Weg in die Fettleibigkeit der Fall. Je mehr Fettsäuren rund um die Vorläuferzellen zirkulieren, umso höher ist die Wahrscheinlichkeit, dass sie über den Genschalter PPARgamma das Fettzellprogramm in ihnen aktivieren. Das passiert immer dann, wenn die Speicherkapazität der umliegenden Fettzellen im Gewebe erschöpft ist. Mit anderen Worten, wenn Menschen immer dicker und dicker werden, brauchen sie diese neuen Fettzellen dringend.

Das funktioniert aber nur bis zu einem gewissen Punkt. Wenn bei extremem Übergewicht das Fettgewebe quasi überläuft, können nicht genügend neue Fettzellen gebildet werden.[17] Die Zellen sind dann übergroß, gestresst und werden aggressiv. Sie schmeißen mit schädlichen Botenstoffen um sich und können das eigentlich sicher gespeicherte Fett nicht mehr bei sich behalten. Diesen Zustand nennt man Hypertrophie. Das betrifft insbesondere die Menschen mit einem stattlichen Bierbauch, bei denen sich zu viel Fett im Bauchraum anhäuft und es in andere lebenswichtige Organe überquillt. Neue Fettzellen werden dann dringend gebraucht, um das Fett auf mehrere Fettzellen umzuverteilen. Aber die natürlichen Mechanismen des Genschalters PPAR-gamma stoßen bei solch großem Übergewicht an ihre Grenzen. Sie schaffen es nicht mehr, genügend neue Fettzellen herzustellen. Womit wir wieder bei der Frage wären, wann es Sinn macht, mit einer Pille dem Körper zu ermöglichen, viele neue Fettzellen herzustellen.

Es gibt künstlich hergestellte Wirkstoffe in Medikamenten, die sehr viel besser dazu geeignet sind, als Ligand den Genschalter PPARgamma zur Neubildung von Fettzellen zu aktivieren, als die körpereigenen, natürlichen Stoffe. Wenn wir im Labor Fettzellen züchten, verwenden wir vor allem einen Wirkstoff namens Rosiglitazon, den wir meist einfach »Rosi« nennen.[18] Das funktioniert in kultivierten Zellen unglaublich gut, ein wenig Rosi, und schon geht es los. Als Medikament eingesetzt bewirkt Rosi auch im Menschen, dass jede Menge neue Fettzellen gebildet werden. Zu den wenigen großen überfüllten Zellen bekommt man auf diese Weise viele kleine neue Fettzellen hinzu. Die saugen praktisch das überschüssige Fett aus den Organen, in die es nicht hineingehört.

Das führt bei extrem Übergewichtigen auch dazu, dass vor allem das Fettgewebe und die Leber wieder auf Insulin reagieren. Der Stoffwechsel kommt durch die Therapie mit Rosi und ähnlichen Wirkstoffen langsam wieder ins Gleichgewicht, und der Blutzuckerspiegel sinkt zurück in den Normalbereich. So kann ein Mehr an Fettzellen auch tatsächlich ein Mehr für die Gesundheit bedeuten. Man nimmt dabei zwar nicht ab, sondern eher zu, aber das Fett ist besser verteilt. Die ersten klinischen Studien mit solchen Medikamenten verliefen sehr vielversprechend, weil gleichzeitig eine starke Senkung des Blutzuckers erreicht wurde. Gut für schwer Übergewichtige mit Diabetes. Obwohl sie vielen Betroffenen Linderung bei ihren Problemen verschafft haben, mussten die meisten solcher Präparate hinterher aber wieder vom Markt genommen werden, weil die Behandlung leider auch unerwartete schädliche Nebenwirkungen hatte.[18]

Nun gehe ich hier zum Schluss noch auf die genetisch bedingten Ursachen des Übergewichts ein. Das gesammelte Wissen darüber, wie Fettzellen funktionieren, hat die Forschung nämlich vor allem durch genetische Studien erlangt. Wenn ich herausfinden möchte, was das Gen XY macht, kann ich dieses Gen mit modernen molekularbiologischen Methoden sehr einfach aus- oder anschalten und beobachten, was passiert. Das geht in Zellen in der Kulturschale, aber auch in Modellorganismen wie Würmern, Fliegen, Fischen oder sogar Mäusen. Das geht mit Menschen natürlich nicht. Aber mit der Forschung mit Modellorganismen kann man besser verstehen und untersuchen, was genau passiert, wenn beim Menschen eine krank machende Mutation eines bestimmten Genabschnitts vorliegt.

Die Humangenetik beschäftigt sich mit Genveränderungen des Menschen. Auch in der Untersuchung des Fettgewebes hat die Forschung viel von menschlichen Erscheinungsbildern und ihren genetischen Ursachen gelernt, etwa beim Thema Übergewicht. Man muss sich vorstellen, dass Übergewicht sehr lange eher als »soziomentale Störung« gesehen wurde. Übersetzt heißt das, dass die Dicken selbst schuld an ihrem Dicksein seien, weil sie nicht diszipliniert genug und zu faul sind, durch Maß halten oder Bewegung etwas gegen ihre überflüssigen Pfunde zu tun. Als die ersten Forscher auf die Idee kamen, die Ursache für Übergewicht oder Erkrankungen des Stoffwechsels nicht im Verhalten zu suchen, sondern in den Genen, hat das für viel Aufsehen gesorgt. Doch sie sollten mit ihrer These recht behalten.

Die atemberaubende Entwicklung der Genetik im 20. Jahrhundert hat die Sichtweise auf das Fettgewebe verändert. Wir haben erkannt, dass die Fettzelle alles andere als einfach nur fett ist. Übergewicht kann man vererben und an die Nachkommen weitergeben. Auch wenn unsere Umwelt einen großen Einfluss auf unseren Stoffwechsel hat, spielen unsere Gene eine wichtige Rolle dabei, ob wir dick oder dünn werden. Unsere Gene beeinflussen unseren Energiehaushalt und inwieweit wir Übergewicht entwickeln. Dabei ist es meistens nicht nur ein Gen, das einen Effekt hat, sondern unser Genrepertoire, die Gesamtheit unserer genetischen Ausprägung bestimmt unser Gewicht und wie unser Körper mit den Kalorien haushaltet. Es gibt unterschiedliche Stoffwechseltypen, deren Bauplan in den Genen festgelegt ist. Manche Menschen haben einen sehr hohen Grundumsatz und legen kaum Extrapfunde an, manch anderer nimmt sozusagen schon beim bloßen Anblick von Essen zu.

Dann gibt es auch noch die sehr seltenen, vererbbaren Fälle, in denen Menschen schon vom Kindesalter an dick sind und einen kranken Stoffwechsel haben. Es gibt auch genetisch bedingt stark übergewichtige Menschen, die eigentlich völlig gesund sind. Im Laufe der Jahrhunderte wurden auch einige vererbbare Ursachen für unnatürlich aufgehäuftes Fettgewebe an manchen Körperpartien beschrieben. Beispielsweise an den Beinen wachsen Lipödeme, die auch heute noch fast ausschließlich bei Frauen vorkommen und auch als »Reiterhosen« bezeichnet werden. Es gibt auch enorm vergrößerte Hinterteile und volle Oberschenkel, wie sie schon in altsteinzeitlichen Venusfiguren dargestellt wurden. Das alles sind vererbbare Veränderungen des Fettgewebes, die wissenschaftlich als »Steatopygie« bezeichnet werden. Das heißt übersetzt etwas salopp ausgedrückt so viel wie »fetter Hintern«. Manche Menschen finden dieses Körperbild so wünschenswert, dass sie sich sogar Gesäß-Implantate für einen vergrößerten Po einsetzen lassen.

Auch bei Männern finden sich Besonderheiten im Fettgewebe. Das sind seltene gutartige Tumore, die Lipome, kleine mit Fettgewebe gefüllte Beulen vor allem am Oberkörper und Hals, die zwar harmlos sind, aber durchaus störend sein können. In manchen Gegenden werden diese auch als »Grützbeutel« bezeichnet. Ähnlich entsteht die sogenannte Lipomatose, die großflächig am Hals auftritt und deshalb auch »Fetthals« genannt wird.

Auch das braune Fettgewebe bildet gutartige Tumore aus, die Hibernome. Ihren Namen verdanken sie dem kleinen Siebenschläfer, da sie seiner sogenannten Hibernationsdrüse, also »Winterschlafdrüse«, ähnlich sehen. Und es gibt auch Menschen, die eigentlich ziemlich dünn aussehen, aber trotzdem so krank sind wie ein fettleibiger

Mensch. In all diesen Fällen liegen meistens Mutationen in Genen vor, die sich auf die Fettzellen auswirken.

Manche Gendefekte verursachen auch einen Mangel an funktionierenden Fettzellen. Das betrifft meist den ganzen Körper, vor allem aber das Unterhautfett. Arme und Beine solcher Patienten sehen abgemagert aus, weil an diesen Stellen das Fett fehlt. Es ist aber nicht so, dass der Körper gar kein Fett enthält – nur landet es in den Organen, wo es normalerweise nicht hingehört und nicht abgelagert werden darf: Das Herz verfettet, die Leber verfettet, und im Blut schwimmen so viele Fette, dass es aussieht, als wäre es Sahne. Der Körper versucht gegenzusteuern, indem er ein wahres Feuerwerk an Hormonen abbrennt – eine Reaktion, die am Ende schließlich zu Diabetes, Bluthochdruck und Herzerkrankungen führt. Diese Erbkrankheit nennt man Lipodystrophie, was übersetzt bedeutet, dass das Fett im Körper falsch verteilt ist.[19]

Das Krankheitsbild wurde schon vor Jahrzehnten beschrieben, aber erst seit Kurzem kennen wir auch die genetischen Ursachen.[19] Es liegt unter anderem an der durch Genmutationen eingeschränkten Funktion des Genschalters PPARgamma. Da haben wir ihn wieder! Die Fettzellen können nicht richtig wachsen und dies führt zur Lipodystrophie. Die Mutationen in den Genen von Patienten mit dieser Fettstoffwechselerkrankung sind oft schwerwiegend und stören grundlegende Prozesse in der Fettzelle. Sie sind allerdings extrem selten und betreffen daher nur wenige Menschen.

Aber es gibt auch winzig kleine DNA-Unterschiede zwischen gewöhnlichen Menschen, die bei der Vererbung von Übergewicht und Stoffwechselerkrankungen eine Rolle spielen können. Um diese kleinen Veränderungen in der DNA zu entdecken und mit dem Auftreten von ein paar wenigen Kilo mehr auf den Hüften in Zusammenhang zu bringen, müssen oft viele Tausende Menschen untersucht werden. Je mehr Menschen beziehungsweise deren DNA-Muster man untersucht, desto aussagekräftiger ist die Statistik und desto besser kann man die wesentlichen Unterschiede in der DNA identifizieren, die mit Veränderungen des Stoffwechsels verbunden sind.

Die genetische Erforschung der vererbten Ursachen für Übergewicht und Fettsucht steckt noch in den Kinderschuhen. Auch bei diesen genetischen Ursachen für wachsende Fettzellen ist also in absehbarer Zeit die Entwicklung einer Fett-weg-Pille nicht zu erwarten. Für das Schrumpfen der Fettzellen müssen die meisten also vorläufig noch allein Sorge tragen. Was muss in den Fettzellen also genau passieren, damit sie schrumpfen?

2.8 Wie Fettzellen wieder schrumpfen

Unsere Fettzellen sind ein großartiger Energiespeicher für schlechte Zeiten. Aber woran erkennt eine Fettzelle, dass die Zeiten schlecht sind und der Moment gekommen ist, diese kostbare Speicherenergie wieder freizugeben? Zum einen ist das der Fall, wenn dem Körper weniger Energie zugeführt wird, als er verbraucht, und die Energiebilanz negativ ist. Das kennen wir als Hunger.

Solche Hungerzeiten können kurz sein und uns sozusagen über Nacht im Schlaf heimsuchen. Die Fettzelle schrumpft dabei ein kleines bisschen. Ein wichtiger

Botenstoff dafür ist das Glukagon, der Gegenspieler des Insulins, der das Schrumpfen der Fettzelle in solchen kurzen Phasen befördert und auch in langen Phasen des Hungerns die wichtigste Rolle in der Sicherstellung der Energieversorgung des Körpers spielt. Solche schlechten Zeiten sind extrem bedrohlich für den Menschen, wenn er keine Reserven hat. Aber mit dem gespeicherten Fett weiß er sich zu wehren.

Die Fettzelle reagiert aber auch auf andere bedrohliche Situationen mit der Bereitstellung ihrer gespeicherten Energie. Sie schrumpft auch, wenn unser Adrenalinspiegel im Blut bei Gefahr ansteigt und jede Menge Energie für eine lebensrettende Reaktion benötigt wird. Das muss manchmal blitzschnell gehen. Kampf oder Flucht ist dann die Frage und egal, wie man sich entscheidet, es kostet in jedem Fall viel Kraft. Für die benötigte Energie wird zunächst der schnell verfügbare Glukosespeicher in den Zellen geplündert, und wenn der Kampf gegen oder die Flucht vor der Gefahr länger als ein paar Minuten dauert, dann springen die Fettzellen ein und liefern die Energie in Form von Fettsäuren. Sie besitzen in ihrer Membran spezielle Rezeptoren für die auch Katecholamine genannten Botenstoffe Noradrenalin und Adrenalin. Die werden in der Nebennierenrinde gebildet, was auch ihren aus dem Lateinischen stammenden Namen erklärt, mit »ad« für »an« und »Ren« für Niere. Sie sind also »an der Niere« entstanden. Die Rezeptoren an der Fettzelle heißen deshalb auch Adrenorezeptoren.

Das System, das solche Abläufe zur Energiebereitstellung in Gefahrensituationen regelt, wird auch »vegetatives Nervensystem« genannt. Vegetativ bedeutet hier, dass es nicht durch eine Willensentscheidung des Menschen beeinflussbar ist, sondern allein und unabhängig von sich aus in die Funktionen unseres Körpers eingreift. Es ist also so etwas wie ein Autopilot-System, das wir nicht abschalten können.

Bei der Auflistung seiner Funktionen wird schnell klar, warum der Körper uns diese vorsichtshalber nicht selbst überlässt. Da wären vor allem die sogenannten Vitalfunktionen, wie die Verdauung und der Stoffwechsel und noch überlebenswichtiger, das Atmen und der Herzschlag. Jeder kennt das: Sosehr wir uns als Kinder angestrengt haben, das Atmen vollkommen zu unterlassen – es hat nicht funktioniert. Der Autopilot sorgte immer dafür, dass wir früher oder später weiteratmen. Ziemlich praktisch! Hinzu kommen noch weitere Funktionen, wie etwa das Ausschütten von Hormonen zu unterschiedlichsten Zwecken, oder das Schwitzen zur Temperaturregulierung, dazu noch die Pupillenreaktion auf Licht und die Blutdruckregelung über die Blutgefäße. Das Ganze dient dazu, die sogenannte »Homöostase« aufrechtzuerhalten, das »innere Gleichgewicht« des Körpers.

Das vegetative Nervensystem wird dabei in drei funktionell unterschiedliche Bereiche eingeteilt. Das sind die zwei Gegenspieler »Sympathikus« und »Parasympathikus« und dazu das »enterische Nervensystem«, unser sogenanntes »Darmhirn«, das im Verdauungstrakt vom Magen bis zum Enddarm nahezu allein das Kommando hat. Der aktivierende »Sympathikus« steuert die Energiebereitstellung bei Kampf oder Flucht in Gefahrensituationen.

Der beruhigende »Parasympathikus« ist eher der Gemütliche in diesem System und schraubt die ganze

Aufregung hormonell wieder herunter, sobald die Gefahr vorbei ist. Ein gutes Beispiel für diese Gegensätze ist eine Gazelle in der afrikanischen Savanne. Droht Gefahr durch einen Löwenangriff, feuert ihr Sympathikus Noradrenalin und Adrenalin aus allen Rohren, um den beträchtlichen Energieverbrauch für die Flucht sicherzustellen. Blutdruck und Herzschlag steigen, die Atemfrequenz ebenso und der Schweiß fließt in Strömen. Ans Ausruhen und gemütliche Verdauen mag die Gazelle in so einer Situation nicht einmal denken, schon gar nicht an Stuhlgang oder gar sexuelle Aktivitäten zur Fortpflanzung. All das macht erst der Parasympathikus möglich, wenn der Löwe wieder mal zu langsam war und die Luft wieder rein ist. Auch der Energiehaushalt wird dann wieder vom Verbrauchs- in den Speichermodus umgestellt.

Beim Menschen läuft das nicht viel anders. Steht ein Mensch ständig unter Stress, befindet er sich dauerhaft in diesem Flucht- und Kampfmodus, mit all den genannten Folgen. Hoher Blutdruck belastet adrenalingesteuert seine Gefäße, das Verdauungssystem arbeitet nicht richtig, Stoffwechsel und Energiehaushalt des Körpers geraten durcheinander. Es gibt gestresste Menschen, die verlieren in kurzer Zeit viel Gewicht, da sie kaum zum Essen kommen, unter Appetitlosigkeit leiden und viel Energie aus den Fettzellen verbrauchen. Der weitaus größere Teil gestresster Menschen nimmt aber im Gegenteil immer mehr zu. Das hat mit der Psyche zu tun. Auf dieses Phänomen gehe ich später noch ein. Vorerst geht es hier aber darum, was genau in den Fettzellen geschieht, wenn wir abnehmen und Körperfett verlieren.

Neben dem Glukagon bei negativer Energiebilanz sind nun auch die Katecholamine als entscheidende Hormone und Auslöser für das Schrumpfen der Fettzelle bekannt. Doch Hormone überbringen der Fettzelle nur die frohe Botschaft, dass einiges von dem Fett abgebaut werden kann. Ob das dann wirklich geschieht und wie das geschieht, das sind andere höchst interessante Fragen, die ich nun beantworten werde. Man sollte es kaum vermuten, aber dabei spielt auch die gemeine Kartoffel einen nicht zu unterschätzenden Part!

Doch von Anfang an: Sobald die Botenstoffe an ihren Rezeptoren das Signal zum Fettabbau abgeliefert haben, sorgt in der Fettzelle eine schnelle Abfolge von Prozessen dafür, dass die gespeicherten Triglyceride in ihre Bestandteile Glycerin und Fettsäuren zerlegt werden. Dieser Abbau der Triglyceride im Fettgewebe nennt sich Lipolyse. Für die Demontage der Triglyceride werden spezielle Werkzeuge benötigt, die sogenannten Enzyme. Die bestehen aus auf komplizierte Weise dreidimensional miteinander verflochtenen Proteinen, die dafür sorgen, dass chemische Reaktionen in Gang kommen.

Das für den Fettabbau in der Fettzelle zuständige Enzym wird Lipase genannt. Genauer: Adipöse Triglycerid-Lipase, abgekürzt ATGL. Das ist der entscheidende Faktor in der Fettzelle, der unsere Pfunde zum Schmelzen bringt. Bis vor gar nicht langer Zeit nannte man ihn noch Faktor X, weil man nicht die geringste Ahnung hatte, was genau die Lipolyse in der Fettzelle verursacht.

Dass man diesen Faktor X unbedingt finden müsse, da waren sich jahrzehntelang zahlreiche Forscher auf der ganzen

Welt einig. Es stand ja viel Geld auf dem Spiel. Wer den Schlüssel zur Fettschmelze in der Fettzelle findet, der hält den Bauplan der berühmten Fett-weg-Pille schon fast in Händen. Dachte man jedenfalls.

2004 war es dann so weit. Gleich an zwei Orten wurde dieses Enzym fast zeitgleich entdeckt. Und zwar im österreichischen Graz, von einem Forscherteam um Rudolph Zechner und von der Forscherin Hei Sook Sul an der University of Berkeley im amerikanischen Kalifornien. Fangen wir mit letzterer Entdeckungsgeschichte an, bei der auch die Kartoffel eine Rolle spielt. In der kalifornischen Forschungsgruppe verglich man auf der Suche nach dem entscheidenden Faktor für den Fettabbau systematisch die Gene, die im Fettgewebe, im Gehirn, in den Muskeln und in der Leber besonders präsent abgelesen werden. Die Wissenschaftler entdeckten dabei ein Gen, das nahezu ausschließlich im Fettgewebe zu finden war.[20] Und nun kommt die Kartoffel ins Spiel. Merkwürdig war nämlich, dass das spannende neue Gen mit einer besonderen Familie von Pflanzenenzymen verwandt war, die vor allem in Kartoffeln vorkommen. Man schleuste dieses merkwürdige Gen in die DNA von Zellen ein, die in der Kulturschale wachsen und Fetttropfen bilden. Und siehe da: Daraufhin schmolzen die Fetttropfen in den Zellen und die Fettsäuren wurden von den Zellen in das Kulturmedium abgegeben. Das war der Durchbruch! In Berkeley nannte man dieses höchst interessante Enzym zunächst »Desnutrin« oder, etwas wissenschaftlicher, auch »Patatin-like phospholipase domain containing protein 2«, kurz PNPLA2.

Fast zeitgleich, nur drei Monate später und unabhängig vom US-amerikanischen Team, gelang es auch den

Forschern um Rudolph Zechner in Graz, PNPLA2 zu »entdecken«, aber sie nannten das Enzym aufgrund des Vorkommens in Fettzellen und seiner Funktion »Adipose Triglyceride Lipase«, kurz ATGL.[21]

Im Verlauf der weiteren Forschung stellte sich allerdings auch heraus, dass die ATG-Lipase nicht nur in den Fettzellen für die Verstoffwechselung von Fetttropfen und Triglyceriden gebraucht wird, sondern überall im Körper.[22, 23] Diese Erkenntnis war das Ende aller Hoffnungen derjenigen, die sich von dieser Entdeckung den entscheidenden Hinweis für die Entwicklung einer »Fett-weg-Pille« erhofft hatten. Die hätte ja, wenn man mit ihr die Funktionen der ATG-Lipase zur Fettverbrennung sozusagen ankurbeln könnte, nicht nur Auswirkungen auf unsere Fettspeicher, die uns überflüssig erscheinen, sondern überall im Körper, und das mit mutmaßlich lebensgefährlichen Konsequenzen.

Doch nun zurück zum ursprünglichen Thema: wie die Fettzellen schrumpfen. Wir wissen nun, welche Hormone der Fettzelle das Kommando geben, Fett abzubauen, und kennen das Werkzeug dafür, die ATG-Lipase. Die löst Fettsäuren aus den Triglyceriden heraus, was die Fetttropfen zum Schmelzen bringt. Das dabei übrig bleibende Glycerin ist wasserlöslich und verlässt die Zelle auf direktem Weg in das wässrige Milieu des umgebenden Bindegewebes. Es steht dem Körper etwa für den Neuaufbau von Triglyceriden wieder zur Verfügung. Die Fettsäuren werden von den Fettzellen in den Blutkreislauf abgegeben und landen dort, wo sie gebraucht werden, zum Beispiel in einer Herzmuskelzelle. Was genau passiert dort mit den Fettsäuren? Wie funktioniert das sogenannte »Fett verbrennen«?

Einen Teil der Antwort gab es im Kapitel über das Wachsen der Fettzellen. Zum Speichern von Fett und zum Aufbau von Fettzellen ist ein Genschalter namens PPAR-gamma vonnöten. Da liegt es nahe, dass für die umgekehrte Funktion, also das Schrumpfen der Fettzelle, auch so ein Gen-Schalter benötigt wird. Tatsächlich ist dafür ein Schwestermolekül des PPARgamma zuständig, PPAR-delta[24] genannt. Das ist der Gen-Schalter, der die »Fettverbrennung« in den Zellen in Gang bringt. Auch PPARdelta benötigt dafür ein Signalmolekül. Und wenig verwunderlich: Das sind die freien Fettsäuren, die in der Fettzelle nach dem Fettabbau ins Blut abgegeben wurden. PPAR-delta sorgt in den Körperzellen dafür, dass die Fett-Verbrennungsöfen, die Mitochondrien, ordentlich laufen. In denen werden die Fettsäuren in Energie umgewandelt. Damit wären wir bereits am Ende der Verwertungskette des aus unseren schrumpfenden Fettzellen stammenden Fettes angelangt.

Wie funktioniert das mit der »Verbrennung« genau? Der Abbau der Fetttropfen und das Schmelzen der Fettzellen haben zum Ziel, den Körper mit Energie zu versorgen. Die Freisetzung von Fettsäuren zur Energiebereitstellung ist ein notwendiger Bestandteil unseres Stoffwechsels, ohne den unser Leben nicht richtig funktionieren würde. Unsere Zellen können Fettsäuren »verbrennen« und ihre enthaltene Energie nutzbar machen. Das ist besonders wichtig, wenn unsere Organe hart arbeiten müssen. Das Herz kann aber beispielsweise nur für wenige Schläge Energie speichern und ist darauf angewiesen, dass ständig Nährstoffe aus dem Blut nachgeliefert werden. Würden der

Blutzuckerspiegel oder die Blutfette stark abfallen, könnten dem Herz leicht die Brennstoffe ausgehen. Gleiches gilt für das Gehirn, das ständig arbeitet und einen hohen Energiebedarf hat.

Wenn der Mensch hungert oder schläft, also kein Essen aufgenommen wird, ist die Fettverbrennung besonders hoch. Die Energie für die Körperfunktionen kommt dann größtenteils aus den Fettspeichern. Auch wenn der Körper hohe Belastungen aushalten muss, etwa wenn wir regelmäßig schweißtreibenden Sport machen, verbrauchen wir mehr Energie, als wir aufnehmen. Allerdings muss der Körper sich dann erst einmal daran gewöhnen, statt des schnellen und einfachen Zuckerabbaus auf die Fettverbrennung umzustellen. Man kann es trainieren, aber das ist ein eigenes Thema für sich. Wie ich schon beschrieben habe, sorgt sportliche Bewegung allein ja nicht unbedingt für sensationelle Abnehmerfolge auf der Personenwaage. Doch sie bringt auch ohne großen Gewichtsverlust den Stoffwechsel in Schwung und sorgt dafür, dass man sich fitter und gesünder fühlt.

Aber was genau machen Zellen am Ende mit den kalorienreichen Fetten? Fettsäuren haben nicht nur einen sehr hohen physiologischen Brennwert (das heißt, der Körper kann ihnen viel Energie entziehen), sondern sie bilden auch das Ausgangsmaterial für viele weitere fettartige Bestandteile unserer Zellen. Fettsäuren können verlängert, verstoffwechselt, umgebaut oder ausgeschieden werden. Es gibt Fettsäuren, die können unsere Zellen selbst herstellen, zum Beispiel aus Zucker, aber diese sind von der Struktur her sehr einfach gestrickt.

Im Prinzip sind in Fettsäuren Kohlenstoffatome aufgereiht wie an einer Perlenschnur. Dass Holzkohle, die auch nur aus aneinandergereihten Kohlenstoffatomen besteht, viel Energie enthält, kennen wir vom Grillen. Der Vergleich ist zwar stark vereinfacht, aber trotzdem ganz passend. Die Zelle kann die Energie der Fettsäuren ernten, indem sie die Kohlenstoffkette abknabbert und sozusagen unter Sauerstoffverbrauch »verbrennt« – diesen Prozess nennt man »Beta-Oxidation«. Selbstverständlich verbrennt in der Zelle nichts wirklich. Die energiereichen Glukose- und Fettsäuremoleküle verlieren bei vollständigem biochemischem Abbau zu Kohlendioxid die in ihren Kohlenstoffketten gespeicherte Energie. Das Kohlendioxid atmen wir über die Lungen aus.

Die Energie geht dem Körper aber nicht verloren, auch wenn ein kleiner Teil in Wärme aufgeht. Stattdessen wird die Energie auf so etwas wie ein Speichermolekül übertragen, das »Adenosintriphosphat«, kurz ATP genannt. Die Abkürzung dürfte vielen noch aus dem Biologieunterricht in den Ohren klingen. ATP ist die universelle Energiewährung der Zelle, ein Brennmittel, mit dem die Zelle so ziemlich jeden Prozess befeuert und beschleunigt.

Das Geheimnis der Biochemie unserer Zellen ist, dass sie für jede Reaktion, für jede Bewegung, ja für so ziemlich alles, was abgeht, Enzyme im Repertoire haben, deren Zweck es ist, eine Reaktion ablaufen zu lassen, ohne dass die Zelle sich noch großartig anstrengen muss. Ein Beispiel: Ein Stück trockenes Holz kann ein Lagerfeuer lange am Laufen halten. Von allein brennt es aber nicht, sondern man muss es erst anzünden, um die Energie der im Holz enthaltenen

Kohlenstoffatome zu nutzen. Da kommen in unseren Zellen die Enzyme ins Spiel. Sie verringern die Aktivierungsenergie und ermöglichen es, dass die Prozesse in der Zelle ablaufen, ohne dass jemand ein brennendes Streichholz hineinhalten muss. Hat der Körper keine Nahrung zur Verfügung oder schaltet er in den Schlafmodus, so kann ihm das Fettgewebe in kontrollierter Weise die gespeicherten Kalorien zur Verfügung stellen. Sobald wir Essen zu uns nehmen, werden die überschüssigen Kalorien wieder sicher im Fettgewebe gespeichert. So schließt sich der Kreis des Wachsens und Schrumpfens der Fettzellen.

Bis hierher haben wir das Wesen und Funktionieren unserer Fettzellen größtenteils eher isoliert betrachtet und dabei sozusagen nur die Grundfragen geklärt. Wie kommt das Fett in die Zelle hinein und wie kommt es wieder hinaus? Mit anderen Worten: Was passiert genau in unseren Fettpolstern, wenn wir zunehmen, und was, wenn wir abnehmen? Das erklärt schon vieles, sagt aber nur wenig darüber aus, warum es nicht so einfach ist, einmal zugelegtes Übergewicht wieder loszuwerden. Dieses Problem hat viel mit unserem Denken und Empfinden zu tun. Alles reine Kopfsache sozusagen. Der Einfluss, den das Gehirn auf unseren Fettstoffwechsel ausübt, und die Art und Weise, wie unsere Fettzellen mit dem Gehirn kommunizieren, ist bei dieser Fragestellung tatsächlich von entscheidender Bedeutung.

Wie Fettzellen mit dem Gehirn sprechen und unser Verhalten steuern

Stellen Sie sich vor, Sie sitzen an einem kalten Sonntag-abend im Herbst ganz gemütlich auf dem Sofa vorm Fern-seher und haben sich in wärmende Decken eingeigelt. Der Fernsehwetterbericht verheißt nichts Gutes, Sie kuscheln sich noch tiefer in Ihre Wolldecke und warten auf den »Tat-ort«. Bei gefühlt der absoluten Mehrheit in meinem Be-kanntenkreis gehört zu so einem Fernsehabend unbedingt leckere Nervennahrung dazu. Kartoffelchips oder Erdnuss-flips, oder gleich beides, und dazu eine Auswahl Süßigkei-ten, von Gummibärchen über Schokolade bis hin zu Lakritz und auch Pralinen werden gern genommen. Das »Tatort«-Bier nicht zu vergessen, wobei manche eher zu einem Gläs-chen guten Rotweins neigen. Seitdem man sich Pizza im Karton direkt ans Sofa liefern lassen kann, darf es auch mal eine »Tatort«-Pizza sein.

So wird das Sofa selbst zum Tatort, an dem den bes-ten Vorsätzen hinterrücks und meuchlings der Garaus ge-macht wird. Man isst manisch und scheinbar unter voll-kommenem Kontrollverlust sehr viel mehr, als zum Stillen des Hungers eigentlich nötig gewesen wäre. Da hilft es auch nicht, die Beweismittel bis auf den letzten Chips-Krümel zu vertilgen und so zu tun, als sei da nichts gewesen. Der Blick auf die Waage am Morgen danach reicht als Indizien-beweis vollkommen aus – man trägt selbst schuld an die-sem Dilemma.

Tatsächlich haben viele Übergewichtige diesen Thril-ler mehrmals wöchentlich auf dem Schirm. Das Sprichwort

»Der Geist ist willig, doch das Fleisch ist schwach« wird dann oft zitiert, aber eigentlich müsste es in diesem Fall andersherum formuliert werden: Unser Appetit und Heißhunger auf bestimmte Nahrungsmittel entstehen im Kopf. Der Körper, und auch in diesem Fall sind die Fettzellen die Wortführer, kommuniziert mit dem Hirn zwar in beide Richtungen auf vielfältige Weise, aber das Kommando der Fettzelle, jetzt müsse man unbedingt mehr Kartoffelchips essen als nötig, das kommt dabei nicht vor. Der Körper ist durchaus willig, doch der Geist ist schwach.

In der Wissenschaft werden solche unstillbaren Heißhungerattacken und der exzessive Verzehr bestimmter Nahrungsmittel als »hedonistische Hyperphagie« bezeichnet. Das bedeutet frei übersetzt so viel wie »lustgesteuerte Völlerei«. Wie es zustande kommt, dass wir von bestimmten Nahrungsmitteln einfach nicht genug bekommen können, liegt in ihrer Beschaffenheit und Nährstoffzusammensetzung begründet. Lebensmittelchemiker der Universität Erlangen[25,26] haben dieses Phänomen vor einigen Jahren genauer untersucht. In aufwendigen Testversuchen beziehungsweise Testfressversuchen mit Ratten kam man dem Rezept der unwiderstehlich attraktiven Nahrungsmittel auf die Spur.

Ursprünglich dachte man, dass je kalorienreicher eine Nahrung sei, desto weniger könnten wir von ihr lassen. Das hatte sich bei den Fressversuchen mit Ratten als falsch herausgestellt. Sowenig wir manchmal von diesen Nagetieren halten, wenn es um die Untersuchung stoffwechselrelevanter Prozesse im Körper geht, sind sie uns Menschen in vielen Dingen höchst ähnlich und deshalb sehr gut geeignet, mehr über unser menschliches Verhalten zu lernen. Die Erlanger Forscher fütterten die Versuchsratten mit verschiedenen Nahrungsmitteln in unterschiedlichen Nährstoffkombinationen und verglichen die dabei erhobenen Daten zum Fressverhalten mit denen aus einem Fressversuch, bei dem sie so viel zermahlene Kartoffelchips essen durften, wie sie wollten. Das schon mal vorweg – auch wenn es um den Heißhunger auf Kartoffelchips geht, sind uns Ratten höchst ähnlich.

Hinterher untersuchte man jeweils in einem Kernspintomografen mittels Kontrastmittel gezielt die sogenannten Hypothalamus-Regionen im Gehirn, in denen die mit Appetit und Sättigung zusammenhängenden neuronalen Aktivitäten gemessen werden können. In dem Bereich liegt auch das sogenannte Belohnungszentrum des Gehirns, in dem auch die Ursachen für Auswirkungen von Suchtverhalten zu suchen sind. Die höchste Aktivität wurde dort bei einer Nährstoffzusammensetzung von exakt 50 Prozent Kohlenhydraten und dazu 35 Prozent Fett gemessen. Das entspricht nahezu identisch dem Verhältnis von Kartoffelchips, Erdnussflips, Nussschokoladencreme oder Nougat.

Weitaus energiereichere Nahrung hatte nicht annähernd diesen Effekt. Somit ist schon mal klar, dieses ganze Knabberzeug macht tatsächlich süchtig. Und wie bei allen Suchtmitteln, mit denen wir uns, je nach Blickwinkel, vergnügen oder plagen, liegt es an uns selbst, in welchen Dosierungen wir sie zu uns nehmen, um körperlichen Schaden zu vermeiden. Denn wie bei fast allem im Leben, gilt auch bei Kartoffelchips und Schokolade: Nur die Dosis macht das Gift.

Da stellt sich im Anschluss daran gleich die Frage, woher unser Körper bei der Nahrungsaufnahme eigentlich weiß, wann zu wenig Nährstoffe da sind, wann es genug ist und ab wann zu viel. Mal der Reihe nach: Wenn zu wenig Nährstoffe da sind, dann bekommen wir zunächst Appetit auf etwas, das uns gut schmeckt, und später plötzlich ein starkes Hungergefühl auf alles Mögliche. Essen wir davon, Kartoffelchips und Konsorten mal außen vor gelassen, verspüren wir nach gewisser Zeit, dass es nun reicht, und ein wohliges Sättigungsgefühl macht sich breit. Essen wir dann trotzdem weiter – das sei allen Eltern hinter die Ohren geschrieben, die ihre Kinder zwingen, ihren Teller leer zu essen –, wandelt sich das wohlige Sattsein in ein höchst unangenehmes Unwohlsein, das dazu führen kann, dass hinterher einiges von dem Zuviel wieder auf dem Teller liegt.

Man muss kein Prophet sein, um nun zu ahnen, dass bei der Steuerung des Hunger- und Sättigungsgefühls im Gehirn, also dem Start- und Stoppsignal für die Nahrungsaufnahme, unsere Fettzellen ein gewichtiges Wörtchen mitzureden haben. Und wie immer, wenn es in unserem Körper ums Kommunizieren geht, spielen Hormone als Überbringer der Botschaften die wichtigste Rolle. Diese Botenstoffe funktionieren in der Regel alle nach dem gleichen Prinzip: Eine Zelle produziert einen Botenstoff, der dann entweder direkt vor Ort im Gewebe oder an entfernten Stellen des Körpers ein Signal übermittelt, um eine bestimmte Reaktion zu erzeugen. Dazu muss auf der Oberfläche der Zielzelle ein Rezeptor vorhanden sein, der nach dem Schlüssel-Schloss-Prinzip das Hormon bindet und das Signal in das Innere der Zelle weiterleitet. Hormone steuern nahezu alles im Körper, was das Gehirn nicht auf direktem Wege, zum Beispiel per Reizweiterleitung über Nervenbahnen, hinbekommt. Das Insulin ist ein Paradebeispiel für solch ein Hormon.

Es gibt vermutlich einige Tausend verschiedene Körperhormone, von denen die meisten samt ihrer Funktion noch gar nicht bekannt sind. Was man aber mittlerweile bereits weiß, ist, dass das Fettgewebe erstaunlicherweise eine der größten Hormonfabriken unseres Körpers ist – hätten Sie das gedacht? Bei der Menge an den darin produzierten Hormonen und hormonähnlichen Stoffen ist es für uns Fettforscher mitunter gar nicht so einfach, den Überblick zu behalten. Und noch schwieriger ist es, in dieser Vielfalt ein Hormon für eine ganz spezifische Funktion zu suchen. Deshalb blieb etwa die Frage, was genau im Körper dem Gehirn mitteilt, dass nun genug gegessen wurde und wie dabei das Sättigungsgefühl ausgelöst wird, viele Jahrzehnte unbeantwortet. Erst in den 1990er-Jahren, als die Genforschung große Fortschritte gemacht hatte, gelang es dem amerikanischen Molekularbiologen Jeffrey Friedman, die Antwort zu finden. Er entdeckte das für das Sättigungsgefühl zuständige Hormon, das sogenannte »Leptin«. Außerdem entdeckte er, dass es in den Fettzellen produziert wird, und auch, wo es wirkt: nämlich in der Hypothalamusregion des Gehirns, die uns ja schon von den süchtig machenden Kartoffelchips bekannt ist.

Dass es ein Gen geben müsse, das unser Sättigungsgefühl steuert, hatte 20 Jahre zuvor bereits Douglas Coleman, ein kanadischer Wissenschaftler in Bar Harbor im amerikanischen Bundesstaat Maine herausgefunden. Er studierte eine Population von Labormäusen mit einem natürlich auftretenden Gendefekt. Die Mäuse wurden einfach niemals satt und hörten nicht mehr auf zu fressen, wenn reichlich Futter vorhanden war. Er nannte sie auf Englisch »obese-mouse« abgekürzt ob-mouse, was so viel wie »fette Maus« bedeutet. Taufen wir sie der Einfachheit halber in »Speckmaus« um.

Dazu kam durch die amerikanische Forscherin Katherine Hummels noch eine andere, immer hungrige und dazu diabeteskranke Mauspopulation ins Spiel, die sogenannte »diabetes-mouse«, abgekürzt »db-mouse«. Die nennen wir hier analog dazu mal »Zuckermaus«. Katherine Hummels als Stoffwechselforscherin bat Coleman, die offensichtlich ähnlich stoffwechselkranken Speck- und Zuckermäuse in einem Experiment gemeinsam zu untersuchen. Dabei wurden die Blutkreisläufe von Speckmaus und Zuckermaus jeweils mit denen normaler, gesunder Mäuse gekoppelt. Wie das genau funktioniert, erspare ich Ihnen. Das Ergebnis ist aber hochspannend.

Koppelte man den Blutkreislauf der Speckmaus mit dem der gesunden Maus, passierte bei der normalen Maus nichts, doch die Speckmaus hörte plötzlich auf, übermäßig zu fressen, und nahm ab. Somit war schon mal klar, dass sich im Blutkreislauf der gesunden Maus etwas befand, was der Speckmaus fehlte, und ihr nun das Gefühl von »satt« vermittelt haben musste. Das gleiche Experiment funktionierte mit der Zuckermaus nicht auf diese Weise, die Zuckermäuse blieben so gefräßig wie zuvor.

Coleman schloss daraus, dass der Signalstoff für das Sättigungsgefühl im Blut der Zuckermaus vorhanden sein müsse, aber aufgrund fehlender, dazu passender Rezeptoren wirkungslos blieb. Damals waren diese Ergebnisse sehr provokativ, und viele Kollegen Colemans waren skeptisch, ob es sich wirklich um ein Hormon handelte, welches das Essverhalten steuerte. Vor allem, weil Coleman nicht genau wusste, was dieser fehlende Faktor im Blut der Speckmäuse war. Besonders die Idee, dass die Ursache für Hunger und Übergewicht in unseren Genen zu suchen war, lehnten die meisten Wissenschaftler ab.

Es dauerte circa 20 weitere Jahre, bis Jeffrey Friedman herausfand, was dieser Faktor war und welche Genmutation das Fehlen des Sättigungshormons Leptin verursacht.[27] Man muss dazu verstehen, dass damals die Molekularbiologie noch in den Kinderschuhen steckte und die Arbeit mit dem Genom extrem aufwendig war. Heute kann man für wenig Geld das ganze Genom sequenzieren; damals war das unmöglich. Durch einen cleveren Ansatz und langwierige Arbeit konnten Friedman und Kollegen das gesuchte Gen finden.

Kurz danach wurde auch entdeckt, dass bei den oben erwähnten Zuckermäusen tatsächlich eine Genmutation das Fehlen des Leptin-Rezeptors im Hypothalamus im Gehirn verursacht,[28] wo Appetit und Sättigung gesteuert werden. Coleman hatte mit seiner Annahme vollkommen recht gehabt. Auf diese Weise wurde ein völlig neuer hormoneller Mechanismus entdeckt, wie das Fettgewebe das Sättigungsgefühl im Gehirn steuert.

Wie enorm wichtig das Sättigungshormon Leptin ist, wird erst richtig deutlich, wenn man weiß, was mit Menschen passiert, die exakt die gleichen Genmutationen aufweisen wie die oben beschriebenen Speckmäuse. Fehlt das Leptin von Geburt an, hat es den gleichen Effekt.[29] Schon als Säuglinge haben Menschen mit diesen äußerst seltenen Genmutationen einen unstillbaren Hunger und werden niemals satt. Mit all den damit verbundenen Begleiterscheinungen. Wer weiß, wie schwer hungrige Babys zu beruhigen sind, kann sich das lebhaft vorstellen. In einer 2015 veröffentlichten Studie[30] wurde der Fall eines Jungen vorgestellt, der aufgrund eines genetisch bedingten Leptinmangels bereits in frühester Kindheit schwer übergewichtig wurde. Schon im Alter von neun Monaten wog er 16,9 Kilogramm, und war damit acht Kilogramm schwerer als in diesem Alter normal. Als Dreijähriger brachte er dann schon 43,3 Kilogramm auf die Waage, und damit fast genau 30 Kilogramm mehr als normalgewichtige gleichaltrige Kinder. Glücklicherweise gibt es heute bereits medizinische Präparate mit dem natürlichen Leptin ähnlichen Wirkstoffen, die zur Behandlung solch eines genetisch bedingten Leptinmangels wirksam eingesetzt werden. Im Fall des beschriebenen Jungen zeigte die Behandlung bereits nach wenigen Wochen ihre Wirkung, das Sättigungsgefühl kehrte zurück, und das machte sich in einer deutlichen Gewichtsreduktion bemerkbar.

Wer nun denkt, nur her damit, denn das mit dem unstillbaren Hunger kommt mir doch irgendwie bekannt vor, und wer dahinter bei sich selbst einen Leptinmangel vermutet, der ist auf dem Holzweg. Heute kennen wir zwar eine ganze Reihe von natürlich auftretenden Mutationen, die das Hungergefühl stark beeinflussen und mit schwerem Übergewicht und Stoffwechselerkrankungen einhergehen, aber diese Mutationen sind sehr selten und nur ein paar Dutzend Fälle wurden weltweit beschrieben.

Was nicht bedeutet, dass nicht auch bei »normalen« übergewichtigen Menschen die Funktion des Leptins als Sättigungshormon gestört sein kann. Dabei fehlt es aber nicht am Leptin, sondern ganz im Gegenteil: Die Leptin-Konzentration im Blut steigt mit wachsendem Körperfettanteil sogar an.[31] Je größer unsere Fettzellen werden, desto mehr Leptin produzieren sie. Macht ja auch Sinn, denn das Leptin ist so etwas wie ein Füllstandsanzeiger des Körperfetts. Sind die Speicher voll, signalisieren die Fettzellen dem Gehirn, dass wir aufhören sollten zu essen. Das Übergewicht hat also ein Überangebot von Leptin zur Folge. Und das dauerhafte Zuviel an Leptin hat einen ungünstigen Nebeneffekt: Der Körper entwickelt mit der Zeit eine »Leptin-Resistenz«, das bedeutet, dass seine Wirkung als »Sattmacher« nachlässt, was wiederum das Hungergefühl steigert und so einen Teufelskreis erzeugt.

Seit Kurzem wissen wir, dass bei Übergewicht auch die Genregulation des Leptins verändert ist. Neueste Therapien haben zum Ziel, die Leptinspiegel zu senken, um die Leptin-Sensitivität wiederherzustellen. So soll erreicht werden, dass das Leptin wieder wirkt und ein verbessertes Sättigungsgefühl eintritt.

Leptin kann aber noch viel mehr, als nur den Appetit regulieren. Die ersten Hinweise darauf kamen wieder von unserer Speckmaus. Der Leptinmangel machte sie im Labor nämlich nicht nur fresssüchtig und übergewichtig. Die Tiere sind auch extrem kälteempfindlich, dazu unfruchtbar, sehr empfänglich für Infektionskrankheiten und bewegungsfaul. Das liegt daran, dass Leptin im Gehirn auf den Energieverbrauch, den Grundumsatz und die Körpertemperatur wirkt – dies erklärte die Faulheit und Kälteempfindlichkeit der Speckmaus. Kann man leicht verstehen: Ist der Leptin-spiegel niedrig, ist das für den Körper normalerweise das Signal, dass die Fettspeicher leer sind. Da sollte der Körper dann möglichst sparsam mit den Kalorien umgehen, und deren Verbrennung weitestgehend einstellen. Der Grundumsatz wird gesenkt, was das schnelle Frieren der Speckmaus erklärt und die Bewegung auf ein Minimum reduziert. Bei den meisten Übergewichtigen ist die Leptin-Konzentration im Blut zwar hoch, aber durch die bereits beschriebene Leptin-Resistenz ist die Wirkung minimal. Das entspricht dem Leptinmangel bei der Speckmaus. Dies trägt wahrscheinlich zur weiteren Gewichtszunahme bei übergewichtigen Menschen bei, weil die Fettverbrennung gehemmt und die Bereitschaft, sich zu bewegen, dann auch nicht allzu hoch ist.

So wird klar, dass das in unseren Fettzellen produzierte Leptin eine hohe Bedeutung für die Entstehung von Übergewicht hat. Nicht der schwache Wille des Einzelnen ist für die stetige Zunahme an Körpergewicht verantwortlich, sondern die Biologie unserer Fettzellen. Wenn unsere Fettzellen zu fett werden und krank sind, spielen unsere Hormone verrückt, und wir fangen an, mehr zu essen, als wir brauchen. Bleibt das Leptin wirkungslos, machen wir nichts anderes als die Speckmaus im Labor: Wir überfressen uns, bewegen uns zu wenig und bleiben in unserem Übergewicht gefangen.

Aber die gute Nachricht ist, dass der Leptinspiegel auch schnell wieder sinkt, wenn wir mehr Energie verbrauchen, als wir zu uns nehmen, und unsere Fettzellen dann beginnen zu schrumpfen.

Das Leptin und weitere von den Fettzellen produzierte Hormone nennt man Adipozytokine, und im Laufe der letzten Jahre wurde klar: Die Kommunikation zwischen unserem Fettgewebe und dem Rest des Körpers ist hochkompliziert. Neben Leptin gibt es noch etwa hundert andere, auch aus Proteinen aufgebaute Substanzen mit Hormonwirkung, die von den Fettzellen in den Blutkreislauf abgegeben werden.[32] Das sind ungefähr genauso viele, wie unsere Leber produziert und freisetzt.

Auch das mit Abstand am häufigsten in unserem Körper vorkommende Hormon wird von unseren Fettzellen gebildet. »Adiponektin« heißt es. Adiponektin wurde 1995 vom Schweizer Philipp Scherer entdeckt, als er die Gene der Fettzellen studierte.[33] Das Hormon ist neben Insulin und Leptin eines der wichtigsten Hormone bei unserer Stoffwechselregulation. Die Menge an Adiponektin im Blut ist tausendfach höher als die Menge an Leptin und unterscheidet sich stark bei Frauen und Männern.

Die Adiponektin-Rezeptoren finden sich vor allem im Gehirn, in der Leber, im Muskel, aber auch auf den Fettzellen selbst. So kann Adiponektin das Stoffwechselgleichgewicht im gesamten Körper beeinflussen. Anders als beim Insulin oder Leptin ist die Menge an Adiponektin aber nicht so dynamisch reguliert oder stark veränderbar und nimmt bei Übergewicht leicht ab statt zu. Die Adiponektin-Konzentration im Blut zeigt an, wie gesund unser Fettgewebe ist. Sind unsere Fettzellen klein oder schrumpfen, produzieren sie mehr Adiponektin. Sind unsere Fettzellen groß und gestresst, produzieren sie weniger Adiponektin.

Aber was macht Adiponektin genau? Wer das als

Forscher wissen will, der guckt zuallererst bei der Speck-maus nach. Die hat nämlich nicht nur kein Leptin, sondern auch nur sehr wenig Adiponektin im Blut, so kugelrund und fett, wie sie ist.

Interessant wäre dann zum Beispiel die Frage, was bei der Speckmaus passiert, wenn man bei ihr die Adiponektin-Konzentration im Blut künstlich erhöht, sozusagen den ge-sunden Spiegel wiederherstellt. Das haben Scherer, der Ent-decker des Adiponektins, und seine Kollegen ausprobiert. Normalerweise wiegt unsere Speckmaus etwa 80 Gramm – eine normale Maus im gleichen Alter, die normales Nager-futter bekommt, wiegt dagegen nur etwa 30 Gramm. Man hatte erwartet, dass die Speckmäuse nun durch das Mehr an Adiponektin im Blut abnehmen würden. Dem war aber gar nicht so. Wahrscheinlich hat es etwas gedauert, bis die Wissenschaftler glauben konnten, was sie da sahen, als sie die Tiere auf die Waage setzten. Durch das zusätzliche Adi-ponektin wurden die Speckmäuse nur noch dicker.[34] Sie wogen dann im Schnitt sogar über 100 Gramm! Leider kann man für Mäuse keinen BMI berechnen, aber jeder kann sich vorstellen, dass so eine Maus dann tatsächlich kugelrund ist und zu 75 Prozent aus Fett besteht.

Als Nächstes kontrollierte man den Blutzuckerspie-gel und berechnete, wie viel Insulin benötigt wird, um die-sen Spiegel zu halten. Unsere Speckmäuse haben norma-lerweise einen sehr hohen Blutzucker- und Insulinspiegel. Und zwar so hoch, dass das Insulin kaum noch wirkt. Sie sind also zuckerkrank. Doch die Forscher staunten nicht schlecht, als sie die Blutwerte von den dank Adiponektin noch fetter gewordenen Speckmäusen in Händen hielten. Obwohl diese Tiere nahezu dreimal so schwer waren wie die dünnen Kontrolltiere, hatten sie völlig normale Werte. Mit anderen Worten, diese Speckmäuse waren zwar extrem fett, aber ihr Stoffwechsel trotzdem völlig gesund. Das Adiponektin hatte dafür gesorgt, dass die Tiere mehr Unterhautfett und weniger Fett um die Eingeweide anlegten und dann sogar fast keines mehr in Herz, Leber und Muskel zu finden war. Obwohl diese erstaunlichen Tiere weniger aßen und sich weniger bewegten.

Das Adiponektin ist sozusagen ein Biomarker für unsere Stoffwechselgesundheit. Wir können also durchaus übergewichtig und trotzdem gesund sein, wie das Beispiel dieser besonderen Speckmaus belegt. Die Verteilung des Körperfetts spielt dabei eine entscheidende Rolle. Neben Leptin und Adiponektin sind noch viele weitere Hormone bekannt, die von unseren Fettzellen produziert werden. Man nimmt heute an, dass über 600 verschiedene Substanzen von den Fettzellen in die Blutbahn abgegeben werden. Diese Zahl ist sehr viel höher als die zuvor genannte Anzahl der Hormone, und das liegt daran, dass Fettzellen auch noch eine ganze Reihe an Fettsäuren herstellen und abgeben, die ähnlich wie Hormone wirken. Das Leistungsspektrum der Fettzelle ist so schon imposant genug, doch das war noch nicht alles. Die Fettzellen haben auch bei unserem Immunsystem ein gewichtiges Wort mitzureden.

2.10 Die Fettzelle, ein unverzichtbarer Partner für unser Immunsystem

Eine richtig fette Erkältung, mit Fieber, Husten, Schnupfen und allem, was dazugehört, kuriert man am besten in Ruhe aus. Die meisten verordneten Medikamente mögen die Symptome lindern, doch mit den Heerscharen von Viren und Bakterien, die es sich in einem immunschwachen Moment in unseren oberen Atemwegen gemütlich gemacht haben, mit denen muss der Körper schon selbst fertig werden. Nach einigen Tagen hat er das in der Regel auch geschafft, ganz von allein, und auch mit Medikamenten dauert es schon mal eine Woche.

Das Immunsystem verfügt über ein ganzes Arsenal an Waffen, um die ungebetenen Eindringlinge wieder loszuwerden. Hinterher fühlen wir uns etwas träge und auch etwas leichter, da mangels Appetit und Lust auf Essen in der Krankheitsphase ein paar Fettpölsterchen für den Energiebedarf des Immunsystems dran glauben mussten. Das Fettgewebe kommuniziert ständig sehr intensiv mit unserem Immunsystem, und die Fettzellen stellen zahlreiche Substanzen her, die dabei ein Wörtchen mitzureden haben.

Erinnern wir uns kurz zurück an die Speckmaus und daran, welche Aufgaben das Leptin als Sättigungshormon erfüllt. Die nimmersatte Speckmaus mit Leptinmangel ist nicht nur träge und kälteempfindlich, sie hat auch noch ein schwaches Immunsystem. Ein niedriger Leptinspiegel im Blut signalisiert dem Körper, dass er hungert und die Fettspeicher zur Neige gehen. Die Reaktion darauf ist mehr als verständlich. Um Energieressourcen zu schonen, werden zahlreiche Körperfunktionen auf ein Minimum heruntergeschraubt. Die Muskeltätigkeit zur Bewegung wird eingeschränkt, was uns träge macht. Dazu wird auch das Aktivitätsniveau des Immunsystems runtergefahren. Genau das passiert der Speckmaus mit Leptinmangel. Wir sind zwar keine Speckmäuse, aber das Leptin hat auch bei uns großen Einfluss auf das Immunsystem.

Befindet sich unser Körper bei einer schweren Erkältung im Alarmzustand, teilen die Fettzellen den Immunzellen über eine erhöhte Ausschüttung von Leptin Botschaften mit. Dafür haben Immunzellen eigene Leptinrezeptoren. Der Leptinspiegel bleibt während dieses Abwehrkampfes gegen eine Infektion dauerhaft erhöht. Das ist ein Grund für unsere Appetitlosigkeit im Krankenbett. Schmecken täte man ja bei verstopfter Nase ohnehin nicht viel. Der Hintergrund für diese Maßnahme: Das Immunsystem schneidet so während des Abwehrkampfes den gegnerischen Bakterien-Truppen gewissermaßen den Zugang zu Nachschub ab. Je weniger Nährstoffe bei den in den Schleimhäuten eingenisteten Bakterien ankommen, desto langsamer vermehren sie sich und umso schneller werden die Immunzellen mit ihnen fertig. Eine clevere Taktik.

Zusätzlich regelt die Fettzelle in der Kommunikation mit dem Immunsystem die Freisetzung und Zusammensetzung ganz bestimmter Fettsäuren, die für den Aufbau und die Funktion neuer Abwehrzellen im blutbildenden System benötigt werden. Auf den Membranen der Fettzelle sitzen spezielle Proteine, mit denen sie selbst vor Eindringlingen wie Bakterien oder Pilzen warnen kann und so selbst als Immunzelle wirkt.[35] Dafür spricht auch, dass etwa bei chronischen Darmerkrankungen entzündete Bereiche auffällig dicht von Fettzellen umgeben sind, die dort ansonsten nicht zu erwarten wären.[36] Das Darminnere gehört anatomisch eigentlich zum Körperäußeren, zur Umwelt mit all den Keimen darin, die, wie bei chronischen Darmentzündungen der Fall, im Körperinneren zu schweren Infektionen führen können. Aus diesem Grund erscheint die folgende, relativ neue wissenschaftliche Erkenntnis nur logisch.

Insbesondere die Fettzellen im Unterhautfettgewebe stehen bei einer Verletzung und den nachfolgend eindringenden Keimen sozusagen an der ersten Frontlinie des Immunsystems. Es gilt den Körper dort, genauso wie im Darm, vor einer tödlichen Blutvergiftung zu schützen. Wenn die Krankheitserreger sich über die Blutbahn ausbreiten, brennt der Körper ein unkontrolliertes Immunfeuerwerk ab, das allerdings mehr schadet als hilft und daher medizinisch schnell gelöscht werden muss.

Eine Forschungsgruppe der University of California hatte 2015 dazu Erstaunliches herausgefunden.[37] Die Dermatologin Ling-juan Zhang aus dem Team von Professor Robert Gallo hatte bei Mäusen, deren Haut mit Bakterien der Sorte Staphylococcus aureus infiziert war, das Immungeschehen im Unterhautfettgewebe untersucht. Zum einen fand sie heraus, dass sich im Bereich der infizierten Haut im Fettgewebe zahlreiche neue Fettzellen bildeten.

Zum anderen, und das war eine große Überraschung, bildeten die Fettzellen ein antimikrobiell wirkendes Protein namens Cathelicidin. Das kannte man zuvor nur von bestimmten Zellen des Immunsystems, nicht jedoch von den Fettzellen. Die Fettzellen greifen die Bakterien also aktiv selbst an und sind nach der ersten Barriere Haut der nächste Wall, den die Krankheitserreger umgehen müssen, wenn sie in unseren Körper eindringen wollen. Das hatte niemand erwartet. Das Fettgewebe kann deshalb mit Fug und Recht als wichtiger Bestandteil des Immunsystems bezeichnet werden.

Wenn man sich die evolutionäre Vergangenheit und Entwicklung des Fettgewebes und des Immunsystems anschaut, verwundert einen dieses enge Verhältnis kein bisschen. Sie sind vor langer Zeit zusammen entstanden und sind auch heute noch bei vielen einfachen Lebewesen im Prinzip unzertrennlich eng umschlungen in einem Organ zu Hause. Beim höher entwickelten Menschen sieht man dies auch an den Hauptverkehrsstraßen des Immunsystems, den Lymphbahnen mit ihren Kreuzungspunkten, den Lymphknoten, die immer noch sehr eng mit dem Fettgewebe verbunden und geradezu darin eingebettet sind. Bei Fliegen kann man heute noch sehr genau nachforschen, wie das mal angefangen hat.

Die Taufliege, auch Drosophila genannt, hat es als Modellorganismus in der Wissenschaft mächtig weit gebracht und uns im Laufe der Jahrzehnte viel über die elementaren Bausteine des Lebens gelehrt. Bereits vier Mal haben Forscher dank der Mithilfe der kleinen Fliegen einen Nobelpreis für Medizin eingeheimst, darunter auch die deutsche Genetikerin Christiane Nüsslein-Volhard. Diese Fliege ist in Wissenschaftskreisen also höchst respektiert.

Eigentlich sieht sie ganz unscheinbar aus, und viele Menschen respektieren Fliegen nur bedingt oder ekeln sich vor ihnen. Das liegt vielleicht auch daran, dass die Fliegen in Nah- und Großaufnahme etwas furchteinflößend aussehen. Durch sie können wir aber sehr viel über die evolutionäre Herkunft unseres fetten Lebens lernen. Drosophila-Fliegen sind zwar nicht sonderlich fett im menschlichen Sinne, doch sie besitzen einen sogenannten »Fettkörper«. Dieser Fettkörper ist für die Fliege überlebenswichtig, denn er übernimmt gleich mehrere Aufgaben, für die unsereins eigenständige Organe entwickelt hat.

Der Fettkörper ist zuständig für die Energiespeicherung in Form von Fett, den Stoffwechsel, wie wir ihn bei uns aus der Leber kennen, und enthält außerdem das primitive Immunsystem. Alles zusammen wird in diesem Fettkörper durch Botenstoffe samt Rezeptoren gesteuert, wie sie heute noch in den Säugetieren, also auch bei uns, vorkommen. In unserem Fall jedoch auf drei Organsysteme verteilt, die wir Fettgewebe, Leber und Immunsystem nennen.

Das erklärt ohne Frage das enge Zusammenspiel, das unsere Stoffwechsel- und Energiespeichersysteme mit dem Immunsystem pflegen – denn sie sind sozusagen im Laufe der Evolution zusammen aufgewachsen und pflegen bei uns modernen Menschen noch ein sehr enges Verhältnis. Die Vorgänge, die in unserem Körper an der Schnittstelle zwischen Immunsystem und Stoffwechsel ablaufen, werden auch gesammelt als Immunmetabolismus bezeichnet. Und wieder war ein Grundstein für dieses Forschungsfeld in anderem Zusammenhang gelegt worden, und Frau Nüsslein-Volhard und die Fliegen waren dabei.

Gegen 1979 studierten Nüsslein-Volhard und ihr Kollege Eric Wieschaus, die später auch zusammen mit dem Nobelpreis für ihre bahnbrechenden Erkenntnisse ausgezeichnet wurden, die Entwicklung von Fliegen. Genauer gesagt die Reifung von Eizelle zur Larve und dann zur Fliege. Die brennenden Fragen in der Entwicklungsbiologie waren damals zum Beispiel: Wie wissen die Zellen in der sich entwickelnden Larve, wo vorne und wo hinten ist? Am Anfang ist alles rund, und vorne könnte hinten sein oder auch andersherum. Oder: Wie kommen die Antennen an den Kopf und die Beine an den Körper? Komischerweise gibt es Fliegenmutanten, bei denen wachsen die Beine am Kopf, genau da, wo eigentlich die Antennen hingehören.

Um diese Prozesse besser zu verstehen, studierten Nüsslein-Volhard und Wieschaus die Reifung der Larve und suchten nach Mutanten, bei denen diese Reifung gestört war. Und in der Tat entdeckten sie eines Tages eine Larven-Mutante, die weder Vorne noch Hinten hatte – da rief Nüsslein-Volhard »Toll!«, und so wurde das Toll-Gen entdeckt (ja, das Fliegen-Gen heißt seitdem Toll und es handelt sich dabei um einen Rezeptor auf den Larvenzellen).

Im Laufe der Zeit stellte sich heraus, dass sich in Säugetieren eine ganze Familie von Toll-ähnlichen Genen entwickelt hat, die aber in Maus und Mensch erstaunlicherweise noch viel mehr Funktionen ganz anderer Natur ausüben. Die Toll-like-Rezeptoren finden sich auf fast allen Körperzellen, sind aber besonders auf den Zellen der Immunabwehr zu finden und reagieren auf Viren und Bakterien und sind daher Teil der angeborenen Immunantwort.

Interessanterweise reagieren einige dieser Rezeptoren auch auf Fette. Und auch Fettzellen haben diese Toll-like-Rezeptoren und reagieren auch auf Viren und Bakterien. Hier zeigt sich, wie eng im menschlichen Körper Fettstoffwechsel und Immunsystem Hand in Hand ihre Funktionen ausüben. Wenn der Körper fiebrig ist und gegen eine Infektion ankämpft, steuert das Immunsystem unseren Stoffwechsel und der Stoffwechsel versucht sein Bestes, das Immunsystem im Kampf gegen die unerwünschten Eindringlinge zu unterstützen.

Es kann aber auch katastrophale Folgen haben, wenn dieses Zusammenspiel bei extremem Übergewicht krankhaft aus den Fugen gerät, beim sogenannten »metabolischen Syndrom«. Darauf gehe ich im vierten Kapitel des Buches noch ausführlicher ein, da es für das Thema Übergewicht unverzichtbar ist. Doch zunächst stelle ich Ihnen im folgenden Kapitel die braunen Fettzellen vor. Von denen haben wir zwar nicht allzu viele, aber auch schon diese wenigen Zellen haben es in sich. Vor allem dann, wenn es gilt, abzunehmen und das Fett in den weißen Fettzellen zum Schmelzen zu bringen.

L

3
BRAUNES FETT
BRINGT WEISSES FETT
ZUM SCHMELZEN

Im Kapitel über das weiße Fett wurden die manchmal etwas verschlungenen Wege des Fettaufbaus und Fettabbaus im Stoffwechsel sehr detailliert beschrieben. Die Energiebilanz von aufgenommenen Kalorien im Verhältnis zu verbrauchten Kalorien stand dabei zum Thema Übergewicht und Abnehmen im Mittelpunkt. Einer der größten »Verbraucher« im Energiehaushalt unseres Körpers ist die Wärmeerzeugung zur Aufrechterhaltung der optimalen Körpertemperatur. Das ist gewissermaßen eine Art Klimaanlage, die bei Hitze und bei Kälte mit unterschiedlichen Regelkreisen sicherstellt, dass unsere Körpertemperatur immer möglichst konstant zwischen etwa 35,7 bis 37,3 Grad Celsius liegt. Der dazu notwendige Energieverbrauch zählt zum Grundumsatz in der Energiebilanz. Bewegt der Mensch sich stets im Wohlfühltemperaturbereich, hält sich der Verbrauch einigermaßen in Grenzen, nach dem Motto: So wenig wie möglich und nur so viel wie nötig. Bei extremer Hitze und vor allem bei extremer Kälte sieht das anders aus, wie wir schon gelernt haben.

Droht eine Unterkühlung, werden alle Heizöfen angeschmissen. Die Kerntemperatur des Körpers darf in den Bereichen, in denen die überlebenswichtigen Organe liegen, nicht zu tief sinken. Ansonsten droht Organversagen. Wir Menschen sind, sowie auch alle anderen Säugetiere, gleichwarme Lebewesen und die biochemischen Prozesse in unserem Körper benötigen eben die richtige Betriebstemperatur. Einer der wichtigsten Faktoren für die Regelung der Körpertemperatur ist, wie könnte es anders sein, das weiße Fett. Als Isoliermaterial rundherum und an den wichtigen Organen, aber vor allem als Energielieferant für die Wärmeerzeugung in den Kraftwerken der Körperzellen, in den Mitochondrien.

Hier kommt nun das braune Fett ins Spiel, das einzige Fettgewebe in unserem Körper, in dem Energie in Form von Speicherfett aus den weißen Fettzellen in zahlreichen Mitochondrien direkt und ohne Umwege in Wärme umgewandelt wird. Diese Aufgabe des braunen Fettgewebes ist in unseren ständig wohltemperierten Zeiten zur Temperaturregelung kaum noch gefragt. Daher ist die Menge des braunen Körperfettgewebes heute bei den meisten Menschen nur verschwindend gering, aber immerhin bei allen noch vorhanden.

In diesen braunen Fettzellen schlummert ein großes Potenzial für das Problem mit dem Übergewicht. Man kann sie durch einen sogenannten »thermogenen Lebensstil« reaktivieren, dazu sozusagen vermehren und mit der darin in Wärme umgewandelten Energie als zusätzlichem Verbraucher in der Energiebilanz auch Gewicht abnehmen oder zumindest nicht mehr weiter zunehmen. Braunes Fett schmilzt weißes Fett einfach weg.

Braunes Fett als körpereigener Heizofen

Die wichtigste Eigenschaft des braunen Fettgewebes hatte ich ja schon vorgestellt. Durch seine außergewöhnliche Wärmeerzeugung dient es der Temperaturregelung des Körpers zum Schutz vor Unterkühlung. Wie ein kleiner eingebauter Heizofen. Um zu verstehen, wie das genau funktioniert, lernen wir zunächst die physiologischen Mechanismen der Temperaturregelung im menschlichen Körper kennen. Denn das, was zu kalt oder zu warm für den Körper ist, hat für die meisten mit dem individuellen Empfinden zu tun. Das kennen Sie sicherlich selbst: Manchen ist es immer noch viel zu warm, wenn den anderen bereits vor Kälte die Zähne klappern.

Unseren Körper selbst kümmert es wenig, was wir als zu warm oder zu kalt empfinden. Wenn es um die Aufrechterhaltung seiner überlebenswichtigen optimalen »Betriebstemperatur« geht, verlässt er sich lieber auf knallharte Fakten. Die Steuerung unserer körpereigenen Klimaanlage erfolgt im Gehirn, wo auch sonst, in der Region des Hypothalamus, den ich ja bereits bei der Beschreibung zur Hunger- und Appetitregelung vorgestellt hatte. Im Hypothalamus werden die Informationen zum aktuellen Temperaturgeschehen innerhalb und außerhalb des Körpers gesammelt und verarbeitet. Die kommen von zahlreichen Sensoren, sogenannten Thermorezeptoren, die sich überall im und am Körper befinden. Steigen oder sinken die Temperaturen über oder unter einen kritischen Wert, greift die Klimaanlage zur Temperaturregelung ein.

Aber was ist nun zu kalt oder zu warm? Das ist relativ, aber fest steht, dass Körpertemperaturen über 44,8 und unter 20 Grad Celsius tödlich sind. Die ideale Betriebstemperatur für die Körperfunktionen eines gesunden, also nicht fiebrigen Menschen liegt dazwischen, bei etwa 35,5 bis 37,3 Grad Celsius. Interessanterweise ist die aus Forschungen des 19. Jahrhunderts abgeleitete Durchschnittstemperatur der Menschen von 37 Grad Celsius in den letzten 150 Jahren signifikant gesunken.[38] Die neueste Forschung zum Durchschnitt der Körpertemperatur in der Bevölkerung sieht diesen Wert heute eher bei 36,6 Grad Celsius. Wir werden sozusagen immer »cooler«.

Die Hauptursache liegt, genauso wie das Übergewichtsproblem in unserer Gesellschaft, mutmaßlich in den sich verändernden Lebensbedingungen der Menschen seit Beginn der Industrialisierung. Das hat auch mit den geringen Schwankungen unserer Umgebungstemperaturen dank besserem Wohnkomfort zu tun. Außerdem haben wahrscheinlich der Rückgang vieler mit Fieberreaktionen verbundener, chronischer Erkrankungen wie Tuberkulose eine Rolle gespielt. Wie dem auch sei, unser Körper schert sich nicht um solche Zahlen, denn die Thermorezeptoren messen ihre Werte nicht in Grad Celsius.

Die Temperaturrezeptoren des Menschen sind auf der Haut, der Körperhülle des Menschen, angesiedelt. Sie sind unterteilt in Flächen für Warmrezeptoren und Flächen für Kaltrezeptoren. Die meisten solcher Rezeptoren finden sich im Gesicht, rund um Mund und Nase sowie, ganz wichtig, auf der Zunge. So bei etwa 33 Grad Celsius an der Körperoberfläche liegt die lauwarme Alles-gut-und-Wohlfühltemperatur, bei der weder die Kälte- noch die Wärmerezeptoren in der Haut etwas zu meckern haben. Steigen die Temperaturen auf der Haut darüber oder darunter, werden sie aktiv. Wird es brennend heiß bei über 60 Grad Celsius, melden sich nur noch Schmerzrezeptoren, ebenso wie bei brennend kalt empfundenen Temperaturen ab 12 Grad Celsius und weniger. Erinnern Sie sich an die zu heiße Suppe auf der Zunge bei Ungeduld am Mittagstisch oder an schmerzend brennende Haut im eiskalten Wasser, etwa beim Neujahrsschwimmen.

Gemessen an anderen Lebewesen sind unsere Temperaturrezeptoren ziemlich einfach aufgebaut. Die feinen Unterschiede zwischen lau, kalt und warm oder gar heiß können sie nicht auf den Punkt genau bestimmen. Ein Finger eignet sich nicht als Thermometer. Die absoluten Spezialisten auf diesem Gebiet sind die sogenannten »Thermometerhühner«. Kein Witz, die heißen wirklich so.

Die etwa ein bis zwei Kilogramm schweren Hühner leben zwischen Eukalyptusbäumen und Büschen im Südwesten und Süden Australiens und haben eine hochspezialisierte Methode des Eierbrütens entwickelt. Anders als die meisten anderen Vögel setzen sich diese Hühner nicht einfach auf die Eier und warten bis etwas passiert, sondern bauen sich einen speziellen Brutschrank in die Erde. Dazu vergraben sie jede Menge feuchtes Pflanzenmaterial in bis zu einem Meter Tiefe, wo es unter Luftabschluss zu gären beginnt und ordentlich Wärme erzeugt.

In die oberste Schicht legen sie ihre Eier und bedecken das Ganze mit einem etwa anderthalb Meter hohen Erdhaufen. So bleibt das Innere schön feucht und warm. Der Thermometerhahn ist vor der Eiablage des Thermometerhuhns mit dem Bau des Brutschranks monatelang beschäftigt. Im Inneren des Bruthügels muss die Temperatur exakt 33 Grad Celsius betragen. Das überprüfen die Thermometerhühner fast 100 Tage lang täglich mit einem an der Spitze ihres langen Schnabels gelegenen, höchst empfindlichen Temperaturorgan. Thermometer rein, kurz messen und gegebenenfalls darauf reagieren. Steigt die Temperatur über 33 Grad Celsius, entlüften sie den Hügel ein bisschen, sinkt sie darunter, wird er wieder verdichtet.

So exakt lassen sich unsere Wärme- und Kälterezeptoren nicht einsetzen, aber für unsere Zwecke reichen sie vollkommen aus. Faszinierend, diese Thermometerhühner, doch das braune Fettgewebe und seine Funktion bei unserer Temperaturregulation sind mindestens ebenso faszinierend. Die Wärmebildung läuft folgendermaßen ab: Melden die Kaltrezeptoren das Signal »Kälte« per Nervenleitung an den Hypothalamus im Gehirn, schrillen dort die Alarmglocken, da der Wärmeverlust für den Körper eine Gefahr darstellt. Denn er kann, wie schon beschrieben, mitunter tödliche Folgen haben. Als Reaktion veranlasst das Gehirn über den »Sympathikus« mittels des Botenstoffs Noradrenalin eine ganze Reihe Erste-Hilfe-Maßnahmen. Dazu gehört auch weniger Blut und damit Wärme in unsere Extremitäten, Hände und Füße fließen zu lassen – eiskalte Finger kennen wir alle.

Da das auf Dauer unsere Handlungsfähigkeit einschränkt, beginnt der Körper gleichzeitig mit der Wärmebildung, um uns wieder aufzuwärmen. Dazu hat er zwei Mechanismen: mit Zittern und ohne Zittern. Wenn wir vor Kälte zittern, verrichten unsere Skelettmuskeln sozusagen Arbeit und das produziert Wärme. Fast so wie beim Sport, bei dem uns ja auch warm wird. Doch beim Zittern werden die Kontraktionen der Muskelzellen nicht koordiniert und synchron für einen Bewegungsablauf gesteuert, sondern asynchron und unkontrolliert – Bibbern und Kieferklappern sind die Folgen. Also wild durcheinander und ohne einen besonderen Sinn, außer natürlich durch dieses Zittern möglichst schnell Wärme zu erzeugen. Der zweite Mechanismus, Wärmebildung ganz ohne Zittern, wird ebenfalls durch Noradrenalin in Gang gesetzt. Hierbei spielt dann unser braunes Fettgewebe die Hauptrolle.

Wofür ist denn das zitterfreie Aufwärmen überhaupt gut, wenn doch ein bisschen Bewegung und Muskeleinsatz ebenso gut Wärme erzeugen würden? Aber da die Evolution nur das voranbringt, was Vorteile beinhaltet, muss es einen sehr guten Grund dafür geben. Wären wir Mäuse, kämen wir auch gleich darauf. Stellen wir uns einmal vor, wir sind als Maus in einem winterlich verschneiten Wald unterwegs. Uns ist warm, weil wir uns bewegen. Leider sind wir dabei auf dem weißen Untergrund gut zu sehen und eine besonders leichte Beute für unsere Feinde, wenn wir ungeschützt herumrennen. Ignorieren wir mal die weißen Mäuse, denn die gibt es in freier Wildbahn nicht.

Damit die Maus sich im Winter auch mal verstecken kann, ohne gleich zu erfrieren, hat die Evolution offenbar einen Weg gefunden, wie die Maus Extrawärme erzeugen kann, ohne dass sie sich dafür bewegen muss und die Aufmerksamkeit der Feinde auf sich lenkt. Mucksmäuschenstill aufwärmen sozusagen. Da kommt also die Lösung der Wärmeerzeugung ohne Bewegung und Muskelzittern ins Spiel. Die Zellen, die dafür verantwortlich sind, sind die braunen Fettzellen.

Schon im 16. Jahrhundert erwähnte der Schweizer Naturforscher und Arzt Konrad Gassner in seiner *Historiæ Animalium* das braune Fettgewebe. Aufgrund der Farbe und Beschaffenheit beschrieb er es als »weder Fett, noch Fleisch«. Erst 450 Jahre später konnte nachgewiesen werden, dass das braune Fett tatsächlich von Stammzellen des Skelettmuskels gebildet wird.[39] Braunes Fett und Muskeln sind also sehr ähnlich und eng verwandt. Das legt nahe, dass braune Fettzellen eher fette Muskelzellen als muskulöse Fettzellen sind. Ihre Farbe beruht auf einem hohen Gehalt an Mitochondrien, die sehr viel Eisen enthalten. Eine braune Fettzelle bildet in ihrem Inneren viele kleine Fetttropfen aus, was die Oberfläche zum Fettabbau erhöht. So lassen sich die Energiereserven schnell anzapfen und verwerten und wenn einem kalt wird, soll es ja auch schnell gehen.

Anders als wir Menschen sind Mäuse auf das braune Fett und seine Heizofenqualitäten ständig angewiesen. Es ermöglicht ihnen, sich an eine kalte Umgebung anzupassen. Wenn eine Maus es sich aussuchen könnte, würde sie wohl am liebsten dort wohnen, wo es immer sommerliche 30 Grad warm ist. Denn bei dieser Temperatur muss sie selbst keinerlei zusätzliche Wärme produzieren, das braune Fett ist ausgeschaltet und der Mäusekörper spart Energie.

Diese Temperatur liegt in der sogenannten »Thermoneutralität«, was bedeutet, dass der Körper durch den Grundumsatz genug Wärme produziert und das braune Fett nicht gebraucht wird, um Extrawärme beizutragen. Die Maus lebt in der Natur aber unter recht kühlen Bedingungen und ist deshalb besonders auf braunes Fett angewiesen. Man muss sich vorstellen, dass das braune Fett in einer

Maus bis zu 70 Prozent des Sauerstoffverbrauchs zu verantworten hat[40]; der Stoffwechsel der Maus ist somit praktisch fast nur mit der Wärmeerzeugung beschäftigt.

Dass die Maus auf die zusätzliche Heizleistung angewiesen ist, hat vor allem mit ihrer geringen Größe zu tun. Sie hat wärmetechnisch gesehen ein vergleichsweise schlechtes Verhältnis von Körperoberfläche zu Körpervolumen. Eine einfache Regel besagt, dass der Wärmeverlust eines Körpers umso größer wird, je größer seine Oberfläche im Verhältnis zum Volumen ist. Eine Maus hat im Verhältnis zum Volumen eine wesentlich größere Körperoberfläche als beispielsweise ein Elefant. Der Wärmeverlust einer Maus ist deshalb auch weitaus größer als der eines Elefanten. Je mehr Oberfläche im Vergleich zum Volumen, desto größer der Wärmeverlust.

Einfacher zu verstehen ist das vielleicht mit folgendem Vergleich: Stellen Sie ein kleines Glas und ein großes Glas nebeneinander und füllen beide mit heißem Wasser. Wenn Sie dann alle paar Minuten die Temperatur des Wassers messen, werden Sie sehen, dass es im kleinen Glas schneller abkühlt als im großen. Die Wärmeabgabe an die Umgebungsluft ist bei dem großen Glas mit mehr Inhalt sehr viel geringer. Das größere Volumen, also der Inhalt, bleibt im großen Glas länger warm. Deshalb sollte man einen heißen Espresso auch schnell trinken, bevor er kalt wird, aber bei einem großen heißen Milchkaffee muss man selbst nach ein paar Minuten noch aufpassen, dass man sich nicht die Zunge verbrennt.

Wie sich die Maus in der Natur an Kälte anpassen kann, haben Wissenschaftler inzwischen intensiv erforscht. Auf welche Weise braunes Fett im menschlichen Körper funktioniert, hat dagegen lange niemanden interessiert. Das liegt daran, dass lange Jahre die Lehrmeinung galt, dass nur Babys größere Mengen an braunem Fett besitzen und sich sein Gewebeanteil im Laufe des Heranwachsens stark verringert. Warum es sozusagen verschwindet, wissen wir noch nicht. Eine Theorie besagt, dass der Wärmehaushalt Erwachsener einfach weniger auf braunes Fettgewebe angewiesen sei. Deshalb nahm man lange auch an, dass das braune Fett auch aus humanmedizinischer Sicht keine Rolle spielt. Das war aber ein Irrtum.

Auch bei uns Menschen wird das braune Fett bei kalten Temperaturen unterhalb der Thermoneutralität aktiviert. Die liegt bei den meisten Menschen bei 22 Grad Celsius. Das kommt einem eigentlich noch sehr warm vor, fast schon frühsommerlich. Doch die Lufttemperatur hat mit der Oberflächentemperatur unseres Körpers (und die wird ja durch die Thermorezeptoren gemessen), nur sehr wenig zu tun. Wir dürfen dabei nicht vergessen, dass wir normalerweise Kleidung tragen, die uns warmhält. Laufen Sie mal bei 20 Grad Celsius Lufttemperatur und bewölktem Himmel eine Weile vollkommen nackt herum, und schon werden Sie merken, dass sich das für den Menschen sehr, sehr kalt anfühlen kann.

Sinkt die Umgebungstemperatur unter 22 Grad, wird unser braunes Fettgewebe zum Heizen angeschaltet und die darin enthaltenen Fetttropfen werden in Wärme umgewandelt. Bleibt es längere Zeit so kalt, wird das braune Fett trainiert und fängt wieder an zu wachsen. Dabei werden mehr zusätzliche Zellen hergestellt, die mehr Mitochondrien enthalten. Der Körper bildet sogar im weißen

Fettgewebe neue braune Fettzellen – das Fett bräunt sich sozusagen.

Wie das alles funktioniert und wie uns die braunen Fettzellen beim Abnehmen helfen können, ist ein zentrales Thema meiner Forschung. Wir gewinnen praktisch jeden Monat neue Erkenntnisse, die manche unserer Fragen beantworten, aber nebenher noch viele weitere Fragen aufwerfen, die es zu beantworten gilt. Kaum vorstellbar, dass dieses für den Fettstoffwechsel höchst wichtige Thema erst vor vergleichsweise kurzer Zeit in den Fokus der Wissenschaft gerückt ist.

3.2 Die Wiederentdeckung des braunen Fettgewebes im Menschen

Der amerikanische Militärarzt Thomas Davis war 1960 schon mal sehr nahe dran, die thermogene Aktivität des braunen Fettes im erwachsenen Menschen nachzuweisen.[41] Es war die Zeit des sogenannten Kalten Krieges, in der man sich in den USA sicher war, dass die größte Bedrohung aus den unendlichen Weiten Russlands im Osten drohte. Man wollte im Westen für den Fall der Fälle gerüstet sein: »falls die Russen kommen«. Möglicherweise war das ein Grund für Davis' Forschungsexperiment am Medical Research Center der US Army in Fort Knox, Kentucky. Er untersuchte, ob sich der menschliche Körper daran gewöhnen kann, wenn man ihn für längere Zeit der Kälte aussetzt. Dafür steckte er zehn, nur mit einer kurzen Hose bekleidete Männer den gesamten März 1960 täglich acht Stunden lang in eine Kältekammer mit 11,8 Grad Celsius Raumtemperatur.

Er überwachte dabei penibel ihre Körpertemperatur, innen wie außen, das Ausmaß des Zitterns über die Haut sowie ihren Sauerstoffverbrauch mit speziellem Gerät.

Um auch das jahreszeitlich bedingte, unterschiedliche Akklimatisationsverhalten der Studienteilnehmer zu berücksichtigen, wiederholte er das gleiche Experiment im September 1960 mit sechs Testpersonen bei 13,5 Grad Celsius. Bei beiden Untersuchungsgruppen hörten die Probanden nach zwei Wochen in der Kälte auf zu zittern, und die zuvor ob der Kälte gesunkenen Körpertemperaturen normalisierten sich wieder. Daraus schloss Davis, dass der Körper zur Anpassung an die niedrigen Temperaturen über ein thermogenes System ganz ohne Zittern verfügen müsse.

Er kam dabei aber nicht auf die Idee, dass es sich dabei um braunes Fettgewebe handeln könnte. Warum sollte er auch, denn damals ging man noch davon aus, dass es das braune Fettgewebe zur Thermogenese beim Erwachsenen nicht mehr gibt. Zumindest nicht in dem Ausmaß, als dass man damit irgendwelche aufwärmende Effekte ohne Muskelzittern erklären könnte. Davis hatte grundsätzlich nachgewiesen, dass sich Menschen sehr wohl an Kälte gewöhnen können, und das reichte ihm aus.

Damals war das braune Fettgewebe nur für Forschungen zum Stoffwechsel bei Nagetieren interessant. In den 1970er- und 1980er-Jahren häuften sich dann die Hinweise, dass auch erwachsene Menschen durchaus noch aktives braunes Fett besitzen können, aber angesichts der vorherrschenden Lehrmeinung schien ein nennenswerter thermogener Effekt durch dieses immer noch ausgeschlossen zu sein.[42]

Seit den 1980er-Jahren gab es deshalb nur wenige wissenschaftliche Veröffentlichungen zum braunen Fettgewebe, die meisten davon mehr oder weniger unbeachtete Studien zu Mäusen oder anderen Nagetieren. Nach 2009 ging die Zahl dann aber plötzlich deutlich in die Höhe, und heute liegt sie ungefähr fünfmal so hoch. Was war da passiert? Was hat zu diesem sprunghaften Anstieg im Interesse und zu diesem enormen wissenschaftlichen Eifer geführt?

Diese Geschichte begann im Jahr 2002 und wurde, wie so oft, wenn Wissenschaft jäh an Fahrt aufnimmt, von Forschern geschrieben, die mit ihrer Arbeit eigentlich etwas ganz anderes im Sinne hatten. Das waren die sogenannten Nuklearmediziner, die mit bildgebenden Verfahren ins Körperinnere schauen können. Dazu gehört etwa die Computer-Tomografie (CT) mit Röntgenstrahlen oder die Magnet-Resonanz-Tomografie (MRT), die ganz ohne radioaktive Strahlung funktioniert, und auch die sogenannte Positronen-Emissions-Tomografie (PET).

Letztere wird kombiniert im CT oder MRT durchgeführt und findet vor allem bei der Untersuchung von Tumoren und Metastasen bei Krebskranken Anwendung. Dabei spritzt man den Patienten ein Kontrastmittel, das radioaktiv markierten Zucker enthält, die sogenannte ^{18}F-Fluorodesoxyglukose. Dieses Kontrastmittel wird von Zellen, die besonders viel Glukose verbrauchen, aufgenommen, aber nicht weiter verstoffwechselt. So erzeugt die Anreicherung ein deutliches Signal, das anzeigt, wo im Körper eventuell zuvor unentdeckte Krebszellen sitzen, denn Krebszellen sind besonders gierig nach Zucker. Nach langen Jahren der Nutzung dieser Methode war den Ärzten bekannt, dass bei den Patienten ab und an geisterhafte symmetrische Muster im Schulterbereich über dem Schlüsselbein zu sehen waren, die aber offensichtlich keine Tumore darstellten. Mit einem Schulterzucken wurden diese Muster meistens als unwichtige Hintergrundsignale abgetan, ohne der Ursache weiter auf den Grund zu gehen. Die Nuklearmediziner um Thomas Hany aus Zürich jedoch sahen mehr in ihnen: Sie vermuteten, dass es sich um kälteaktivierte braune Fettzellen handelte.[43] Das war gewagt, denn aufgrund der Studien mit Nagetieren erwartete man braunes Fett eher woanders im Körper. Bei Mäusen befindet sich das größte Reservoir braunen Fetts nämlich zwischen den Schulterblättern. Und selbst danach fand die Entdeckung, dass das braune Fett auch bei Erwachsenen zu finden war, kaum Beachtung.

Dass braune Fettzellen im Menschen dank ihrer Glukoseaufnahme im PET zu sehen sind, kannte man damals nur von den extrem seltenen Hibernomen, gutartigen Tumoren, die aus braunen Fettzellen bestehen. Was aber fehlte, war ein wissenschaftlicher Beweis, dass die symmetrischen Muster tatsächlich braunes Fettgewebe und durch Kälte zu aktivieren waren.

Der große Durchbruch kam im Jahr 2009, als drei unabhängige Gruppen von Forschern gleichzeitig zeigten, dass es sich bei den geisterhaften PET-Mustern wirklich um braunes Fettgewebe handelte.[2, 44, 45] Und nicht nur das – mit systematischen Analysen konnten sie belegen, dass sich die braunen Fettzellen durch Kälte aktivieren ließen. Eine Gruppe führte PET-Messungen durch, nachdem sich die freiwilligen Teilnehmer für zwei Stunden in einem auf 16 Grad Celsius heruntergekühlten Raum aufgehalten hatten. Und siehe da, bei 23 von 24 Probanden führte die Kälte zu höherer Aktivität der braunen Fettzellen.

Eine andere Forschungsgruppe ließ die Teilnehmer einen Fuß in kaltes Wasser stecken, was so gut funktionierte wie die Kältekammer. Heute verwenden Forscher einen optimierten Kälteanzug, durch den Wasser geleitet wird. Die Leute sehen dann aus wie Taucher im Neoprenanzug, was noch durch Atemmasken verstärkt wird, durch die der Sauerstoffverbrauch verfolgt wird. Aber auch ohne Kältekammer und Kälteanzug gibt es Hinweise, dass auch im echten Leben das braune Fett durch unseren Lebensstil beeinflusst wird. So haben unsere Jahreszeiten einen Einfluss auf unser braunes Fett. Es findet sich grundsätzlich mehr Aktivität im kalten Winter als im warmen Sommer.[3] Auch wo auf der Erde gemessen wird, spielt eine Rolle. In Russland, in der eiskalten nordöstlichen Teilrepublik Jakutien in Sibirien, findet sich bei Menschen grundsätzlich mehr braunes Fett als in warmen Regionen auf der Erde, beispielsweise in Indonesien.[46]

Eine weitere Forschergruppe durchforstete die PET-Messungen von nahezu 2000 Patienten. Zu ihrem Erstaunen stellten sie fest: Je höher der BMI, also je übergewichtiger sie waren, desto weniger Aktivität zeigte das braune Fett. Das bedeutet, dass Menschen, die ein höheres Risiko für Stoffwechselprobleme haben, weniger aktives braunes Fettgewebe besitzen. Interessanterweise konnte auch festgestellt werden, dass diejenigen mit einer hohen Stoffwechselrate mehr aktive braune Fettzellen besaßen.

Daraus ergaben sich folgende Fragen: Kann es sein, dass Übergewichtige zunehmen, weil sie weniger braunes

Fett haben oder es zu selten anregen? Kann es sein, dass Normalgewichtige nicht zunehmen, weil sie ihr braunes Fett häufig benutzen und daher viel braunes Fett besitzen? Man muss dabei Aktivität und Vorhandensein unterscheiden. Nutzen wir unser braunes Fett nicht, ist die Aktivität niedrig. Man kann es aber trainieren.

Könnte man also die Aktivität des braunen Fetts therapeutisch nutzen, um Menschen beim Abnehmen zu helfen? Diese drei Studien haben bleibenden Eindruck hinterlassen, weil auf einmal das Problem Übergewicht so einfach zu lösen schien: immer schön cool bleiben und nebenher abnehmen! Wie könnte das funktionieren?

3.3 Wie braunes Fett bei Kälte Wärme produziert

Braune Fettzellen sind dafür geschaffen, bei Kälte möglichst viel Wärme zu produzieren. Dazu benötigen sie sehr viel von der in Form von Fett in ihnen gespeicherten Energie. Mit jedem Grad, mit dem die Umgebungstemperatur fällt, steigt der Energieumsatz in den braunen Fettzellen. Beim Menschen kann so der Grundumsatz um bis zu 200 Kalorien pro Tag ansteigen.[47]

Viele der grundlegenden Mechanismen, wie braunes Fett als Brennofen funktioniert, wurden seit den 1960er-Jahren entschlüsselt. Braunes Fett ist sehr stark durchblutet und besitzt eine direkte Schaltung zum Gehirn. Signalisieren die Rezeptoren der Haut einen Kältereiz, sagt der Hypothalamus den Nervenenden, dass sie den Neurotransmitter Noradrenalin im braunen Fett ausschütten sollen. Achtung, Alarm, wir brauchen Wärme, also feuert den Ofen an! Jede

braune Fettzelle hat Kontakt zu einem solchen Nerven-
ende, sodass das braune Fett in so einem Alarmfall zum
Schutz vor Wärmeverlust richtig unter Strom steht.

Noradrenalin ist der wichtigste und stärkste hormo-
nelle Regulator der Aktivität des braunen Fettgewebes. Das
Hormon entfaltet seine Wirkung nicht nur wie beim bereits
beschriebenen Flucht- und Kampfreflex des Sympathikus,
es wirkt auch einer Unterkühlung entgegen. Auf der Oberfläche der braunen Fettzellen befinden sich Rezeptoren,
an die sie das bei drohendem Wärmeverlust ausgeschüttete Noradrenalin binden können. Das führt dazu, dass
der Brennofen angefeuert wird und die Wärmeproduktion
in Sekundenschnelle einsetzt. Die Wärme, die im braunen
Fett erzeugt wird, gelangt über das Blut in den zahlreichen
Gefäßen des braunen Fettgewebes sehr schnell in alle Regionen des Körpers und sorgt für die Aufrechterhaltung der
optimalen Körpertemperatur.

Wie aber wird die Wärme in so großen Mengen erzeugt?
Was unterscheidet die braunen von den weißen Fettzellen,
die das nicht können? Wie bei vielem im Leben, machen
auch hier winzig kleine Dinge den Unterschied. Mitte des
20. Jahrhunderts wurden in der Zellbiologie viele bahnbrechende Entdeckungen gemacht. Es war auch das Gol-
dene Zeitalter der Elektronenmikroskopie. Zum ersten Mal
konnte man die winzigen, feinen und faszinierenden Strukturen in den verschiedensten Zellen bewundern. Es ist erstaunlich, wie unterschiedlich Nerven-, Leber- oder auch
Fettzellen aufgebaut sind. Im Elektronenmikroskop sieht
man, dass die braunen Fettzellen im Prinzip nur aus Fetttröpfchen und Mitochondrien bestehen. Die Mitochondrien

sind die Kraftwerke unserer Körperzellen, und ihre evolutionäre Geschichte ist eine der spannendsten in der Evolutionsbiologie.

Wir nehmen heute an, dass die Mitochondrien ursprünglich aerobe Bakterien waren, also Bakterien, die auf Sauerstoff angewiesen waren. Diese Einzeller werden auch Prokaryonten genannt. Die wurden vor sehr langer Zeit in höher entwickelte Zellen mit Zellkern, auch Eukaryonten genannt, eingeschleust. Das nennt man auch Endosymbiose. Dass sie anders aufgebaut sind als andere Zellorganellen und sich auch eigenständig mit eigener DNA vermehren, sind eindeutige Merkmale dieser Endosymbiose. Und wie bei allen Symbiosen (Zusammenleben von Lebewesen verschiedener Art zu gegenseitigem Nutzen) hatten am Ende beide etwas davon. Sonst hätten die Zellen diese Eindringlinge im Laufe der Evolution bestimmt wieder hinausgeworfen.

Die Mitochondrien sind als die »Kraftwerke« der Zelle das Zentrum des Geschehens bei der Energiebereitstellung für alle Körperfunktionen. Jede Zelle in unserem Körper enthält Mitochondrien, weil in ihnen das ATP (Adenosintriphosphat), eine universell im Körperhaushalt einsetzbare chemische Energieform, hergestellt wird.

Stellen Sie sich das einfach wie ein Kohlestromkraftwerk vor. Darin wird aus Kohle als Energieträger in einem Verbrennungsprozess unter Zugabe von Sauerstoff über die Wärme als Zwischenprodukt schließlich Elektrizität, also Strom hergestellt. Das ist ebenso wie das ATP eine universell überall im Haushalt einsetzbare Energie. Man kann damit kochen, staubsaugen und auch heizen. Das

Mitochondrium als Kraftwerk der Zelle macht es ganz ähnlich, nur dass dabei Fettsäuren und Zucker als Energieträger unter Sauerstoffverbrauch zu ATP umgewandelt werden.

Diese ATP-Herstellung unter Sauerstoffverbrauch findet in jeder Zelle statt, auch in den braunen Fettzellen. Doch als man die Mitochondrien aus braunen Fettzellen in einem Laborversuch genauer untersuchte, um der Heizofenfunktion auf die Spur zu kommen, fand man Erstaunliches heraus: Die Mitochondrien aus dem braunen Fett verbrauchten im Reagenzglas enorm viel Sauerstoff. Also nahm man an, dass auch in braunen Fettzellen große Mengen an ATP hergestellt werden, welche danach wiederum zur Wärmeerzeugung verwendet werden. Die große Überraschung war jedoch, dass die braunen Fettzellen in den Mitochondrien trotz des hohen Sauerstoffverbrauchs nur sehr wenig ATP produzieren. Da musste man nur noch eins und eins zusammenzählen und wusste, dass die Mitochondrien im braunen Fett aus Zucker und Fett nicht nur ATP herstellen, sondern auch große Mengen an Wärme. Die Frage war dann nur noch, wie genau.

In unserem Kohlekraftwerk müsste es dann irgendwo einen Schalter geben, mit dem die Produktion von Strom auf die Produktion von Wärme umgestellt wird, sodass aus einem Kohlestromkraftwerk ein Kohleheizkraftwerk wird. Diesen Schalter hat man im Mitochondrienkraftwerk der braunen Fettzellen tatsächlich gefunden. Sie besitzen ein besonderes Protein, das diesen Trick ermöglicht. Wir nennen es heute »Uncoupling protein-1«, abgekürzt UCP1. Früher wurde es auch »Thermogenin« genannt.

»Uncoupling« bedeutet Entkuppeln. Das Protein »entkuppelt« sozusagen den Sauerstoffverbrauch von der ATP-

Produktion und ermöglicht stattdessen die Freisetzung von Energie in Form von Wärme. Das UCP1 kommt ausschließlich bei Säugetieren vor und ist das Alleinstellungsmerkmal der braunen Fettzellen. Funktioniert das UCP1 nicht richtig, ist die Wärmeproduktion der braunen Fettzellen gestört. Man kann UCP1 auch in andere Zellen einschleusen, dann erzeugen auch diese Zellen auf einmal Wärme auf Kosten der ATP-Herstellung.

Unabhängig von braunem Fett wurde schon in den 1930er-Jahren dieses Prinzip der chemischen Entkopplung der ATP-Produktion zugunsten der Wärmefreisetzung entdeckt. Angefangen hatte alles in französischen Munitionsfabriken während des Ersten Weltkrieges. Eine Mischung aus 40 Prozent »2,4-Dinitrophenol«, kurz DNP genannt, mit 60 Prozent TNT-Sprengstoff ergab eine höchst explosive Mischung für Artilleriegranaten. Bei vielen Produktionsmitarbeitern verursachte der Umgang mit diesem DNP damals gesundheitliche Probleme.[48] Sie fühlten sich müde, schwitzten stark, hatten Fieber und verloren in kürzester Zeit viel Gewicht.

In den folgenden Jahren wurde dieses Phänomen genauer untersucht und seine Ursache entdeckt. DNP wirkt, wenn auch durch einen anderen Mechanismus, ebenso wie UCP1 als chemischer Entkoppler von Sauerstoffverbrauch und ATP-Produktion in Körperzellen. Und zwar in allen Körperzellen und nicht nur im braunen Fett. Deshalb verspürten die Arbeiter in den Munitionsfabriken diese Körperhitze und nahmen aufgrund des hohen Energiebedarfs zur Wärmeerzeugung schnurstracks etliche Kilo ab.

Anfang der 1930er-Jahre schlug diese Erkenntnis zu

den Nebenwirkungen des Sprengstoffbestandteils DNP bei den Pharmaproduzenten ein wie eine Bombe. Die Rezeptur für die ultimative Fett-weg-Pille schien gefunden, denn auch damals schon hatten einige Menschen bereits mit schwerem Übergewicht zu kämpfen.[48] Schon 1934 hatten in den USA etwa 20 Pharmahersteller diese Wunderpille mit DNP im Programm und versorgten mehr als 100 000 Menschen mit dieser vermeintlichen Fett-Killer-Pille.

Doch schnell wurde klar, dass diese Pille vielen nicht nur das Übergewichtsproblem nahm, sondern als wahre Killer-Pille gleich das ganze Leben dazu. Bei einer Überdosierung, und die ist von Mensch zu Mensch sehr unterschiedlich zu definieren, wirkte DNP tödlich. Zu viel Wärme und zu wenig ATP für andere Körperfunktionen waren nicht wieder rückgängig zu machen und bedeuteten den sicheren Tod durch multiples Organversagen. Die durch DNP verursachte Hitze, auch Hyperthermie genannt, lässt sich nicht etwa durch fiebersenkende Medikamente behandeln. Ende der 1930er-Jahre wurde die DNP-Pille schließlich in den USA verboten. Sie hatte zu viele Menschen das Leben gekostet.

Doch[48] seit den 1990er-Jahren sind solche illegalen DNP-Pillen in der eher männlich dominierten Bodybuilder-Szene wieder sehr beliebt. Aber auch junge Frauen, die einem schlanken Körperideal nacheifern, probieren solche Wunderpillen-Angebote aus. Wo sie produziert werden und wer sie anbietet, bleibt meist im Dunkeln. Da das DNP auch als kostengünstiger Pflanzendünger frei verkäuflich ist, dürfte die Gewinnspanne mit diesen potenziell tödlichen Diätpillen enorm sein.

Dass sie auch heute noch eingenommen werden und

zu Vergiftungen mit drastischen Folgen bis hin zum Tod führen, belegt eine Statistik des britischen »National Poisons Information Center«. Allein in den Jahren 2007 bis 2018 erlitten 115 Männer und Frauen in Großbritannien DNP-Vergiftungen nach Einnahme solcher verbotenen Pillen. 26 davon endeten tödlich. Falls Sie jemals das Angebot bekommen sollten, solche Pillen auszuprobieren, wissen Sie nun schon mal über die Auswirkungen Bescheid. Lassen Sie es lieber bleiben und vertrauen Sie auf den natürlichen Wirkstoff UCP1 in unseren braunen Fettzellen. Die Wirkung beim Abnehmen ist die gleiche, nur vollkommen ungefährlich. Und das braune Fett hat dazu vermutlich viel mehr Potenzial, als die meisten gedacht hätten.

3.4 Das große Abnehmpotenzial der braunen Fettzellen

Dass die braunen Fettzellen zu Außergewöhnlichem imstande sind, ist inzwischen hoffentlich klar geworden. Wir wissen nun bereits, dass sie Fette in Wärmeenergie umwandeln und wie sie das genau machen. Die Frage, die Sie sich nun wahrscheinlich noch stellen: Was kann mein braunes Fett beim Kampf gegen die überflüssigen Pfunde tatsächlich leisten?

Genau das versuchen seit einigen Jahren weltweit viele Wissenschaftler herauszufinden. Bei Mäusen und Ratten lässt sich das relativ einfach im Experiment nachvollziehen. Mäuse regulieren ja ihre Körpertemperatur zu einem Großteil über die Fettverbrennung im braunen Fettgewebe. Sosehr sich die kleinen Nager in der Forschung als

Modelltiere für unsere Körperfunktionen auch eignen, beim braunen Fett spielen sie in einer ganz anderen Liga. Die bei ihnen erhobenen Daten zur Aktivität des braunen Fettes lassen sich leider nicht auf den Menschen übertragen. Das ist einer dieser Fälle in der Wissenschaft, bei denen Forscher auf Menschen als »Versuchskaninchen« angewiesen sind. Die zu beantwortenden Fragen bei diesen Versuchen lauteten: Trägt dieser durch Kälte aktivierte kleine Heizofen namens »braunes Fett« beim Menschen zur Kalorienverbrennung bei? Lässt sich damit sogar Gewicht verlieren? Und wenn ja, wie viel?

Ein japanisches Forschungsteam der medizinischen Fakultät an der Universität in Sapporo hat diese Fragestelllungen mit Freiwilligen untersucht[23]. Takeshi Yoneshiro und seine Kollegen wollten es ganz genau wissen und unternahmen Kälteversuche mit insgesamt 22 Teilnehmern, die im PET-CT-Scan allesamt eine sehr niedrige oder kaum messbare Aktivität des braunen Fettes aufwiesen. Zwölf der Probanden, nennen wir sie mal die Kältegruppe, wurden täglich für zwei Stunden Temperaturen von 17 Grad Celsius ausgesetzt. Die anderen zehn Probanden lebten als »warme« Kontrollgruppe so weiter wie gewohnt. Vor diesem sechswöchigen Test und danach kontrollierten die Forscher jeweils den Energieumsatz, das Körpergewicht sowie den Körperfettanteil und die Aktivität des braunen Fettes. Es handelte sich dabei um ganz gewöhnliche Menschen, die nicht kälteerprobt und Axt schwingend als Holzfäller durch winterliche Wälder wandern und daher ihren Braunfettofen sowieso ständig benutzen.

Die japanischen Forscher hatten bewusst Probanden mit kaum oder gar keiner Aktivität des braunen Fetts ausgewählt und daher nicht mit allzu signifikanten Effekten gerechnet. Doch als nach sechs Wochen das ganze Messprogramm wiederholt wurde, da staunten die Forscher nicht schlecht. In der Kältegruppe stieg die Aktivität des braunen Fettes bei allen Personen signifikant an. Der Energieumsatz stieg und der Körperfettanteil sank. Der gesteigerte Energieumsatz belief sich im Schnitt auf 200 zusätzlich verbrauchte Kalorien. Das sind immerhin etwa 10 bis 20 Prozent des Grundumsatzes eines Menschen.

Für diese Umsatzsteigerung mussten die Probanden sich nicht einmal anstrengen und nur täglich zwei Stunden auf ihre gewohnte Wohlfühltemperatur verzichten. Der gesunkene Körperfettanteil zeigte außerdem, dass man auf diese Weise tatsächlich abnehmen kann.

Das Forschungsergebnis zeigte auch, dass sich das schlummernde Potenzial zur Fettverbrennung im braunen Fett aufwecken lässt und wir es sozusagen trainieren können. Ein »thermogener« Lebensstil – also täglich mal etwas raus aus der warmen Komfortzone – kann tatsächlich auf ganz natürliche Art und Weise etwas zur Steigerung des Grundumsatzes beitragen.

Kritiker werden nun einwenden, das sei doch lächerlich wenig und kaum dazu geeignet, bei schwer Übergewichtigen die Pfunde so richtig purzeln zu lassen. Da haben sie natürlich recht. Aber die Forschung zum braunen Fett steckt ja auch noch in den Kinderschuhen. Das Abnehmen für Menschen mit einem BMI über 30 kg/m^2 und der Diagnose Adipositas, also Fettsüchtige, ist in jedem Fall ein extrem langwieriger Prozess, wenn der Gewichtsverlust auf natürliche Weise durch eine Veränderung des Lebensstils erreicht werden soll. Mit einer einzigen gewichtsreduzierenden Maßnahme ist es da nicht getan. Ernährungsumstellung, mehr Bewegung und vieles mehr gehören dazu. Da hilft dann wirklich jeder zusätzliche Effekt, und sei er noch so klein, um in der Summe eine Gewichtsreduzierung zu erzielen. Dazu kann auch der thermogene Lebensstil zur Aktivierung des braunen Fettes beitragen.

Die größere Anzahl von Menschen mit Übergewicht hat einen BMI von unter $30 \, kg/m^2$. Sie wollen oft nur ihr noch gesundes Gewicht halten und nicht weiter zunehmen. Andere wollen nur eine Handvoll überflüssige Pfunde loswerden, und sei es nur, weil die nächste Badesaison vor der Tür steht. Für diese Menschen hat dieser »kleine« Beitrag eines thermogenen Lebensstils einen, relativ gesehen, weitaus größeren Effekt als bei einem fettsuchtkranken Menschen. Wie jeder sein Fett wegkriegt, das gucken wir uns in Kapitel vier an. Doch zunächst geht's hier weiter mit dem, was die braunen Fettzellen zum Thema Abnehmen noch zu bieten haben.

Die Forschung zum braunen Fettgewebe möchte auch herausfinden, wie sich der im Verhältnis gesehen eher kleine Effekt auf den Kalorienhaushalt zu einem großen wandeln lässt. Es ist heute nicht nur theoretisch, sondern auch schon praktisch möglich, die Menge des aktiven braunen Fetts im Erwachsenen pharmakologisch zu erhöhen. Das erinnert uns an die Fett-weg-Pille aus dem Sprengstoffbestandteil DNP, doch unter komplett anderen Vorzeichen und ohne potenziell tödliche Folgen. Dabei geht es nicht nur um die Steigerung der Aktivität des vorhandenen braunen Fettgewebes, sondern auch um die Vermehrung der braunen Fettzellen im Körper.

Im Laborversuch funktioniert das schon bestens und die Forschungen laufen auf Hochtouren. Doch das ist vor allem noch Zukunftsmusik, die zwar schön klingt, aber mehr auch nicht. Bis bahnbrechende Forschungsergebnisse folgen, kann es schon noch ein paar Jährchen dauern. Widmen wir uns daher lieber weiter dem Potenzial des bereits vorhandenen braunen Fettgewebes in unserem Körper und was es tatsächlich jetzt schon kann.

Wie viel braunes Fett hat der Mensch denn nun überhaupt? Man nimmt an, dass der Anteil des braunen Fetts im erwachsenen Menschen ungefähr bis zu 150 Gramm betragen kann – ein Schätzwert, basierend auf PET-CT-Messungen. Die wahren Werte liegen wohl etwas darüber, aber keiner kann das bis heute ganz genau sagen. Kleine Inseln von braunem Fett verteilen sich an mehreren Stellen im Körper, und daher ist es nur schwer als Ganzes zu bemessen.

Bei weißem Fett ist das schon einfacher. So kommt das weiße Fett bei einem normalgewichtigen Menschen, der 75 Kilogramm wiegt und circa 15 Prozent Körperfettanteil besitzt, auf 11 Kilogramm. Die zusammengenommenen etwa 150 Gramm braunes Fett belaufen sich dagegen rechnerisch auf 0,2 Prozent des Körpergewichts. Hört sich nach verdammt wenig an. Aber wenn wir uns daran erinnern, dass man bis vor gar nicht so langer Zeit noch dachte, dass erwachsene Menschen überhaupt kein braunes Fett mehr besitzen, ist die bisher gefundene Menge schon recht groß. Und es ist sogar überaus erstaunlich, dass damit tatsächlich 200 Kalorien pro Tag verheizt werden können.

Bei vielen schlummern diese wenigen braunen Fettzellen in einem Dornröschenschlaf und warten darauf, dass sie wachgeküsst werden, um ihren Beitrag zu einem gesunden Stoffwechsel leisten zu können. Ohne einen thermogenen Lebensstil sind die Zellen zwar da, werden aber kaum genutzt, verfetten und verkümmern. Ohne stimuliert zu werden, verlieren sie ihr Potenzial zur Kalorienverbrennung – und werden am Ende dem weißen Fett immer ähnlicher.

Das klingt schlimm, ist aber nur die natürliche Anpassung des Körpers. Durch Kälte können die braunen Fettzellen aber wieder aus ihrem Ruhezustand erweckt werden. Kälte vervierfacht etwa die Aktivität der braunen Fettzellen beim Menschen. Pro Gramm braunes Fett liegt ihre Stoffwechselrate damit ungefähr zehnmal höher als die der gleichen Menge Muskelzellen. Das braune Fett wird dazu auch noch durch eine Reihe anderer Reize stimuliert, zu denen ich später noch komme und die für einen thermogenen Lebensstil sehr nützlich sind, wenn man nicht so gerne frieren mag.

Zum Glück kann man die braunen Fettzellen also trainieren und sie zum Wachsen bringen. Morgens eine Minute kalt duschen reicht dazu mit hoher Wahrscheinlichkeit nicht aus. Trotzdem geht das mit dem Trainieren schneller, als man denkt. Es gibt zwar noch keine wissenschaftlichen Langzeitstudien, aber nach wenigen Wochen thermogenen Lebensstil kann man schon Erfolge erkennen. Bei den Teilnehmern der eingangs beschriebenen japanischen Studie fand sich nach nur sechs Wochen Kältetraining bereits ungefähr dreimal so viel braunes Fett wie vorher.[47] Auch der Körperfettgehalt ging zurück.

Diese Experimente werfen aber, wie immer in der Forschung, gleich neue Fragen auf. Könnte das braune Fett in Übergewichtigen möglicherweise schwerer zu aktivieren sein? Oder spielt das Alter dabei eine Rolle? Die Antworten ließen nicht lange auf sich warten. Die niederländischen Forscher um Wouter van Marken Lichtenbelt und Patrick Schrauwen von der Maastricht Universität haben dafür gesorgt. Zunächst untersuchten sie Teilnehmer, die zwar übergewichtig, aber noch relativ jung und gesund waren.[49] Sie fanden heraus, dass vor der Studie sechs von zehn Teilnehmern braunes Fett aufwiesen, vier zeigten hingegen keinerlei Signale im PET-CT. Die sechs Teilnehmer mit braunem Fett waren 19 bis 39 Jahre alt, diejenigen ohne braunes Fett 39 bis 59 Jahre. Also auch hier galt, je älter die Teilnehmer waren, desto weniger braunes Fett zeigte sich.

Zum Start der Studie hielten sich die Teilnehmer am ersten Tag zwei Stunden bei 14 Grad Celsius in einer Klimakammer auf, am zweiten für vier Stunden und dann vom dritten bis zum zehnten Tag für sechs Stunden. Und siehe da: Bei allen Teilnehmern zeigte sich am Ende der Studie mehr braunes Fett als vorher, das braune Fett konnte bereits in diesem kurzen Zeitraum trainiert werden. Ein thermogener Lebensstil zahlt sich also bei Jung und Alt, für Schlanke und Übergewichtige am Ende aus und stimuliert unseren Stoffwechsel.

Da fragt man sich natürlich, wie dieses thermogene Leben aussehen könnte? Niemand muss dafür im Winter barfuß durch den Schnee stapfen. Es kann schon ausreichen, die Raumtemperaturen im Winter ein paar Grad Celsius herunterzuschrauben, anstatt die Heizkörper voll aufzudrehen und sich in molliger Wärme zu entspannen.

Allein das hätte schon einen initialen Effekt für das braune Fettgewebe. Regelmäßige Spaziergänge in freier Natur sind thermogen ebenso hilfreich – aber bitte ohne Outdoor-Bekleidung, die auch für eine Nordpolexpedition geeignet wäre und in den meisten Regionen der Welt schlichtweg nicht nötig ist. Hinzu kommt bei leichtem Kältegefühl der Drang zur Bewegung, der sich schon ganz allein positiv auf den Kalorienverbrauch auswirkt.

Tatsächlich gibt es aber neben der Kälte, wie zuvor schon angedeutet, auch noch andere Wege und Reize, die das braune Fett aktivieren und trainieren. Und die haben – hier eine sehr gute Nachricht für Genießer – sogar etwas mit leckerem Essen zu tun. Eine echt scharfe Geschichte, bei der garantiert allen warm ums Herz wird.

3.5 Braunes Fett anschalten, ganz ohne Kälte

An scharf gewürzten Speisen scheiden sich die Geister. Manche lieben sie, manche können sie gar nicht leiden. In den meisten indischen Restaurants sind aus diesem Grund auf den Speisekarten die Schärfegrade der angebotenen Gerichte mit kleinen Chilischoten symbolisch angegeben, um die Gäste bei der Wahl ihres Gerichtes zu beraten. Je höher die Anzahl der Schoten neben dem Gericht, desto schärfer wird das Essen zubereitet. Die indischen Köche richten sich dabei an dem Geschmack der Mehrzahl ihrer Gäste aus. Ein indischer Koch in Deutschland mutet seinen Gästen nicht die gleichen Schärfegrade zu, die er seinen eigenen Landsleuten problemlos auftischen könnte.

Ein Gast, der ein »Lamm Vindaloo« in Deutschland

gern scharf genießt, der sollte sich hüten, das genauso in einem Restaurant in Indien zu bestellen. Es würde einen nicht gleich umbringen, aber zumindest könnte es sich so anfühlen. Der brennende Schmerz, die Atemnot, die plötzliche Hitze im ganzen Körper, gefolgt von Schweißausbrüchen. Viel anders kann es in der Hölle auch nicht sein, denkt man dann. Und daran ist unser braunes Fettgewebe nicht ganz unschuldig.

Diese mitunter extreme Reaktion unseres Körpers wird durch das Capsaicin verursacht. Das ist der Wirkstoff in den Chilischoten, der dem indischen Curry und zahlreichen anderen Speisen in den unterschiedlichsten Kulturen der Welt die Schärfe verleiht. Kommt Capsaicin in Kontakt mit unseren Schleimhäuten, dann brennt es tatsächlich wie Hölle. Und das sogar zweimal, eingangs und ausgangs – Liebhaber scharfer Gerichte können das sicherlich bestätigen. Es tut einfach nur weh und das muss man aushalten können.

Französische Forscher an der Universität in Grenoble haben 2014 in einer Studie[50] mit 114 Männern im Alter zwischen 18 und 44 Jahren herausgefunden, dass die Schmerztoleranz für scharfes Essen auch etwas mit dem Testosteronspiegel zu tun hat. Probanden mit höherem Testosteronspiegel hielten im Versuch deutlich höhere Schärfegrade aus als die Männer mit niedrigerem Spiegel dieses Sexualhormons. Capsaicin ist nur etwas für richtige Männer, könnte man nun meinen. Wäre da nicht die Engländerin Shahina Waseem, die seit einigen Jahren als »Chili-Queen von London« durch die Gazetten geistert. Sie gewinnt mühelos fast jeden der in England sehr beliebten Chili-Esswettbewerbe, bei denen die Teilnehmer ganze Chilischoten der allerhöchsten Schärfekategorien gleich im Dutzend verspeisen. So viel zum Thema: Das ist nur was für harte Männer.

Aber was genau macht dieses Capsaicin nun mit unserem braunen Fett? Das Capsaicin löst in unserem Körper Alarm aus; wir nehmen die Schärfe nicht als Geschmack, sondern tatsächlich als Schmerz wahr. Anders als bei den Geschmacksvarianten süß, sauer, salzig, bitter und »umami« ist Schärfe gar kein Geschmack im biochemischen Sinne. Für scharf gibt es keine Geschmacksrezeptoren. Das Capsaicin bindet an Schmerzrezeptoren, mit denen wir zum Beispiel auch Hitze wahrnehmen. Scharfes Essen meldet dem Gehirn also: »Achtung, hier brennt's!«

Capsaicin wirkt auf das sympathische Nervensystem, erhöht die Durchblutung, die Herzfrequenz und – aktiviert so auch braune Fettzellen! Und wie wir ja beim Kältereiz gelernt haben, ist auch hier der Transmitter Noradrenalin wieder entscheidend beteiligt. Schon seit den 1980er-Jahren ist bekannt, dass Capsaicin sich auf den Stoffwechsel von Menschen auswirkt und dabei auch den Fettabbau und die Kalorienverbrennung ankurbelt.

Scharfe Currys oder etwa auch mittelamerikanische Chili-Gerichte heizen unserem Körper mithilfe des braunen Fetts ordentlich ein, bis der Schweiß nur so fließt. Stellt sich nur die Frage, warum sich manche Menschen diese kleine Höllenhitze gern täglich geben und andere lieber gar nicht. Und dazu kommt noch, dass sich diese Extreme auch noch an unterschiedlichen Klimazonen zu orientieren scheinen. In tropischen und subtropischen Ländern findet die scharfe Küche einen weitaus größeren Anklang als

in kalten Regionen. Klingt paradox, da ja das braune Fettgewebe als Heizofen eher in kalten Regionen der Welt gefragt sein sollte. Und noch komplizierter wird es, wenn man
weiß, dass die Pflanzen dieses Capsaicin eigentlich produzieren, um Fressfeinde, also auch uns, von ihren Schoten
fernzuhalten. Bei den Chilis scheint dieses evolutionäre
Überlebensprinzip nicht so ganz aufgegangen, aber dennoch umso erfolgreicher geworden zu sein. Das, was uns
von diesen Pflanzen eigentlich fernhalten sollte, ist bei uns
äußerst beliebt.

Deshalb werden Chilischoten als scharfes Gewürz-
gemüse heute weltweit gezüchtet und gehandelt. 20 Prozent der Weltbevölkerung konsumiert diese kleinen Scharf-
macher. Allein in China, dem größten Anbauland für die
kleinen scharfen Schoten, werden viele Millionen Tonnen
davon landwirtschaftlich produziert und in alle Welt expor-
tiert. Sogar nach Mittelamerika, in die ursprüngliche Hei-
mat aller Chilis, Paprikas und Peperonis.

Die Chilis werden aber nicht alle gegessen. Das Capsaicin ist auch ein begehrter Wirkstoff für alles Mögliche,
vom Wärmepflaster für Rückenkranke bis hin zum Pfeffer-
spray gegen böse Buben.

Dass scharfes Essen heute vor allem in warmen Ländern
beliebt ist, hat übrigens mit der Evolution nichts zu tun.
Logischerweise, denn die kleinen, ursprünglich nur bei den
Azteken Mittelamerikas beliebten Schoten waren dem Rest
der Welt ja erst nach dem 15. Jahrhundert bekannt geworden. Nicht lange genug her, als dass man das Verlangen
nach scharfen Gewürzen der Evolution in die Schuhe schie-
ben könnte. Theorien zur Präferenz in warmen Ländern gibt

es einige. Die gängige Lehrmeinung sagt, dass das Capsaicin die Nahrung dort besser vor Verderbnis durch Keime und Pilze schützt. Das leuchtet zunächst ein, doch da Kühlschränke heute auch etwa in Indien schon seit geraumer Zeit zur Standardausstattung in den Haushalten gehören, überzeugt es nicht mehr allzu sehr. Andere meinen, dass der Schweißfluss nach dem Verzehr scharfer Gerichte zur Abkühlung des Körpers beitrage. Was aber unsinnig ist, da der Körper für die Hitzeregulation keine zusätzlich durch das braune Fett bereitgestellte Hitze benötigt. Das mit dem Schwitzen kriegt er schon ganz allein hin.

Zum Thema Abnehmen kann die Wirkung des Capsaicins auf das braune Fett trotzdem brennend interessant sein. Die Forschungsgruppe aus Japan, die wir schon kennen, testete auch Capsaicin in Pillenform auf seine Wirkung. Aber weil eben ein scharfer Geschmack unangenehm sein kann, verwendeten die Forscher einen Trick, um den Teilnehmern das Leben leichter zu machen. Capsaicin hat noch einige Verwandte, die zusammen die Wirkstofffamilie der Capsaicinoide bilden. Darunter gibt es auch Vertreter, die zwar nicht so scharf schmecken, aber trotzdem das braune Fett stimulieren können. Gemische dieser Pflanzenstoffe sind frei erhältlich, zum Beispiel das sogenannte CH-19 Sweet (aus Capsicum annuum L.), das man auch wie ein Nahrungsergänzungsmittel als Pille einschmeißen kann. Dieses Capsaicinoid-Gemisch hat bislang keine starken Nebenwirkungen auf das Herz-Kreislauf-System gezeigt, doch bei kranken oder vorbelasteten Menschen ist das, ohne zuvor einen Arzt zu fragen, eher nicht zu empfehlen.

In diesen japanischen Studien zum braunen Fett zeigte sich nun, dass die regelmäßige Einnahme der Capsaicin-Pillen braunes Fett in sehr kurzer Zeit danach anschaltet.[51] Die Forscher testeten den Effekt über sechs Wochen und stellten fest, dass die regelmäßige Einnahme der nicht-scharfen Heißmacher braunes Fett trainieren und damit wohl auch beim Abnehmen helfen kann.[47] Zwar wurden nur gesunde, normalgewichtige Menschen untersucht, aber in dieser Studie wurden durch die Capsaicinoid-Pillen fast genauso viele Kalorien verbrannt wie durch Kältebehandlung. Selbstverständlich handelt es sich hierbei um ausgeklügelte Modellstudien unter kontrollierten Laborbedingungen. Man muss ja nicht gleich zur Pillenform greifen, denn auch ein scharfes Curry-Gericht, hin und wieder, kann ein wertvoller Teil eines thermogenen Lebensstils sein, um ganz natürlich die Aktivität der braunen Fettzellen dauerhaft hochzuhalten.

Neben den scharfen Schoten gibt es noch weitere Lebensmittel, die das braune Fett anschalten. Meistens sind dies altbekannte Produkte von Pflanzen, die einen hohen Gehalt an psychoaktiven Substanzen vorweisen. Eine ganze Reihe von wissenschaftlichen Studien hat sich mit den Wirkungen von Heilpflanzen, Kräutern und Nahrungsbestandteilen auf den Fettstoffwechsel und das braune Fettgewebe beschäftigt. Dazu gehören etwa Zimt, Menthol aus der Pfefferminze und auch Ingwer oder grüner Tee. Das grundsätzliche Problem bei diesen Studien ist jedoch, dass sie zwar unter kontrollierten Laborbedingungen messbare und relevante Ergebnisse erzielen, aber in der Realität oft nicht das halten können, was man sich von ihnen verspricht.

Es gibt etwa zahlreiche wissenschaftliche Studien, die sich mit der Wirkung von grünem Tee auf die Aktivität unserer braunen Fettzellen befasst haben. Im grünen Tee findet sich ein Inhaltsstoff mit dem komplizierten Namen Epigallocatechingallat, der etwa ein Drittel der Trockenmasse des grünen Tees ausmacht. Solche »Catechine« erhöhen die Aktivität der braunen Fettzellen. Dazu enthält Tee auch relativ viel Koffein, und nur durch die Aufbereitung der Teeblätter und den Aufguss verringert sich die Konzentration im Vergleich zu Kaffee. Der Wirkstoff Koffein verlängert und verstärkt die natürliche Aktivierung der braunen Fettzellen, indem er den sogenannten »cAMP«-Spiegel hochhält. cAMP ist so etwas wie der Füllstandsanzeiger im Energiestoffwechsel. Auch dieser Zusammenhang wurde im Hinblick auf das braune Fett genauer untersucht.

In Japan ist das Trinken grünen Tees ein wichtiger Bestandteil der Kultur. In einer Studie wurde einer Gruppe japanischer Freiwilliger ungefähr die Koffein- und Catechin-Menge als Getränk verabreicht, die in ca. 500 ml grünem Tee enthalten ist.[52] Die Forscher fanden heraus, dass diejenigen, die ohnehin viel braunes Fett hatten, zwei Stunden nach der Einnahme messbar mehr Aktivität zeigten als diejenigen, die nur ein Placebo-Getränk ohne Wirkstoff bekamen. Allerdings reichte es nicht, die Teemischung nur einmal zu sich zu nehmen, um denjenigen zu helfen, die ohnehin keinerlei braunes Fett besaßen. Dafür war die kontinuierliche Einnahme zweimal pro Tag für zwei Wochen notwendig. Aus eigener Erfahrung aus einer Zeit, in der ich mit japanischen Kolleginnen und Kollegen zusammengearbeitet habe, kann ich aber sagen, dass das für die meisten eine alltägliche Menge an grünem Tee ist.

Solche natürlichen und aus der Natur abgeleiteten Ansätze eignen sich mal mehr, mal weniger dazu, unser braunes Fett zu aktivieren. In den wissenschaftlichen Studien wird dabei der isolierte Wirkstoff in hoher Dosis verabreicht und damit weitaus mehr als einfach ein Kaffee oder Tee eingenommen. Die in der Natur vorkommenden Mengen sind in der Regel zu schwach, um allein das braune Fett anzuschalten oder beim Abnehmen zu helfen. Dieser Effekt ist nur für den Kältereiz und die Wirkung des Capsaicins ausreichend belegt.

3.6 Zukunftsvision: Die Bräunung des weißen Fettes

So faszinierend die Brennofenfunktion des braunen Fettgewebes auch ist, so ist es doch noch ein weiter Weg, bis die Mediziner die Aktivität der braunen Fettzellen im Kampf gegen Übergewicht einsetzen können. Das liegt nicht daran, dass das menschliche braune Fett kein Potenzial hätte, wir haben nur einfach zu wenige von diesen heißen Zellen. Von weißen Fettzellen dafür in der Regel mehr, als den meisten lieb sein kann. Genau dieses Hindernis möchte die biomedizinische Forschung in Zukunft überwinden. Wenn man also auf einfache Weise zusätzliches braunes Fett in Menschen herbeizaubern könnte, dann würden die Pfunde auch schneller purzeln.

Der Schlüssel dazu könnte in einer weiteren faszinierenden Eigenschaft unserer weißen Fettzellen liegen. Diese können sich nämlich unter bestimmten Umständen in braune Fettzellen verwandeln. Weiße und braune Fettzellen sind zwar in ihrem Umgang mit unseren Fetten grundverschieden, aber nichtsdestotrotz auch eng miteinander verwandt. Die entscheidende Frage lautet daher, wie können wir weiße Fettzellen dazu bringen, sich zu bräunen?

So könnte man gleichzeitig die weißen Fettzellen loswerden und praktischerweise dabei mehr braune herstellen, was wiederum den Abbau der Extrapfunde beschleunigen würde. Das Trainieren der braunen Fettzellen könnte uns dabei helfen, denn das braune Fett wächst dabei an seinen Aufgaben. Das bedeutet, dass sich mit längerer Kälteexposition das braune Fett verändert. Es wappnet sich sozusagen für kalte Zeiten.

Dabei spielt abermals das Noradrenalin eine wichtige Rolle. Es bewirkt, dass im weißen Fettgewebe die Speicher mobilisiert werden, um dem braunen Fett die notwendigen Brennstoffe für die Wärmegewinnung bereitzustellen. Nach längerer Zeit in der Kälte schrumpft das weiße Fettgewebe, teilweise weil die Kalorien im braunen Fettgewebe verbrannt wurden. Gleichzeitig bilden sich interessanterweise aber auch neue Zellen, die das weiße Fett etwas dunkler erscheinen lassen.

Wenn man das Fettgewebe unter einem Mikroskop untersucht, so sieht man tatsächlich, dass es nach längerer Zeit nicht nur weiße Fettzellen enthält. Es tauchen in kleinen Inseln angeordnete Zellen auf, die nicht nur einen großen, sondern viele kleine Fetttröpfchen aufweisen. Findet man darin auch noch den schon beschriebenen Einschalter der Fettverbrennung, das UCP1, so kommt man zu dem Schluss, dass dort neue braune Fettzellen entstanden sein müssen.

Je länger man sich der Kälte aussetzt, desto mehr schmilzt das weiße Fett und desto mehr wird es durch braunes ersetzt. In der Maus ist schon nach ein paar Tagen im Prinzip das ganze Unterhautfettgewebe »gebräunt«. Dabei entstehen einerseits neue braune Fettzellen, aber es werden auch weiße Fettzellen umfunktioniert und »gebräunt«, um mehr Wärme erzeugen zu können.

Das ist ein wichtiger Punkt: Wenn weiße in braune Fettzellen umgewandelt werden, sollte es ein Signal geben, das diesen Prozess in Gang setzt. Wenn es tatsächlich so ein Signal gibt, könnten wir das möglicherweise auch nutzen, um unsere vielen weißen Fettzellen einfach in braune Fettzellen umzuwandeln. Selbst wenn es nicht mit allen Zellen gelänge, so sollte doch schon ein kleiner Teil der vielen Kilos an weißem Fett, in braune Fettzellen umgewandelt, einen riesengroßen Unterschied für unseren Energieumsatz machen.

Um zu verstehen, wie das aussehen könnte, haben sich die Forscher um den US-Amerikaner Bruce Spiegelman von der Harvard Medical School darangemacht, die Beschaffenheit dieser neuartigen braunen Fettzellen genauer zu untersuchen.

Es war bereits bekannt, dass unter bestimmten Voraussetzungen weiße Fettzellen auch das UCP1 herstellen können, das die Mitochondrien zur Umwandlung von Fett in Wärme veranlasst. Heute wissen wir, dass das menschliche Fettgewebe aus vielen verschiedenen Arten von Fettzellen besteht. Man kann anhand der genetischen Signaturen ziemlich genau vorhersagen, von welchem Fettgewebe im Körper eine Probe von Fettzellen stammt. Um den Prozess der Fettbräunung besser zu verstehen, haben die Forscher Genprofile dieser unterschiedlichen, menschlichen Fettgewebszellen von Versuchspersonen erstellt, jeweils bevor man sie längere Zeit der Kälte ausgesetzt hat und danach.

Dabei haben sie entdeckt, dass sich das neu gebildete braune Fett im weißen Fettgewebe ganz klar von den schon immer da gewesenen braunen Fettzellen unterscheidet.[53] Mit anderen Worten: Es gibt zwei unterschiedliche Arten von braunen Fettzellen. Zum einen sind das die klassischen, die man von Geburt an, mit ihrer Schutzfunktion vor Kälte, mit an Bord hat. Also die, die auch Mäuse im Winter warmhalten oder den Siebenschläfer in seinem Winterschlaf. Und dann gibt es noch die anderen, die vorwiegend im weißen Fettgewebe neu gebildet werden, wenn Menschen längere Zeit der Kälte ausgesetzt sind. Um ihre Farbe zu beschreiben, ohne sie ebenfalls braune Fettzellen nennen zu müssen, haben die Forscher diese Zellen »beige« genannt. Manchmal werden diese Zellen auch »brite« genannt, eine Mischung aus den englischen Wörtern »brown« und »white«.

Während die braunen Fettzellen ohne Kälte zwar ihre Wärmeverbrennung herunterschrauben, so bleiben sie doch immer braun. Die beigefarbenen Fettzellen hingegen sind sehr viel dynamischer und können sich den Gegebenheiten anpassen. Ist mehr Fett da, als verbrannt wird, so schalten sie das UCP1-Gen aus und werden wieder weiß. Braucht der Körper mehr Wärme, schalten sie das UCP1-Gen wieder an und werden wieder »braun« beziehungsweise »beige« in diesem Fall.

Dabei ist die Menge des UCP1 gleichbedeutend mit der Wärmemenge, die hergestellt werden kann. Ist viel

UCP1 vorhanden, kann viel Wärme produziert werden. Ist nur wenig UCP1 in der Fettzelle, kann andersherum nur wenig Extrawärme erzeugt werden. Was nun genau die weißen Fettzellen dazu bringt, ein paar beige Fettzellen zu bilden, ist die spannendste Frage, die es zu beantworten gilt. Dabei spielen Signalmoleküle mit Hormonwirkung sicherlich eine Rolle. Doch die für eventuelle therapeutische Ansätze ausfindig zu machen, gleicht der berühmten Suche nach der Nadel im Heuhaufen. Was aber beim Menschen passieren könnte, sollte es gelingen, massenhaft weißes Fett in beiges umzuwandeln, das weiß man bereits.

Die Umstände, wie dieses Wissen erlangt wurde, sind aber eher trauriger Natur, zum Beispiel bei Patienten mit sogenannten »neuroendokrinen« Tumoren.[54] Es gibt Berichte, dass Patienten beim Arzt erscheinen und erzählen, dass ihnen sehr heiß sei. Die Patienten schwitzen sehr stark. Dazu haben die Patienten in kurzer Zeit viel Gewicht, oft mehrere Kilogramm verloren. Die Ursache ist dann möglicherweise ein solcher Tumor, dessen Krebszellen ein wahres Hormonfeuerwerk abbrennen, und dazu gehört auch, dass der Noradrenalinspiegel im Blut durch die Decke geht. Und Noradrenalin ist ja das Signalhormon in den Fettzellen für die verstärkte Umwandlung von Fettenergie in Wärme. Fertigt man nun ein PET-CT an, um diese enorme Fettverbrennung in den Patienten sichtbar zu machen, so leuchten viele Stellen im Körper auf.

Neben der klar sichtbaren Aktivierung an den Stellen, wo sich das altbekannte braune Fettgewebe befindet, sieht man zusätzlich noch eine ganze Reihe Signale im weißen Fettgewebe, das normalerweise nie aufleuchtet. Im Bauchraum, im Unterhautfett, kurzum in den Regionen, wo sich die Extrapfunde ansammeln. Genau dort findet aufgrund des tumorbedingten hohen Noradrenalinspiegels die massenhafte Umwandlung von weißen zu beigen Fettzellen statt. Dies führt dazu, dass der Körper unkontrolliert Kalorien in Wärme umwandelt und der gesteigerte Energieumsatz zwangsläufig zum Gewichtsverlust führt. Behandelt man diese Tumore erfolgreich und unterbindet die Wirkung der Krebszellen, so sinken die Hormonspiegel und die braunen Fettzellen verschwinden wieder in der Versenkung des weißen Fettgewebes.

Ganz sicher ist es nicht ratsam, sich einen solchen Tumor einsetzen zu lassen, der dann unkontrolliert Noradrenalin produziert und durch die Aktivierung von braunem und beigefarbenem Fett beim Abnehmen hilft. Es zeigt aber, wozu diese mächtigen Zellen imstande wären, falls man einen Weg fände, die Aktivierung von braunem Fettgewebe und die Umwandlung von weißem in beigefarbenes Fett auf sichere Weise therapeutisch in solch einem Ausmaß zu steigern und ihre volle Wirkung im Menschen zu entfesseln.

Doch das ist noch eine Zukunftsvision. Solange bei der Forschung kein echter Durchbruch gelingt, müssen wir uns mit dem natürlich vorhandenen Potenzial der braunen und beigefarbenen Fettzellen begnügen. Auch ein thermogener Lebensstil kann mit den entsprechenden Reizen über Kälte und Nahrungsmittel einen gewichtigen Beitrag zur Energieverbrennung in den Fettzellen leisten.

4
SO KRIEGT JEDER SEIN FETT WEG

Nun wissen Sie bereits alles über die Fettzellen und die verschiedenen Arten von Fettgewebe in Ihrem Körper. Sie wissen alles über den Fettstoffwechsel und wie er Ihrem Körper tagtäglich beim Funktionieren hilft. Sie wissen, dass Ihnen Ihr braunes Fett hilft, um Ihren Grundumsatz an Kalorien ganz cool auf natürliche Weise zu steigern. Jetzt geht es ans Eingemachte, an das, was unsere Fettzellen für schlechte Zeiten eingelagert haben und was uns zu viel erscheint. Das Extrafett in größeren Mengen und auch dauerhaft wieder loszuwerden, ist ein komplexer Prozess. Da reicht das Trainieren des braunen Fettes nicht aus. In diesem Kapitel erkläre ich Ihnen detailliert, was man wissen sollte, bevor man sich seinem ganz persönlichen Kampf gegen überschüssige Pfunde und dem eigenen Übergewicht widmet.

Dazu gehört zuallererst, sich Gedanken über die eigene Motivation zu machen. Welchen Sinn ergibt es zum Beispiel, als normalgewichtiger und gesunder Mensch auf Teufel komm raus ein paar Kilos abzunehmen? Das Idealgewicht zu halten, sollte doch vollkommen ausreichen. Bei Übergewichtigen und stark Übergewichtigen liegt der Grund auf der Hand: Es geht um die Gesundheit.

Im Verlauf dieses Kapitels erfahren Sie deshalb, was tatsächlich zu viel ist und was nicht. Das Zuviel hängt von zahlreichen Parametern ab, etwa Alter, Geschlecht, individuelle Lebensumstände und der jeweilige Gesundheitszustand. Außerdem ist es enorm wichtig zu wissen, was passiert, wenn das Übermaß an Körperfett uns krank macht. Und schließlich geht es darum, wie das mit dem Abnehmen funktionieren kann. So individuell die Gründe sind, warum Menschen an Gewicht zunehmen, so individuell müssen auch die Strategien zum Abnehmen konzipiert sein, damit sie erfolgversprechend sind. Dazu gehören vor allem Konzepte zur Bewegung und zur Ernährungsumstellung, mit denen ich dieses Kapitel abschließen werde.

4.1 Bauch, Beine, Po – gehört das wirklich so?

Kein Mensch sieht genauso aus wie der andere. Das zeigt sich bereits in unserer Kindheit. Das Groß und Klein und Dick und Dünn ist ein Teil unserer genetisch bedingten Unterschiedlichkeit und völlig normal. Es gibt auch bereits sehr früh Unterschiede zwischen den Geschlechtern. Das schlägt sich etwa in den geschlechterspezifischen Körpermaßtabellen für Kleinkinder nieder. Die drückt man Eltern in die Hand, damit sie in etwa wissen, ob sich ihr Nachwuchs altersgerecht entwickelt. Werden die Kinder dann älter und gehen dann irgendwann in die fünfte Klasse, lässt sich die ganze Vielfalt der sich zukünftig herausbildenden Körperformen schon erahnen. Die Kleinsten werden von ihrem schweren Schulranzen noch schier erdrückt, während andere sie haushoch überragen und im gleichen Alter den

Eindruck erwecken, als seien sie schon dreimal sitzengeblieben. Genauso verhält es sich mit dem Körperbau. Da gibt es eben die etwas dickeren und die etwas dünneren Kinder.

Bei erwachsenen Menschen sieht es nicht viel anders aus. Je älter die Menschen werden, desto höher ist der Anteil Übergewichtiger in der Bevölkerung. Erst im hohen Alter geht es dann wieder abwärts – wenn man denn überhaupt so alt wird. Normalgewichtig sind wir der Definition nach mit einem BMI zwischen 18,5 und 24,9 kg/m² . Allein innerhalb dieser Spanne liegen schon etliche Pfunde, die bei manchen dazu führen, das normale Gewicht ganz und gar nicht normal zu finden.

Bei Frauen, die ohnehin einen größeren Körperfettanteil haben als Männer, sind diese normalgewichtig vorhandenen Fettpolster naturgemäß im Spiegelbild etwas prominenter zu sehen. An den natürlichen weiblichen Rundungen um Bauch und Hüften, den fülligeren Oberschenkeln und am Po. In der Wahrnehmung vieler Menschen ist dieses Körperfettgewebe ein großes Ärgernis, obwohl es anatomisch dort hingehört. Trotzdem ist sehr verbreitet von »Problemzonen« die Rede, und die geschäftstüchtige Diät- und Fitnessindustrie nennt diese »Probleme« kurz und bündig nur »Bauch, Beine, Po«. Sie wird nicht müde darauf hinzuweisen, dass diese Fettpolster wegmüssen, egal wie. Klar sichtbare Fettpolster seien tabu und ungesund obendrein.

Generationen von jungen Frauen haben sich in den letzten Jahrzehnten damit abgemüht, diesem zum Schönheitsideal erklärten Körperbild einer schlanken, zierlich gebauten, sportlich aktiven Frau möglichst nahezukommen. In jüngerer Zeit gab es eine kleine gegenläufige Tendenz, als die

Modeindustrie erkannte, dass auch fülligere Personen gute Kunden sind. Nichtsdestotrotz gibt es immer noch sehr viele Menschen, die angestrengt versuchen abzunehmen, um einem für sie vollkommen unrealistischen Schönheitsideal zu entsprechen.

Das Scheitern solcher Versuche ist vorprogrammiert, mit dem entsprechenden Frust inklusive. Das Körperfett, das sie als zu viel empfinden, ist nämlich für ihren Körper völlig normal und gesund. Die Fettzellen sind eben nicht so leicht auszutricksen, wenn es um ihren Bedarf an Speicherfett geht. Für Schönheitsideale interessieren sich die Fettzellen nämlich nicht. Es gibt einfach unterschiedliche Körpertypen, und es gibt keinen genormten Menschen und auch nicht den geringsten Grund dafür, das eine oder das andere Erscheinungsbild zur Norm zu erklären und diesem nachzueifern.

Es gehört eine gewisse Portion Selbstbewusstsein dazu, für sich selbst zu akzeptieren, von Natur aus eher etwas dick zu sein. Betrachtet man das in den Medien propagierte wünschenswerte Schönheitsideal und das dazugehörige Idealgewicht samt Waschbrettbauch, läge die Norm für eine gesunde Körperform bei einem BMI an der unteren Grenze und sogar darunter. Das entspricht keinesfalls der Realität. Ist es sinnvoll, dass sich die überwältigende Mehrheit die magere Figur am Rande der Unterernährung selbst zum Ideal erklärt? Wohl kaum.

Wer sich zum Ziel setzt, abzunehmen, der sollte schon stichhaltige Gründe dafür haben und dabei realistische Ziele verfolgen. Der wichtigste Grund für eine Gewichtsreduzierung ist die Gesundheit. Ist diese durch

Übergewicht bedroht oder ist durch sehr hohes Übergewicht bereits der Krankheitsfall, also »Adipositas« eingetreten, ist das die größte Motivation wert, daran etwas zu ändern. Im nächsten Abschnitt betrachten wir gemeinsam, was tatsächlich zu viel ist und was nicht und warum diese Grenze zwischen gesundem und krank machendem Gewicht sehr individuell gezogen werden muss.

4.2 Was zu viel ist und was nicht

Das Maß aller Dinge zur Beantwortung dieser Frage ist der BMI, also die sogenannte Körpermassenzahl, berechnet aus Kilogramm Körpergewicht durch die Körperlänge in Metern im Quadrat. Er ist sehr einfach zu bestimmen. Ein Meterstab und eine Personenwaage reichen dazu aus, ein Taschenrechner kann hilfreich sein.

Das Körpergewicht mittels einer Personenwaage zu bestimmen, erscheint uns heute als das Normalste der Welt, aber vor gar nicht so langer Zeit hat das noch keinen Menschen interessiert. Die Personenwaagen für den Hausgebrauch oder auch im öffentlichen Raum gibt es erst seit etwa Ende des 19., Anfang des 20. Jahrhunderts.

Das Körpergewicht zu messen, lag über Jahrhunderte und bis heute vor allem im Interesse der Mediziner, die es als diagnostischen Wert erhoben und ihre Schlüsse daraus zogen. Natürlich war ihnen nicht verborgen geblieben, dass viele gesundheitliche Probleme mit dem Körpergewicht eng verbunden sind. Was dabei als zu viel oder zu wenig befunden wurde, hat sich im Laufe der Zeit immer mal wieder geändert. Dass etwa Fastenkuren und eine Gewichtsabnahme einen positiven Effekt auf Krankheiten wie Gicht und Diabetes hatten, ist lange bekannt. Die reiche Elite, die im 19. Jahrhundert die Übergewichtigkeit noch als Alleinstellungsmerkmal besaß, tummelte sich wochenlang in den zahlreichen zu der Zeit entstandenen Bäder- und Kurorten, um einige ihrer Extrapfunde mit Heilwasser und Fasten wieder loszuwerden. Solche Radikalkuren hatten, damals wie heute, mangels nachhaltiger Wirkung meist keinen großen Erfolg.

Seit dieser Zeit etwa betrachtete man das Körpergewicht als medizinische Größe bei der Behandlung von Krankheiten. Erfahrene Mediziner mussten die Patienten vermutlich nicht einmal wiegen und entschieden per Augenmaß, was ein Übermaß an Gewicht war und was nicht. Der offensichtliche Zusammenhang von Übergewicht und Krankheit führte schließlich dazu, dass dieses Zuviel genauer definiert wurde. Dabei spielten auch Lebensversicherungen eine Rolle, die großes Interesse daran hatten, die statistische Wahrscheinlichkeit eines frühen Ablebens ihrer Versicherungsnehmer berechnen zu können. Das folgte einer einfachen Logik: Übergewichtige haben ein höheres Krankheitsrisiko und sterben deshalb früher. Also sollten sie auch dementsprechend höhere Versicherungsbeiträge entrichten. Dafür unterschied man nach Normalgewicht und Idealgewicht sowie Unter- und Übergewicht, berechnet durch einfache Formeln wie etwa den Broca-Index.

Der berechnet das Normalgewicht aus der Körperlänge minus 100, und für das Idealgewicht zog man nochmals 10 Prozent ab. Schnell merkte man, dass anhand dieser Definition ein Großteil der gesunden Bevölkerung plötzlich auch zur Risikogruppe der Übergewichtigen zählte und ließ das Idealgewicht außen vor. Später verlegte man sich auch deshalb auf die vermeintlich genauere Berechnung mit dem BMI. Der eignete sich tatsächlich um einiges besser dazu, ein gesundes Normalgewicht von zu viel Gewicht zu unterscheiden.

Da die Medizin sich neben der Heilung von Krankheiten auch noch die Vermeidung von Krankheiten zum Ziel gesetzt hat, werden mithilfe des BMI die mit dem Übergewicht verbundenen Krankheitsrisiken beziffert. Auf diese Weise lassen sich potenziell von übergewichtsbedingten Krankheiten bedrohte Menschen leichter erfassen und zu einer präventiven Gewichtsreduzierung anhalten.

Das dieses dringend notwendig ist, zeigen die Bevölkerungsstatistiken der letzten Jahrzehnte. Der durchschnittliche BMI stieg kontinuierlich. Mit anderen Worten: Wir werden immer fetter, und das von Kindesbeinen an. 2007 waren in Deutschland 15 Prozent der Kinder und Jugendlichen von drei bis 17 Jahren übergewichtig, und 6,3 Prozent litten unter Adipositas. Mit steigendem Alter wurde auch der Anteil der Übergewichtigen größer. Verglichen mit den Referenzzahlen aus den 1980er- und 1990er-Jahren hatte sich bei Kindern und Jugendlichen der Anteil der Übergewichtigen inklusive der an Adipositas Erkrankten bis 2007 um 50 Prozent erhöht.[55] Aktuellere Zahlen von 2018 zeigen zwar, dass dieser Trend sich offensichtlich verlangsamt hat oder sogar stagniert, aber die Werte liegen weiterhin auf dem 2007 ermittelten, hohen Niveau.[55]

Eltern von Kindern mit einem BMI über 25 kg/m² sollten sich darüber bewusst sein, dass ihre Kinder diese Last doppelt tragen. Das Übergewicht im Kindheitsalter steigert das Risiko, in späteren Jahren an Herz-Kreislauf-Erkrankungen wie Herzinfarkt und Schlaganfall zu erkranken, enorm. Die Ergebnisse einer Langzeitstudie israelischer Forscher zur Risikoabschätzung von Übergewicht und Fettsucht im Kinder- und Jugendalter und über eine längere Lebensspanne sprechen eine eindeutige Sprache.[56] Bei übergewichtigen Kindern gilt es, unbedingt und so früh wie möglich mit entsprechenden Maßnahmen zur Ernährungsumstellung und Förderung der körperlichen Aktivitäten gegenzusteuern.

Je niedriger der BMI im Kinder- und Jugendalter ausfällt und je länger sie nach dem Eintritt ins Erwachsenenalter ihr Normalgewicht halten, umso gesünder gehen sie durchs weitere Leben. Laut einer Studie der Kinderklinik am Universitätsklinikum Leipzig[57] lohnt es sich, bei Kindern schon sehr früh auf das Gewicht zu achten. Die Forscherin Antje Körner und ihr Team untersuchten die BMI-Entwicklung bei Zehntausenden Mädchen und Jungen bis ins Erwachsenenalter hinein. Kinder, die im Alter zwischen drei und sechs Jahren bereits einen zu hohen BMI hatten, blieben zu 90 Prozent bis in die Pubertät hinein und darüber hinaus übergewichtig.

Die meisten Menschen werden heute jedoch erst im Erwachsenenalter übergewichtig. Und es werden immer mehr. Laut dem statistischen Bundesamt galten im Jahre 2017 mit 53 Prozent über die Hälfte der Erwachsenen in Deutschland mit einem BMI von über 25 kg/m^2 als übergewichtig. Verglichen mit dem Jahr 2005 stieg die Zahl der übergewichtigen Erwachsenen um drei Prozent an. Der Anteil der an Adipositas erkrankten Menschen mit einem BMI von über 30 kg/m^2 stieg von 14 Prozent im Jahr 2005 auf etwa 16 Prozent im Jahr 2017. Männer sind mit 62 Prozent deutlich häufiger übergewichtig als Frauen mit nur 43 Prozent. Seit 2013 ist dieser Wert bei den Frauen sogar um ein Prozent zurückgegangen.

Doch was sagt der BMI tatsächlich für das Krankheitsrisiko unseres Übergewichts aus? Für sich allein genommen zunächst noch recht wenig. Statistisch gesehen erhöht sich zwar mit einem steigenden BMI das Risiko, etwa an Diabetes oder Bluthochdruck zu erkranken sowie einen Herzinfarkt oder Schlaganfall zu erleiden, doch das trifft längst nicht auf alle Übergewichtigen zu. Das hängt von der Verteilung des Körperfettes ab. Befindet sich ein Großteil des Fettes rund um Hüften, Po und Beinen im Unterhautfettgewebe, wie beim sogenannten »Birnentyp«, trägt man bei einem BMI zwischen 25 und 30 kg/m^2 ein eher geringes Risiko.

Beim sogenannten »Apfeltyp« (stellen Sie sich hierbei einen Mann mittleren Alters mit »Bierbauch« vor) ist das Erkrankungsrisiko ungleich größer. Das Fett befindet sich bei ihm größtenteils im Bauchraum und wird deshalb auch »Viszeralfett« genannt. Außerdem gibt es Menschen mit einem hohen BMI, die als Sportler und Athleten über eine große Menge Muskelmasse verfügen, die den Faktor Körpermasse bei der Berechnung relativiert.

Aus diesen Gründen haben sich weitere Berechnungsparameter für die Definition des Übergewichtes etabliert, die auch bei der Einschätzung des eigenen »Zuviel« sehr hilfreich sind. Dazu gehört die Bestimmung des Verhältnisses zwischen Taillen- und Hüftumfang. Das Maß des Bauchumfangs als Zusatzgröße sagt bereits viel über die Körperfettverteilung aus. Ab 80 Zentimetern Bauchumfang bei Frauen sowie 92 Zentimetern bei Männern sollte man die Entwicklung gut beobachten. Überschreiten Frauen beim Bauchumfang 88 und Männer etwa 102 Zentimeter, ist das definitiv zu viel und das Krankheitsrisiko stark erhöht.

Mit dieser Art von Berechnungen lässt sich das Übermaß an Körperfett bereits recht individuell bestimmen. Wer es genauer wissen möchte, der kann mit unterschiedlichen Methoden auch den Fettanteil an der Gesamtkörpermasse exakter bestimmen. Das geht etwa mit sogenannten Körperfettwaagen, bei denen ein schwacher Strom den Körper durchfließt und der dabei auftretende Widerstand gemessen wird. Das Fettgewebe bietet einen höheren Widerstand als anderes Gewebe und über die Differenz wird so der Körperfettanteil berechnet. Das ist jedoch ziemlich ungenau und liefert nur grobe Richtwerte.

Für den Hausgebrauch reicht die Bestimmung des BMI und des Taillen-Hüft-Verhältnisses vollkommen aus. Nimmt man dann noch das Lebensalter als Faktor hinzu, summieren sich diese Werte zu einem recht guten Gesamtbild. Das Lebensalter spielt insofern eine sehr gewichtige Rolle, da »Übergewicht« nach BMI-Maßstäben im Sinne einer Abweichung von der gesunden Norm nur für Menschen bis zu einem Alter von etwa 30 bis 40 Jahren zutreffend ist. Und selbst das ja auch nur bedingt.

Dass Menschen mit fortschreitendem Alter an Gewicht zunehmen, entspricht der manchmal leidvollen Lebenserfahrung vieler Menschen, die im Laufe der Zeit sozusagen ihre Figur verlieren. Um diesen Effekt genauer dokumentieren und beziffern zu können, fehlt es an Daten zur Entwicklung des Körpergewichts an Individuen in größeren Kontrollgruppen. Diese Daten werden momentan weltweit erhoben, doch niemand zweifelt daran, dass es so ist. Man schätzt, dass das Körpergewicht jenseits des 35. Lebensjahres in jeder Dekade um 10 bis 15 Prozent zunimmt. Also jährlich im Schnitt etwa ein Kilogramm.

Über die Ursachen lässt sich nur spekulieren. In Sportlerkreisen ist die Formulierung »Ab 40 geht's bergab!« sehr beliebt. Die körperliche Leistungsfähigkeit lässt ab diesem Alter deutlich nach. Das hat neben diversen Verschleißerscheinungen auch physiologische Gründe. Die Muskelmasse reduziert sich trotz gleichbleibender Trainingsintensität, und die Fettmasse nimmt trotz gleichbleibender Ernährungsgewohnheiten zu. Dazu kommen eine sich stetig verringernde Reizleitgeschwindigkeit der motorischen Nerven, stetig sinkende Hormonspiegel und steigende Blutdruckwerte von etwa 10 bis 40 mm/Hg bis ins 70. Lebensjahr. Männern fehlt es mehr und mehr an Testosteron und Frauen in und nach den Wechseljahren an Östrogen. Der gesamte Stoffwechsel ändert sich, und das hat Folgen. Eine dieser Folgen ist offensichtlich die Gewichtszunahme mit fortschreitendem Alter. Bis zum 70. Lebensjahr können da schon so bis zu 20 Prozent mehr an Bauchfett zusammenkommen. Keine schöne Vorstellung, ich weiß.

Die Definition der WHO kennt keinen Korrekturfaktor für die BMI-Grenze des Übergewichts. Die wird auch bei älteren Menschen exakt bei 25 kg/m² gezogen. Doch ist der Mensch ansonsten »pumperlg'sund«, kann man diese Gewichtszunahme guten Gewissens bis hin zu einem BMI unter

30 kg/m^2 durchaus tolerieren und für sich selbst als Normalgewicht verbuchen. Viel ändern lässt sich daran ohnehin nicht.

Es empfiehlt sich aber unbedingt, mit gesunder Ernährungsweise, viel Bewegung im Rahmen des Möglichen und etwa auch mit dem thermogenen Lebensstil diese Gewichtszunahme über längere Zeiträume in Grenzen zu halten und die magische Grenze eines BMI von über 30 kg/m^2 nicht zu überschreiten. Ab da wird aus Übergewicht Adipositas, auch Fettsucht genannt. Diese Grenze sollte man auch altersunabhängig respektieren.

Adipositas ist eine Erkrankung, die es zu behandeln gilt. Auch wenn die Symptome das Leben noch nicht allzu sehr zu beeinträchtigen scheinen, geht sie mit einem starken Risiko für allerlei Herz-Kreislauf-Erkrankungen und Diabetes einher. Je länger der BMI über 25 kg/m^2 liegt, desto größer ist das Risiko. Wer diese Grenze erst im höheren Alter überschreitet, trägt ein entsprechend geringeres Risiko.[56]

Für alle Menschen, die sich mit einem Übergewichts-BMI unterhalb dieser Grenze von 30 kg/m^2 bewegen, gilt für das Zuviel eigentlich nur eine Regel: Liegt eine oder liegen Anzeichen einer mit dem Übergewicht einhergehenden Erkrankung vor, ist das Maß bereits überschritten und das Abnehmen dringend angesagt. Ist das nicht der Fall, sollte man sich keine allzu großen Sorgen machen und versuchen, sein Gewicht möglichst über einen längeren Zeitraum stabil zu halten.

Gerät der Fettstoffwechsel bei einem BMI von über 30 kg/m^2 nämlich einmal ins Ungleichgewicht, dann wird es sehr schwierig, das wieder rückgängig zu machen. Es

gesellen sich schnell die Folgeerkrankungen Diabetes, Bluthochdruck und Arteriosklerose hinzu, mit mitunter tod-
bringenden Folgen von Herz-Kreislauf-Erkrankungen.

Was genau in unserem Fettgewebe passiert, wenn wir viel
zu viel Fett mit uns herumtragen und der Fettstoffwechsel kollabiert, das beschreibe ich nun. Wenn Sie das gelesen
haben, sehen Sie viele dringende, ärztliche Ratschläge zum
Thema Abnehmen bei Fettsucht garantiert mit anderen Augen. Allen anderen, die von der Diagnose Adipositas noch
weit entfernt sind, wird es hinterher Motivation genug sein,
das für sie individuell noch gesunde Maß an Gewicht und
Übergewicht auf keinen Fall zu überschreiten.

4.3
Wie zu viel weißes Fett uns krank macht

Der Mensch liebt die Extreme. Viele haben beim Stich-
wort Fettsucht gleich ein Bild vor Augen, das in den Medien
gerne von besonders dicken Menschen gezeichnet wird. Es
gibt äußerst erfolgreiche TV-Serien, wie »Mein Leben mit
300 Kilo« oder »The Biggest Loser«, die eine merkwürdige
Art von Sensationslust bedienen. Sie zeigen in sogenannten
»Doku-Soaps« in höchst erniedrigender Art und Weise den
Kampf äußerst Übergewichtiger gegen ihr Körperfett. Diese
Zurschaustellung erinnert ein bisschen an die Attraktion
der »Hungerkünstler«, die vor etwa 100 bis 150 Jahren auf
keinem Jahrmarkt fehlen durften. Die Menschen ergötzten
sich fasziniert an dem selbst auferlegten Hungerleid dieser
Künstler, die sich, in Käfigen eingesperrt und nur mit Trink-
wasser versorgt, über Wochen dem Publikum präsentierten.

Bei diesen Hungerkünstlern war es die Demonstration purer Willenskraft, die den Zuschauern Respekt abnötigte.

Bei der modernen Variante steht dagegen die den Fettsüchtigen im Allgemeinen unterstellte mangelnde Willenskraft im Mittelpunkt. Am Ende einer Staffel von »The Biggest Loser« wird ein vermeintlicher Sieger präsentiert, der die größte Gewichtsabnahme in einem recht kurzen Zeitraum geschafft hat. Die eigentlichen Quotenbringer dieser Sendung sind jedoch die Scheiternden. Diejenigen, die dem Publikum das wohlige Gefühl einer Überlegenheit vermitteln. Nach dem Motto: »Schau dir diesen fetten Kerl an. Der schafft's nie!«

Dass Menschen sich am Leid anderer ergötzen können, ist hier ein Geschäftsprinzip, und es geht dabei nicht um Mitleid, obwohl das durchaus angebracht wäre. Diese stark übergewichtigen Menschen sind tatsächlich schwer krank. Sie kämpfen nicht zum Spaß um ein paar Kilo weniger, sie kämpfen dabei um ihr Leben. Manche von ihnen klammern sich an jeden Strohhalm, der ihnen Hoffnung auf Heilung verspricht.

Das sagt viel über die mangelnde Akzeptanz gegenüber der Krankheit Adipositas und den daran Erkrankten in unserer Gesellschaft aus. Ähnliche TV-Formate mit an Krebs erkrankten Menschen wären undenkbar. Wenn man weiß, dass weitaus mehr Menschen an den Folgen der Fettsucht sterben als an Krebs, sieht man diese Krankheit vielleicht mit anderen Augen und sich solche sensationslüsternen Sendungen über Adipositaskranke nicht mehr an. Das wollte ich immer schon mal loswerden.

Damit ist hoffentlich klar, dass wir bei Adipositas tatsächlich über eine schwerwiegende Erkrankung reden und nicht über ein Lifestyle-Problem. Durch die Anerkennung als eigenständige Krankheit ist es einfacher für die Betroffenen, ärztliche Hilfe einzufordern. Die USA nehmen hier die Vorreiterrolle ein, aber auch in Europa ist es meiner Meinung nach nur noch eine Frage der Zeit, bis Adipositas auch ernsthaft als eigenständige Krankheit und nicht nur als Risikofaktor für Folgeerkrankungen eingestuft werden wird. Der Begriff Adipositas gefällt mir auch weitaus besser als das Wort »Fettsucht«, das wie bei allen Süchten schnell und gern mit Charakterschwäche assoziiert wird.

Nur äußerst selten erkrankt jemand von jetzt auf gleich an Adipositas. Das ist ein schleichender Prozess, der bereits bei einem BMI von nur 26 kg/m² seinen Anfang nimmt, und zwar mitten in der weißen Fettzelle. Im zweiten Kapitel hatte ich das Wachsen und Schrumpfen der Fettzellen im normalgewichtigen, sprich noch gesunden Menschen detailliert beschrieben. Lebt ein Mensch nun dauerhaft, sagen wir mal einige Jahre, mit einer positiven Energiebilanz, das heißt, er nimmt Tag für Tag stets ein paar Kalorien mehr auf, als er verbraucht, dann wächst die weiße Fettzelle und das gesamte Fettgewebe nimmt kontinuierlich zu. Im Unterhautfettgewebe ist dazu reichlich Platz.

Die Haut ist sehr dehnbar, und wie bei Sendungen wie »Mein Leben mit 300 Kilo« gut zu sehen, sind den Fettpolstern nahezu keine Grenzen gesetzt. Anders verhält es sich in der Bauchhöhle. Dort liegen unsere Organe gut geschützt inmitten einer durch mehrere Muskelschichten gepanzerten Bauchdecke, die unsere Bauchhöhle komplett umfasst. Dort ist nicht so viel Platz. Nach oben setzen dazu das Zwerch- und Brustfell natürliche anatomische Ausdehnungsgrenzen.

Man kann sich lebhaft vorstellen, was passiert, wenn das Fettgewebe dort an seine Ausdehnungsgrenzen kommt. Die weißen Fettzellen sind bereits bis zum Bersten gefüllt und stehen unter Druck. Der Fetttank ist voll und alles, was dazukommt, läuft über. Das kann man fast wörtlich nehmen. Die weißen Fettzellen können ihr Fett nicht mehr bei sich behalten und geben es ins Plasma des umgebenden Gewebes ab.

Das erklärt zum Beispiel den Anstieg der freien Fettsäuren im Blut bei Übergewichtigen und auch den der Blutfettwerte für Triglyceride und LDL-Cholesterin. Sie wissen schon, diese »bösen« Blutfette, die unsere Adern verstopfen können. Je höher der BMI, desto höher sind diese Werte. Das Angebot an Fett übersteigt sozusagen die Nachfrage, also stauen sich die Fette auf dem Transportweg zu den Abnehmern, wie Herz und Leber.

Hinzu kommt, dass mit steigendem Fettangebot der Insulinspiegel dauerhaft erhöht bleibt. Es ist ja unter anderem seine Aufgabe, dieses Fett in den Fettzellen zu verstauen. Je mehr davon vorhanden ist, desto mehr Insulin wird in den Beta-Zellen der Bauchspeicheldrüse produziert, um das Übermaß an Kalorien zu versorgen.

Eines der wichtigsten Ziele des Insulins ist deshalb die Fettzelle. Insulin schaufelt die Kalorien, Zucker und Fett, in die Fettzellen hinein und sorgt dafür, dass neue Fettzellen gebildet werden. Normalerweise sollte nach einer Mahlzeit die Insulinkonzentration wieder abnehmen; die Fettzellen sind dann bereit für die nächste Runde. In den nüchternen Phasen zwischen den Mahlzeiten können sie bei Bedarf dem Körper die Kalorien in Form der Fettsäuren wieder zur Verfügung stellen. So die Theorie.

In der Praxis sind die meisten Menschen aber nur selten am Tag nüchtern. Also nüchtern im Sinne von: Sie haben längere Zeit nichts gegessen. Der Insulinspiegel kommt so nicht nur selten wieder runter, er steigt durch das ständige Schlemmen von kohlenhydratreichen Speisen sogar stark an.

Die Fettzellen wachsen und wachsen und wachsen und irgendwann ist die Grenze ihrer Aufnahmefähigkeit erreicht.[58] Einer der ersten Hilferufe der Fettzellen ist dann, mehr Leptin auszuschütten, damit die Nahrungsaufnahme durch die Aktivierung des Sättigungsgefühls gedrosselt wird. Erinnern Sie sich an den Abschnitt über die Funktionen der weißen Fettzellen? Doch durch den hohen Insulinspiegel funktioniert das Leptin nun nicht mehr so gut, weil die Schaltungen im Nervensystem schon gestört sind. Und auch gegen Leptin entwickelt der Körper mit der Zeit eine Resistenz, und die Sättigungswirkung nimmt ab. Anders gesagt, die Hilferufe bleiben wirkungslos, und in der Folge müssen noch mehr Kalorien verstaut werden.

Bleibt das für längere Zeit so und der Insulinspiegel sinkt so gut wie nie mehr zurück auf sein Normalniveau, interessieren sich irgendwann auch die Rezeptoren an den Zielorganen, wie etwa an den Muskeln, nicht mehr sonderlich für die Signale des Hormons. Es ist ja ständig da und bietet keinen Anreiz, die entsprechenden Rezeptoren zu aktivieren. Die Muskelzellen werden gegen das Insulin resistent und bauen keine Glukose mehr ab. Der Blutzuckerspiegel steigt, woraufhin noch mehr Insulin produziert werden muss, denn auch die Glukose aus der Blutbahn zu schaffen, gehört ja zu seinen Aufgaben.

Allein Diabetes aufgrund von Insulinresistenz hat als Krankheit weitreichende Folgen für die Gesundheit. Richtig kompliziert wird es dann, wenn die Beta-Zellen der Bauchspeicheldrüse über mehrere Jahre ständig so viel Insulin produzieren müssen. Sie gehen darüber in die Knie und die Insulinquelle versiegt. Dann kann der Mensch ohne regelmäßige Fremdinsulininjektionen nicht mehr lange überleben. Es kommt aber noch gruseliger.

Die druckvolle Enge des übervollen Fettgewebes im Bauchraum hat nämlich noch weitere fatale Folgen. Eine davon ist Bluthochdruck. Das Übergewicht steigert ursächlich dauerhaft den Blutdruck. Und zwar über das sympathische Nervensystem durch eine erhöhte Ausschüttung von Noradrenalin und zusätzlich durch einen weiteren, in der Niere seinen Anfang nehmenden Regulierungsmechanismus, das sogenannte »Renin-Angiotensin-Aldosteron-system«.

Der Bluthochdruck bildet zusammen mit der Adipositas-Erkrankung, der Insulinresistenz und den erhöhten Blutfettwerten das sogenannte »tödliche Quartett«, mit dem das »metabolische Syndrom« etwas martialischer umschrieben wird. Von dem haben Sie sicherlich bereits gehört, aber bestimmt nichts Gutes. Das ist eine stoffwechselbedingte Grunderkrankung für alle fatalen mit Arteriosklerose, also Arterienverstopfung, verbundenen Herz-Kreislauf-Probleme, die im schlimmsten Fall mit einem Herzinfarkt oder Schlaganfall enden. Und wer jetzt denkt, ich schreibe hier über ein rein hypothetisches durch Adipositas verursachtes Problem, der irrt.

Das Risiko wird durch Übergewicht tatsächlich stark erhöht[59] – zweifach bei einfachem Übergewicht (BMI >

25 kg/m²), fünffach bei Adipositas (BMI > 30 kg/m²) und 15-fach höher bei der sogenannten morbiden Adipositas (BMI > 40 kg/m²), bei der das ganze Dilemma sozusagen bereits unumkehrbar und alles zu spät ist. Das bedeutet, dass auf 15 krankhaft Übergewichtige nur ein Normalgewichtiger mit vergleichbaren Herz-Kreislauf-Erkrankungen kommt. Dies gilt unabhängig von Geschlecht und Alter. In einigen Regionen der Welt sind diese BMI-Grenzen sogar nach unten verschoben. Im Gegensatz zu Europäern, die relativ viel Körperfett aushalten, haben die Menschen im asiatischen Raum schon bei einem niedrigeren BMI mit den Folgeerscheinungen zu kämpfen.[8] Das ist aber leider noch längst nicht alles darüber, wie zu viel Fett uns krank macht.

Die ständig unter Insulinstress stehende Fettzelle kommt auch mit ihrer Qualitätskontrolle nicht mehr hinterher. Eigentlich muss sie ja sicherstellen, dass sowohl die aufgenommenen als auch die in der Zelle hergestellten Fette die richtige Zusammensetzung haben. Es gibt nämlich bestimmte Fette, die geradezu giftig für die Zellen sind (lipotoxisch). Dazu gehört vor allem ungebundenes Cholesterol, das in zu hohen Konzentrationen die Zusammensetzung der Biomembranen in der Zelle stört. Solche ungebundenen gesättigten Fettsäuren gehören da nicht hinein. Sie falten sich sehr eng zusammen und verringern die Flexibilität der Zellmembranen. Das schränkt die Funktionen der Fettzelle ein. Als wären die Fettzellen nicht ohnehin schon voll genug.

Es ist schon erstaunlich, dass Fettzellen überhaupt funktionieren können, wenn nahezu der ganze Innenraum der Zelle mit Fett gefüllt ist und eigentlich kaum Raum für andere lebenswichtige Zellorganellen bleibt. Der hohe Innendruck, der durch den wachsenden Fetttropfen entsteht, bringt die Fettzelle fast zum Platzen. Fettzellen sind fragil wie Seifenblasen und in einem Gerüst aus Bindegewebsfasern aufgehängt. Nur schränkt dieses Gerüst sie zugleich ein. Die Fettzellen leiden unter Platz- und Sauerstoffnot. Sie benötigen wie fast alle Zellen Sauerstoff zum Überleben, und zwar gerade dann, wenn sie wachsen. Der Sauerstoff wird durch das Blut ins Fettgewebe transportiert, aber genau da hapert es bei Übergewichtigen. Die Blutgefäße erreichen nicht mehr alle Fettzellen, wodurch es zur Unterversorgung und Sauerstoffmangel im Gewebe kommt.

Ohne Sauerstoff, eingezwängt in einem Korsett und überladen mit Kalorien, produzieren die Fettzellen ganz andere Botenstoffe und Hormone als im gesunden Zustand. Wenn der Stress zu viel wird, kann dies sogar zum Tod der Fettzellen führen. Sie senden daher schon vorher Hilferufe an das Immunsystem und signalisieren, dass etwas mit ihnen nicht stimmt, sie melden sich sozusagen krank.[60] Dabei verwenden sie Chemokine, die als Lockstoffe für die ständig patrouillierenden Immunzellen wirken. Normalerweise senden Zellen diese Signale nur aus, wenn sich der Körper mit einem Krankheitserreger infiziert hat. Bei Übergewicht führt die Stressreaktion in den Fettzellen zu einer Entzündungsreaktion im Fettgewebe – ganz ohne, dass Bakterien oder Viren vorhanden sind.

Absterbende oder tote Fettzellen geben so etwas wie einen biochemischen Leichengeruch ab, der die Immunzellen anlockt. Diese wandern dann in das Fettgewebe ein, umzingeln die Fettzellen und fressen ihre Überbleibsel zur

Entsorgung auf. Diese Immunzellen nennt man Makropha-
gen, »große Fresser« heißt das zu Deutsch. Die Strukturen,
die im Fettgewebe gebildet werden, wenn darin Makropha-
gen sterbende Fettzellen umschließen, sind charakteristisch
für ein krankes Fettgewebe. Findet sich diese Entzündung
im Fettgewebe, heißt das in der Regel auch, dass bereits
eine starke Insulinresistenz vorliegt. Das liegt daran, dass
kranke Fettzellen auch eine ganze Reihe von entzündlichen
Cytokinen ausschütten, die direkt auf die Insulin-Signal-
weiterleitung einwirken und die Insulinresistenz noch verstärken.

Diese sogenannten Cytokine sollen normalerweise
zur Heilung des Gewebes beitragen, zum Beispiel wenn die
Krankheitserreger erfolgreich bekämpft sind und es zur
Wundheilung kommt. Da aber bei Übergewicht meistens
die Ursachen für den Fettzellstress und das Fettzellster-
ben nicht abgestellt werden, wird die Entzündungsreaktion
chronisch und verstärkt die Fehlfunktion der Fettzellen weiter und damit auch die Störung des gesamten Stoffwechsels. Die Fettzellen können ihre wichtigsten Funktionen
nicht mehr ausüben und nicht länger als Puffer für Kalorien dienen. Stattdessen geben sie das Fett nur unkontrolliert frei und bringen damit den gesamten Stoffwechsel in
Gefahr. Eine der Hauptleidtragenden ist dabei die Leber, unser neben dem Fettgewebe wohl wichtigstes Stoffwechselorgan.

Die Leber hat viele Aufgaben. Sie ist der Hauptumschlags-
platz für die ankommenden und weiterzugebenden Eiweiße, Kohlenhydrate und Fette. Alles was wir aus unserer
Nahrung verdauen, gelangt zunächst in die Leber und von

dort wieder zu den Geweben im Körper zurück. Sie kann so ziemlich alles in großen Mengen herstellen, was im Stoffwechsel Rang und Namen hat: Glukose, Cholesterol, Fettsäuren und eine ganze Reihe anderer Substanzen, die wichtig sind für das Blut und die Energiegewinnung.

Außerdem dient sie auch der Entgiftung. Das heißt, sie entfernt alles aus dem Blut, was dort eigentlich nichts zu suchen hat. Dazu gehört auch das Cholesterol, von dem bereits bei der gestressten Fettzelle die Rede war. Es wird in der Leber »entschärft« und auf die Ausscheidung vorbereitet. Cholesterol ist nämlich anders als Fettsäuren nicht biologisch abbaubar. Um es loszuwerden, wandelt die Leber das Cholesterol in Gallensäuren um, die dann in den Darm abgegeben werden und dort bei der Verdauung helfen und die Fettaufnahme aus der Nahrung fördern. Ein Großteil der Gallensäuren wird wiederverwendet, der Rest wird ausgeschieden.

Die Leber steht genauso wie Fettgewebe und Muskeln unter dem Einfluss der Insulinresistenz, die wiederum durch das Übergewicht entsteht.[61] Zusätzlich strömen die Fettsäuren aus Fettzellen unkontrolliert in Richtung Leber. Wenn das Insulin noch normal wirkt, verhindert es die Herstellung von Glukose in der Leber, da der Blutzuckerspiegel ja gesenkt werden soll. Wenn das Insulin aber nicht mehr richtig wirkt, produziert die Leber unkontrolliert jede Menge Glukose und wirft damit um sich. Das erhöht den Blutzuckerspiegel auch im nüchternen Zustand weiter, was wieder mehr Insulinausschüttung zur Folge hat. Ein richtiger Teufelskreis. Allerdings gibt es in der Leber etwas, was man selektive Insulinresistenz nennt, und die Ursachen sind bis heute nicht aufgeklärt. Das bedeutet, dass einige biologische Prozesse, die normalerweise durch Insulin gehemmt werden, plötzlich ungehindert ablaufen, andere, die durch Insulin stimuliert werden, umso besser funktionieren.

Dazu gehört alles, was die Fettherstellung betrifft. Die Leber kann etwa Fettsäuren aus Vorläufermolekülen herstellen, die gar nicht aus Fetten stammen. Das nennt man auch »de-novo-Lipogenese«. Das macht sie in diesem Fall, obwohl ohnehin sehr viele Fettsäuren durch das Fettgewebe angeliefert werden, also völlig unnötigerweise.

Hinzu kommt die verstärkte Herstellung von Cholesterol, auch ohne, dass da Knappheit herrschte, und nicht zu vergessen, die Verpackung von Fettsäuren in Triglyceride. Da die nicht einfach so herumliegen können, werden jede Menge Fetttropfen direkt in der Leber gebildet. Das Ergebnis ist eine sogenannte Fettleber. Genauer gesagt eine nicht alkoholische Fettleber, die man sich, wie der Name sagt, auch ganz ohne Alkohol und nur durch Übergewicht einhandeln kann. Laut der Deutschen Gesellschaft für Gastroenterologie, Verdauungs- und Stoffwechselerkrankungen e. V. geht man durch die starke Zunahme des Übergewichts heute davon aus, dass rund ein Drittel der Bevölkerung in Deutschland eine Fettleber in sich trägt, doch die meisten wissen davon nichts. Und so wie die Leber durch den Überschuss an Fetten in ihrer Funktion eingeschränkt wird, geht es auch dem Herzen und den Nieren.

Zu viel schlechte Nachrichten? Nun reicht es erst mal. So schlimm sich das alles für Sie anhören mag, es gibt eine gute Nachricht zum Schluss: Nahezu all das hier ist vollkommen wieder rückgängig zu machen.

4.4
Warum uns das Abnehmen so schwerfällt

Das Abnehmen, also die Reduzierung unseres Körpergewichts durch unterschiedlichste Verhaltens- und Ernährungsumstellungen, ist ein hartes Brot. Kaum hat man in den ersten ein, zwei Wochen etwa ein oder zwei Kilo abgespeckt, tut sich auf der Waage scheinbar erst einmal gar nichts mehr. Die großen, noch mit Euphorie begleiteten ersten Schritte beim Abnehmen weichen den kaum messbaren, kleinen Schritten bei der Gewichtsreduzierung – schnell macht sich dann Frust breit. Habe ich etwa die falsche Diät gewählt? Treibe ich doch zu wenig Sport? Was soll ich denn sonst noch tun? Das sind die Fragen, die man sich stellt, kurz bevor man das ganze Projekt nach weiteren drei Wochen für gescheitert erklärt und sich nach dem nächsten Diät-Guru umschaut.

Dieser Stillstand beim Abnehmerfolg, obwohl man ja eigentlich eine negative Energiebilanz erzwingt, ist eine ganz normale Abwehrreaktion des Körpers auf die plötzlich reduzierte Kalorienzufuhr beziehungsweise den plötzlich erhöhten Kalorienverbrauch, der die Fettspeicher in den Fettzellen angreift. Der Körper will sein Fett behalten, und ob der Mensch das will oder nicht, ist dem Körper völlig egal.

Dass der Körper beim Abnehmen nicht so mitspielt, wie der Geist es gerne hätte, ist bei jedem so, egal, ob der Mensch eher dünn oder eher dick ist. Dieser natürliche Effekt betrifft alle, die versuchen, plötzlich an Körpergewicht zu verlieren. Es ist die Antwort unseres Stoffwechsels auf den drohenden Verlust von Körperfett. Anders als der

Mensch selbst, findet sein Körper, dass mit gefüllten Fettspeichern doch alles zum Besten steht. Verlieren wir an Gewicht, versucht der Körper die Fettspeicher wieder zu füllen. Hungern wir dagegen an, so drosselt der Körper einfach den Verbrauch. Dabei sind unterschiedliche Mechanismen am Werk.

Erstens: Das sogenannte »neuroendokrine System«, das auf verschlungenen Wegen vom Hypothalamus im Gehirn, über die Schilddrüsen, bis hin zu diversen weiteren Schaltkreisen im Körper bei Gewichtsverlust Alarm schlägt, damit der Energieverbrauch sinkt, und ebenso das Sättigungshormon Leptin, um den Menschen hungriger zu machen. Und da Essen im Gehirn eng mit dem Glücklichsein verknüpft ist, werden auch die sogenannten Glückshormone zurückgefahren. Mit anderen Worten, wir bekommen schlechte Laune. Der Körper kennt alle Tricks. Er will, dass wir ordentlich kalorienreiche Nahrung zu uns nehmen, um wieder glücklich zu sein.

Dazu kommt noch, zweitens, das vegetative Nervensystem, das Sie bereits gut kennen. Das fährt gemeinerweise alle Systeme, die uns ein Gefühl von aktiver Fitness und Leistungsbereitschaft signalisieren, auf ein Minimum zurück. Die Herzrate sinkt und die Muskelaktivität wird reduziert. Wir fühlen uns schwach und schlapp. Keine allzu gute Voraussetzung, mit Freude und Elan das selbst auferlegte Sportprogramm weiterzuführen.

Der Körper lässt also nichts unversucht, uns zur gesteigerten Kalorienaufnahme zu bewegen, um den vorherigen, nach seiner Ansicht idealen Zustand zurückzuerlangen.

Eine der bekanntesten Theorien, warum das so ist, wird »Adipostat«-Theorie genannt. Die besagt, dass die Fettzellen mit Hormonsignalen das Appetit- und Sättigungssystem des Körpers nach den Vorgaben einer Art »Fettspeicher-gedächtnis« steuern und stets versucht sind, die von die-sem vorgegebene Fettspeichermenge wieder zu erreichen. Wenn das Fettspeichergedächtnis dabei immer den zuletzt abgespeicherten Füllstand im Sinn hat, wäre das für schwer Übergewichtige fatal.

Doch keine Bange, nach meinen und den Forschungs-ergebnissen anderer Fettforscher ist diese Theorie kaum haltbar. Das gilt ebenso und noch eindeutiger für die so-genannte Set-Point-Theorie, die auch immer mal wieder durch die Medien geistert. Die besagt, dass das individuelle menschliche Körpergewicht eine genetisch programmierte, unveränderbare Konstante darstelle. Wenn das nur so ein-fach wäre! Übergewicht oder auch die Eigenschaft, kaum zuzunehmen, sind zwar teilweise vererbbar, aber unser Stoffwechsel reagiert durchaus schnell und stark auf un-sere Lebensweise. Das System der Fettstoffwechselregulie-rung mit zahlreichen Wechselbeziehungen zum Nervensys-tem und dem Gehirn ist weitaus komplizierter aufgebaut und so einfach mit einem Verweis auf genetische Ursachen nicht zu beschreiben.

Solange wir es nicht genauer wissen, müssen wir damit leben, so paradox es klingt, dass unser eigener Körper, beim Versuch der Gesundheit wegen abzunehmen, unser Gegner ist. Doch dabei dürfen wir nicht vergessen, dass auch un-sere Lebensgewohnheiten und Lebensumstände ihren Teil dazu beitragen, dass das Abnehmen verflixt schwierig ist.

Der Mensch ist ein Gewohnheitstier. Unser Alltag ist auf gewisse Routinen ausgerichtet, die wir mit Wohlbefinden verknüpfen. Da hat jeder so seine eigenen Marotten. Die einen stehen morgens früh auf, die anderen lieber etwas später. Die einen bevorzugen ein opulentes Frühstück, und andere geben sich schon mit einem Kaffee zufrieden. Vor allem beim Thema Essen zeigen sich die meisten Menschen erstaunlich unflexibel. Es fällt ihnen einfach schwer, etwas an ihrem gewohnten Essverhalten zu ändern. Sowohl was den Zeitpunkt als auch was die Zusammensetzung der Mahlzeiten angeht. Wer gewohnt ist, morgens zum Frühstück Rührei mit Speck zu essen, der lässt sich kaum freiwillig mit Müsli und Joghurt abspeisen. Auch hier sind die Geschmäcker verschieden. Was dem einen ein Graus, ist dem anderen ein Schmaus. Warum halten wir so hartnäckig daran fest?

Die Ursache liegt weit zurück. Jeder Mensch entwickelt bereits in frühester Kindheit ganz individuelle Verhaltensmuster beim Essen und bevorzugt bestimmte Nährstoffkombinationen und Geschmacksrichtungen. Die sind, wen wundert's, sehr vom Vorbild im sozialen Umfeld geprägt. Die Eltern sind das Vorbild, im Guten wie im Schlechten. Was, wie viel und wie oft bei den gemeinsamen Familienmahlzeiten auf den Tisch kommt, bestimmt die Nahrungspräferenzen der Kinder, die Mengen aufgenommener Nahrung und die Rhythmen der Nahrungsaufnahme bis ins Erwachsenenalter hinein. Es wird eben gegessen, was auf den Tisch kommt.

Manche Tierstudien mit Ratten legen nahe, dass bereits die Ernährungsweise der Mutter während der Schwangerschaft, die sich später entwickelnden Nahrungspräferenzen und auch zu Übergewicht führendes Essverhalten beeinflusst.[62] Ganz so weit müssen wir dabei nicht zurückgehen, doch es besteht meines Erachtens kein Zweifel daran, dass unsere Nahrungsgewohnheiten und Präferenzen bereits in der Kindheit angelegt werden.[63]

Je süßer etwa die Getränke, die wir in der frühen Kindheit zu uns nehmen, desto höher liegt die Schwelle für das Geschmacksempfinden »süß« danach. Kinder unterscheiden sehr genau, welche Nahrungsmittel süß und welche Nahrungsmittel salzig schmecken sollten. Und damit ist der Horizont für alles, was sie besonders gern mögen, schon abgesteckt. Alles, was nicht sonderlich süß oder sogar bitter schmeckt, kommt ihnen nur ungern auf den Tisch. Etwas Ungesalzenes, was nach ihrem Empfinden salzig zu sein hat, geht auch nicht.

Dummerweise ist alles, was wir als gesunde und ausgewogene Ernährung definieren, weder besonders süß noch besonders salzig. Es ist die hochkalorische Nahrung, die Kinder bevorzugen. Und je mehr davon verfügbar ist, desto mehr stopfen sie in sich hinein. Was man ihnen aus evolutionärer Sicht auch nicht verdenken kann. Warum sollte ein Mensch, und sei er noch so klein, mühevoll mit dafür nicht so recht geeigneten Zähnen, drei Karotten zerkleinern, wenn er die gleiche Kalorienmenge völlig mühelos mit etwa zehn Stäbchen Pommes frites plus Ketchup bekommen kann? Macht eigentlich keinen Sinn.

Sie werden es kaum schaffen, die Nahrungspräferenzen ihrer Kinder in diesem Sinne von heute auf morgen in Richtung Brokkoli oder Blumenkohl zu manipulieren. Doch Kinder wachsen glücklicherweise heran und lernen schnell dazu. In der Regel ahmen sie ihre Eltern nach. Früher oder später werden sie ihre Ernährungsweise dem gesunden sozialen Umfeld anpassen. Je früher sie damit anfangen, desto besser funktioniert das. Genauso passiert es leider aber auch andersherum. Wenn die Nahrung der Eltern nur aus Softdrinks, Hamburgern und Tiefkühlpizzen oder sonstigen hochkalorischen Produkten besteht, die einfach zu konsumieren sind, dann werden auch die Kinder einmal diesen Weg gehen, der übergewichtsbedingt kein leichter werden wird.

Wir verinnerlichen ebenfalls bereits in der Kindheit, zu welchen Zeiten und in welchen Mengen gegessen wird. Wer im Erwachsenenalter aufgrund solch erlernten Verhaltens übergewichtig geworden ist, der sollte sich vor einem Versuch, das Gewicht zu reduzieren, darüber sehr bewusst sein. Es ist nichts schwieriger, als Gewohnheiten aufzugeben, die wir mit Wohlbefinden assoziieren. Wir essen ja nicht nur, um nicht zu verhungern. Essen ist für uns seit Kindheitstagen auch ein lustgesteuerter Genuss.

Das ist einer der Hauptgründe dafür, warum es für uns so schwierig ist, abzunehmen. Wir begehren die Nahrung, die uns übergewichtig macht, und alles, was wir uns selbst oder anderen in dieser Hinsicht versagen wollen, verdirbt uns den Spaß und die Lust. Auch diese Lustfeindlichkeit macht uns schlechte Laune. Keine gute Basis, um hochmotiviert sein Ernährungsverhalten zu ändern.

Ein weiterer wichtiger Grund, der uns das Abnehmen schwer macht, ist die soziale Funktion der Nahrungszubereitung und der Nahrungsaufnahme. Wie beim sogenannten »Social drinking«, bei dem Menschen dazu neigen, mehr

Alkohol zu trinken als sonst und als ihnen guttut, verhält es sich auch beim »Social eating«. Dass auch der Alkohol eine gewichtige Rolle beim Abnehmen spielen kann, dazu komme ich später noch.

Suzanne Higgs und Jason Thomas von der psychologischen Fakultät der University Birmingham haben die Effekte des »Social eatings« auf das Übergewicht genauer untersucht.[64] Jeder kennt das Phänomen. Wer mit der Familie, den Freunden oder Arbeitskollegen gemeinsam speist, der passt sich manchmal bewusst, in der Regel jedoch unbewusst, den jeweiligen Nahrungspräferenzen und Nahrungsgewohnheiten der sozialen Gruppe an. Wenn um 11.30 Uhr die Kollegen zu Tisch rufen, geht man gerne mit, denn es ist ja nett, sich beim Essen auszutauschen – ob man nun wirklich Hunger hat oder auch nicht.

Essen wir gemeinsam mit jemandem, der sich etwa in der Kantine eine besonders große Portion auf den Teller schaufelt, sind wir geneigt, es ihm nachzutun und auf jeden Fall mehr zu essen, als wir es allein am Tisch getan hätten. Andersherum kann es auch geschehen, dass wir weitaus weniger essen als geplant, wenn wir etwa mit Kollegen oder Kolleginnen speisen, die gerade Diät halten, um diesem sozialen Umfeld ebenso zu genügen. Letzteres stellt aber erfahrungsgemäß eher die Ausnahme dar. Verkündet nun eine in der Runde, dass sie zur Feier des Tages eine Sahnetorte zu ihrem Geburtstag kredenzt, ist die Verlockung recht groß, die unabhängig vom Appetit auch zu essen.

Erschwerend kommt beim »Social eating« noch hinzu, dass die Singles (die mittlerweile in vielen Altersgruppen bereits die Mehrheit stellen) ihre Sozialkontakte fast nur noch in einem Umfeld pflegen, das mit Essen und natürlich auch mit Trinken zu tun hat. Möchte man nun Gewicht abnehmen, ist es nahezu zwangsläufig, sich diesen sozialen Umfeldern zeitweise oder dauerhaft zu entziehen, was sich ebenfalls als emotionales Hindernis erweist und es einem noch schwerer macht, sein Gewicht mit einer veränderten Ernährungsweise zu verlieren.

Als Übergewichtiger in einer Gesellschaft zu leben, die das Übergewicht zum Staatsfeind erklärt hat, ist nicht so einfach. Das betrifft vor allem extrem Übergewichtige. Sie spüren die gesellschaftliche Ächtung ihres Problems vielfältig auf kontraproduktive Weise. Den Übergewichtigen wird vorgeworfen, dass sie selbst schuld seien und deshalb auch keine Hilfe verdienten. Krankhaftes Übergewicht ist nichts, was sich jemand von heute auf morgen aussucht, sondern eine komplexe psychosomatische, also den Körper und Geist betreffende Krankheit. Obwohl Adipositas ab einem BMI von $30\,kg/m^2$ als Krankheit und als dringend behandlungsbedürftig eingestuft ist, kämpfen Übergewichtige mit der selbst in den Gesundheitseinrichtungen noch verbreiteten Stigmatisierung ihres Problems.[65] Eine adäquate Behandlung und Beratung bleiben ihnen deshalb sehr häufig verwehrt. Vom mangelnden Respekt ihnen gegenüber ganz zu schweigen. Die Erkrankung behindert sie in ihrem alltäglichen Leben, doch anerkannt wird das nicht. Übergewichtige, die tagtäglich Diskriminierung erfahren, haben deshalb nicht die allergrößte Motivation, auf ihr Problem aufmerksam zu machen und Hilfe einzufordern.

Selbst viele Übergewichtige mit einem weitaus geringeren BMI als $30\,kg/m^2$ sind täglich Opfer dieser Stigmatisierung. Nicht nur, dass ihnen permanent durch die Blume ein verantwortungsloser Umgang mit ihrer Gesundheit vorgeworfen wird, werden sie auch noch spöttisch belächelt, wenn sie etwa in einem Fitnessstudio etwas gegen ihr Übergewicht unternehmen wollen. Stellen Sie sich vor, Sie stehen in einem Supermarkt an der Kasse, wildfremde Menschen starren in Ihren Einkaufswagen und schauen Sie daraufhin vorwurfsvoll an. Oder der überhebliche Blick des Verkäufers, wenn er jemandem erklärt, dass dieses oder jenes Kleidungsstück garantiert nicht in seiner Kleidergröße zu bekommen sein wird.

Jeder Mensch, der sein Übergewicht loswerden möchte, braucht eine gehörige Portion Selbstbewusstsein, Selbstvertrauen und Durchhaltevermögen, um das in die Tat umzusetzen. Das aufzubauen ist angesichts solcher gesellschaftlicher Umstände nicht leicht, aber durchaus möglich.

4.5 Wer abnehmen will, der braucht einen guten Plan

Ob es nur um ein paar Kilo geht, um sich selbst im Spiegel wieder zu gefallen, oder ob es praktisch ums Überleben im Krankheitsfall einer schweren Adipositas geht – diesen Kampf gegen die Pfunde muss jeder individuell für sich selbst gewinnen. Er kommt manchen wie ein Gefecht mit ungleichen Waffen vor. Kaum hat man ein paar Pfunde in die Flucht geschlagen, kommen sie wie im Handumdrehen wieder zurück und haben sogar noch Verstärkung mitgebracht. Fast wie bei Hydra, dem angeblich unbesiegbaren Ungeheuer aus der griechischen Mythologie. Schlug man ihr einen der vielen Schlangenköpfe ab, wuchsen gleich zwei neue nach. Zum Glück ist das Übergewicht keine

Hydra und es lässt sich durchaus bezwingen, wenn man die richtige Strategie wählt.

Wer in diesem Kampf mit scheinbar ungleichen Waffen auf Schützenhilfe von außen hofft, wie etwa auf die ultimative Fett-weg-Pille, der kann lange warten. Besser ist es, sich systematisch und mit Plan eine erfolgversprechende Strategie zu überlegen. Strategie, das klingt nach Krieg mit Pulverdampf und Kanonendonner. Vor etwa 2500 Jahren soll ein gewisser Sun-Tsi in China so etwas wie das philosophische Standardwerk über die Kriegskunst geschrieben haben, darin steht ein Satz, der für den Kampf gegen das Übergewicht wie gemacht zu sein scheint. Er lautet: »Du musst Deinen Feind sehr gut kennen, um ihn besiegen zu können.« Wer dieses Buch bis hierher gelesen hat, der kann diese Grundvoraussetzung für jede Strategie bereits abhaken.

Die Antworten auf die Wo-, Wie-, Weshalb- und Warum-Fragen zum Thema Übergewicht kennen Sie nun schon. So wie ein guter Schachspieler durch Beobachtungen stets sehr gut darüber unterrichtet ist, wo die Stärken und Schwächen seines Gegners liegen, können Sie nun Ihre ganz persönliche und individuelle Strategie gegen Ihr Übergewicht entwickeln. Dabei sollten Sie nicht aus Bequemlichkeit irgendwelchen Diät-Päpsten oder selbst ernannten Heilsbringern zum Thema Abnehmen vertrauen. Deren Methoden und Konzepte zur Gewichtsreduzierung versprechen meist viel und halten doch wenig. Es gibt keine One-size-fits-all-Methode beim Abnehmen, jeder Mensch ist in seinem Empfinden und Stoffwechsel ganz eigen. »Jeder

Jeck ist anders«, wie es in einem kölschen Karnevalslied so schön heißt. Was bei der einen Person funktioniert, hilft der anderen gar nicht.

Eine individuelle, potenziell erfolgversprechende Strategie beim Abnehmen kann sich jeder selbst erstellen. Anhand unserer Körperdaten wie Körpergewicht, BMI und Bauch- sowie Hüftumfang steht schon mal die Ausgangssituation fest. Bei jeder Strategie ist es sinnvoll, zunächst zu wissen, wo man steht und wo man hinwill. Eine Zielsetzung macht den guten Anfang. Dabei sollte man sich nicht zu hohe Ziele setzen. Die verliert man sehr schnell aus den Augen. Daher lieber in Etappen als Zwischenzielen dem großen fernen Ziel nähern.

Die realistische Selbsteinschätzung der eigenen physischen und psychischen Kampftauglichkeit gegen das Übergewicht ist entscheidend. Dass diese manchmal danebenliegt, lässt sich gut kurz nach dem Jahreswechsel in freier Natur beobachten, wenn fleischgewordene gute Vorsätze schnaufend und japsend durch die Gegend rennen. Meist hoffnungslos überfordert mit dem selbst gesteckten Ziel, im Frühling wieder rank und schlank einen Halbmarathon zu laufen.

Realistische Ziele für eine Strategie zum Abnehmen richten sich beim Thema Bewegung nach den körperlichen Voraussetzungen aus. Und die sind nun mal je nach Alter und Grad des Übergewichts unterschiedlich. Beim Thema Ernährung ist das ebenso. Es gilt die Frage zu beantworten, welche Form der Ernährungsumstellung zur Kalorienreduzierung zu einem passt und wie sie sich in den eigenen Alltag und das soziale Umfeld integrieren lässt.

So haben in manchen Familien die Kinder nichts zu lachen, wenn Mama sich etwa eine Kohlsuppen-Diät verordnet hat, um im Sommerurlaub ihren alten Bikini wieder tragen zu können, und dabei alle am Tisch in Sippenhaft nimmt. Das geht nicht lange gut. Genauso wenig, wenn sich ältere Herren und Damen an der in einer Fernsehzeitschrift beworbenen »Chia-Diät« mit Chia-Samen in Hülle und Fülle versuchen, die angeblich nur in Kombination mit mehrmals täglichen Yoga-Übungen funktioniert. Egal, was Ihnen versprochen und empfohlen wurde, die individuelle Strategie zum Abnehmen muss in allen Bereichen zu Ihnen passen und nicht umgekehrt. Daher ist die realistische Selbsteinschätzung so wichtig.

Der nächste unabdingbare Teil Ihrer Strategie ist die Selbstkontrolle. Wer abnehmen will, muss sich selbst unter Kontrolle haben, na klar. Das gilt im doppelten Sinn. Zum einen will die Strategie zum Erreichen des Ziels verinnerlicht und alternativlos umgesetzt sein, was eine hohe Selbstkontrolle voraussetzt. Und zum anderen sollten dabei die Fortschritte und auch die Rückschritte, etwa bei Gewicht und Bauchumfang, sehr engmaschig selbst kontrolliert und möglichst auch protokolliert werden. So laufen Sie keine Gefahr, das anvisierte Etappenziel aus den Augen zu verlieren. Sie wissen ja auf diese Weise immer, wo Sie gerade sind und ob alles nach Plan läuft, denn die Fortschritte sind mitunter klein, aber stetig. Dass dabei der Faktor Zeit auch eine Rolle spielt, versteht sich von selbst. Wie bereits beschrieben, sind die schnellen Abnehmerfolge mit Vorsicht zu genießen, da der Körper nichts unterlässt, um diesen »Verlust« seiner Ressourcen aufzuhalten und wieder rückgängig zu machen. So ist etwa ein Stillstand manchmal durchaus als Erfolg zu bewerten. Zum Beispiel, wenn man über längere Zeit schleichend, aber kontinuierlich Jahr für Jahr, zugenommen hat und es durch seine Abnehmstrategie schafft, über ein oder zwei Jahre danach nicht weiter zuzunehmen. Für ältere, ansonsten gesunde Menschen mit einem BMI unter 30 kg/m² reicht das als Ziel und Erfolg bereits vollkommen aus.

Der nächste Strategiepunkt befasst sich damit, wie auf dem langen Marsch zum Wunschgewicht kleinere oder größere Meutereien unterbunden werden. Jetzt ist das Bild zwar ein bisschen in die Seefahrt verrutscht, aber das passt ebenso gut. Der Kapitän auf einer langen Seereise mit fernem Ziel muss seine Mannschaft stets bei Laune halten und sehr wachsam jede Stimmungslage im Blick haben. Und die kann bei einer Verpflegung, die mitunter über Wochen oder Monate ausschließlich aus Wasser und Schiffszwieback besteht, ganz schnell kippen. Die Forderung nach einer Umkehr macht die Runde, der Kapitän wird an den Mast gebunden und zurück geht's in den Hafen, in das alte Leben in Saus und Braus.

Bei den Abnehmwilligen entspricht das dem Rückfall in alte Ernährungsgewohnheiten und Verhaltensweisen. Die kleine Meuterei lauert hinter jedem Kuchentresen und oft auch im Schnellimbiss. Wenn das Gehirn das Signal aussendet, dass jetzt sofort und auf der Stelle ein Erdbeerkuchen mit Sahne oder eine Currywurst hermuss, fühlen sich viele vollkommen wehrlos. Das hat auch psychologische Gründe. Und wenn man weiß, welche, kann man diese unwiderstehlichen Reize des zeitweilig verbotenen Essens umgehen.

Das große Verlangen nach bestimmten Nahrungsmitteln in bestimmter Umgebung oder in bestimmten Situationen ist meist gewohnheitsbedingt, und das lässt sich kontrollieren. Verhaltenstherapeuten nennen das Stimuluskontrolle, also Reizkontrolle. Wer an sich selbst beobachtet und protokolliert, wann und vor allem in welchen Situationen er diesen reizenden Kuchenstücken und Würsten ausgesetzt ist, erkennt schnell ein Muster. Meistens sind es Orte, die man mit dem Genuss verbindet. Wie etwa ein Gartenlokal, in dem man schon als Kind gern Kuchen aß, oder die Wurstbude im Fußballstadion, deren Besuch einfach dazugehört.

Wenn man das weiß, kann man den Orten gezielt aus dem Weg gehen oder, noch besser, sich dort vor Ort im Bewusstsein dieses Reizes gezielt enthalten und sich sozusagen für diesen Reiz an diesem Ort hyposensibilisieren, sprich unempfindlich machen. Wie Sie bereits gemerkt haben werden, findet der Kampf gegen das Übergewicht vor allem im Kopf statt. Und genau dort setzen auch die nächsten Strategiepunkte zum Abnehmen an.

Der lange Weg zum Ziel des Abnehmens führt uns oft an altbekannten Orten vorbei, an denen wir unser Ziel und den ganzen Weg plötzlich infrage stellen. Nur um dort etwas zu verweilen, wo wir uns einmal gut gefühlt haben. Schnell empfindet man dann den ursprünglich euphorisch eingeschlagenen Weg ins leichte Glück eher wie eine Strafexpedition in den sicheren Untergang. Da hilft nur das, was die Psychologen positive Verstärkung nennen. Vereinfacht bedeutet das, schlechte Gedanken durch kleine Belohnungen in gute Gedanken zu verwandeln.

Da man ja vorher schon weiß, dass das Abnehmen kein Zuckerschlecken sein wird, sollte man sich prophylaktisch eine Art Belohnungssystem ausdenken, in dem auch das Zuckerschlecken wenigstens eine kleine Rolle spielt. Eine Ernährungsumstellung bedeutet ja nicht, dass die Nahrung, die einem Genuss verspricht, auf immer und ewig verdammt wird. So kann man sich motivierend dafür belohnen, wenn man etwa zwei weitere Kilos abgenommen oder auch nur sein Wunschgewicht gehalten hat. Das Ganze soll ja nicht in Stress ausarten.

Menschen, die unter starkem Stress stehen, neigen zu Übergewicht. Sie versuchen Frustrationsmomente durch allerlei Lieblingsleckereien als orale Befriedigung zu kompensieren. Logischerweise ist Stress daher beim Abnehmen eher unerwünscht. Beruflicher Stress etwa führt dazu, dass wir das Essen unter Zeitdruck zur Nebensache erklären und es ganz nebenbei erledigen. Wichtig für eine Umstellung auf eine bewusste, kalorienreduzierte Ernährung ist jedoch eine gewisse Kontrolle der Menge der aufgenommenen Nahrung. Und die lässt sich nur bei einer gewissen Konstanz der Einnahme der Mahlzeiten erzielen, wie auch immer sie über den Tag verteilt sein mögen. Wer sich eine Strategie zum Abnehmen überlegt, der sollte sich darüber im Klaren sein, dass sich so was nicht im Vorbeigehen erledigen lässt. Der Weg zum Ziel erfordert viel Aufmerksamkeit und Konzentration, und das über einen sehr langen Zeitraum. Das sollte man keinesfalls unterschätzen.

Nun komme ich zum letzten Punkt, der eine erfolgreiche Strategie zum Abnehmen ausmacht: Es geht um das soziale

Umfeld. Hat man Verbündete, kämpft es sich bekanntermaßen wesentlich leichter. Selbst wenn diese Unterstützung nur darin besteht, dass jemand einem im Zweifelsfall mal den Rücken freihält oder gezielt bei der Kontrolle und Umsetzung der Abnehmstrategie unterstützt. Viele Abnehmwillige schließen sich deswegen gegen Bezahlung größeren Gemeinschaften, wie etwa den »Weight Watchers«, an.

Das kann man aber auch kostenlos haben, wenn sich in der Familie oder im Freundeskreis eigene kleine Abnehmgemeinschaften bilden – getreu dem Motto »Zusammen sind wir stärker«. Die gemeinschaftliche Umsetzung einer Strategie zur Gewichtsreduzierung schweißt zusammen, schafft gegenseitige Kontrolle, positive Bestärkung und erhöht vor allem die Leidensfähigkeit und Motivation. Ganz nebenbei knüpft man auch engere Sozialkontakte. Das ist eine Win-win-Situation für viele Übergewichtige, die große Hemmschwellen haben, ihr Gewichtsproblem zu thematisieren oder von ihrem sozialen Umfeld damit konfrontiert zu werden.

Damit sind die theoretischen Eckpunkte einer Abnehmstrategie bereits erklärt. Werden diese berücksichtigt, steht schon mal der halbe Plan. Die andere Hälfte füllen die praktischen Dinge. Dazu gehören die Bereiche thermogener Lebensstil, körperliche Aktivität und Bewegung und natürlich auch, was eine vernünftige Ernährungsumstellung ganz allgemein ausmachen sollte. Mit allem, was dabei geht und was gar nicht geht.

Immer schön cool und in Bewegung bleiben

Jede Abnehmstrategie zielt darauf ab, die Kalorienbilanz des Körpers negativ zu gestalten. Der Grundumsatz des Körpers, also der Energieverbrauch, der für die Routineangelegenheiten des täglichen Überlebens zuständig ist, galt lange Zeit als kaum zu beeinflussende Größe. Bis vor einigen Jahren das braune Fett und sein Potenzial zur Verbrennung zusätzlicher Kalorien quasi wiederentdeckt wurde.

Die Aktivität des braunen Fettes lässt sich durch einen sogenannten thermogenen Lebensstil dauerhaft stimulieren. Das haben zahlreiche wissenschaftliche Versuche mit freiwilligen Probanden eindeutig belegt.[47] Dieses Potenzial zur Kalorienverbrennung kann tatsächlich, ohne dass wir uns groß anstrengen müssen, tagtäglich den Energieumsatz des Körpers erhöhen. Es wäre unklug, diesen Effekt nicht mitzunehmen.

Zum thermogenen Lebensstil gehören die Kältereize und die stimulierenden Effekte von bestimmten Nahrungsmitteln. Vor allem denen, die Capsaicin enthalten, wie etwa scharfe Chilis und Paprika. Der aktivierende Effekt von Kältereizen oder anderen thermogenen Alternativen auf das braune Fett ist problemlos in den Alltag mit einzubeziehen. Das gilt vor allem für mobile Menschen mit moderatem Übergewicht. Aber auch schwer Übergewichtige können aus einem thermogenen Lebensstil im Rahmen ihrer Möglichkeiten einen, wenn auch nur kleinen, Vorteil für ihre Kalorienbilanz und ihren allgemeinen Gesundheitszustand ziehen.

Kältereize etwa gelten in der Medizin nämlich schon seit Längerem als geeignete Therapie für allerhand Beschwerden und Erkrankungen. Das Wassertreten und kalte Beingüsse nach Sebastian Kneipp sind ein Beispiel dafür. Da haben die braunen Fettzellen, ohne dass der Herr Pfarrer Kneipp es ahnte, sicherlich auch schon eine Rolle gespielt. Das braune Fett reagiert auf Kältereize mit der direkten Umwandlung von Fettsäuren und Glukose in Wärme. In den bereits erwähnten Studien reichten nicht mal 30 Minuten Aufenthalt in kühler Umgebung aus, um die Aktivität des braunen Fettes zu stimulieren.

Vermutlich ist niemand dazu bereit, jeden Morgen eine halbe Stunde kalt zu duschen, doch sich dauerhaft einer kühleren Umgebung auszusetzen, als wir es gewohnt sind, hat nahezu den gleichen Effekt. Der Mensch passt sich in seinem Temperaturempfinden auf Dauer den Gegebenheiten an. Die durchschnittliche Temperatur der Wohnumgebung muss ja nicht zwangsläufig die heute üblichen 21 bis 22 Grad Celsius betragen. Noch vor wenigen Jahrzehnten lag die Durchschnittstemperatur in Wohnräumen einige Grade darunter. Vor allem dort, wo der Mensch sich häufig unbekleidet aufhält, etwa im Badezimmer, braucht er es heute besonders mollig und warm. Es spricht nichts dagegen, die Durchschnittstemperatur per Thermostat insgesamt etwas zu reduzieren. Bei 17 bis 18 Grad Celsius erfriert niemand, und über die Zeit gewöhnt sich der Mensch, wie bei allem, auch daran, in einer kühleren Umgebung zu leben.

Teil eines aktiven, thermogenen Lebensstils können auch längere Spaziergänge in der Kühle der Natur sein. Im Sommer wäre das frühmorgens, in der berühmten Morgenfrische, bei Temperaturen unter 20 Grad Celsius, und in anderen Jahreszeiten wäre es auch tagsüber jederzeit möglich. Das kann auch der morgendliche Gang zum Bäcker sein oder der Fußweg zur Straßenbahn, bei dem man ja nicht unbedingt die nächstgelegene Haltestelle auswählen muss.

Jeder Gang im Freien hilft. Und zwar ohne übertriebene Schutzvorkehrungen vor Kältereizen. Der Körper schützt uns mit der Wärme aus dem braunen Fett vor Kälteverlust. Dabei sollte man auch daran denken, was die Menschen früher gemacht haben, bevor Thermounterwäsche und Fleece-Pullover erfunden wurden. Es geht ganz gut auch ohne, und die Bewegung in kühler Umgebung regt zudem den Kreislauf und weitere Kalorienverbrennung an. Wer solche thermogenen Kältereize systematisch in seinen Alltag einbaut und öfter mal ein scharfes Curry kocht, der kann beim Abnehmen dauerhaft von dem erhöhten Grundumsatz durch die Aktivität des braunen Fettes profitieren. In Kalorien ausgedrückt, sind das bis zu 200 Kalorien pro Tag. Klingt nach nicht allzu viel, aber beim Projekt Abnehmen zählt wirklich jede Kalorie.

Beim Thema Sport, genauer gesagt aktivem Sport, gehen bei vielen Übergewichtigen sofort die Rollläden zu. Warum eigentlich? Sport treiben kann fast jeder, es muss ja nicht gleich ein Halbmarathon sein. Ärzte empfehlen sogar regelmäßige sportliche Betätigung zur Wiederherstellung und Erhaltung der Herzgesundheit nach Herzinfarkten. Konditionstraining könnte man das auch nennen. Menschen, die aus unterschiedlichen Gründen körperlich nicht sehr leistungsfähig und schnell aus der Puste sind, können mit

Ausdauersportarten fitter werden. Das Herz ist ein Muskel und Muskeln lassen sich ja bekanntermaßen trainieren.

Und da auch viele Menschen mit Übergewicht schnell aus der Puste sind, ist Sport für sie ebenfalls gut. »No sports« soll Winston Churchill auf die Frage geantwortet haben, wie er, stark übergewichtig und dem Tabak und Alkohol zugeneigt, sein hohes Alter erreicht habe. Ob er das wirklich gesagt hat, ist nicht verbürgt. Sicher belegt ist dagegen aber, dass er Jahrzehnte seines Lebens ein begeisterter Sportler war, beim Fechten, Reiten und beim Polospiel.

Das Wort Sport kommt aus dem Englischen und hat im Ursprung die Bedeutung von Zeitvertreib, Vergnügen und Zerstreuung. Das hört sich gleich schon etwas besser an. Beim Kalorienverbrauch zählt jede Bewegung, und die kann auch Vergnügen und Zeitvertreib sein. Nennen wir es einfach körperliche Aktivität oder Bewegung. Wer erfolgreich abnehmen will, muss bei seiner Strategie auf mehrere Pferde setzen. Die zwei stärksten Zugpferde sind die Reduzierung der Kalorienaufnahme und die Steigerung des Kalorienverbrauchs. Zieht eines der Pferde schwächer als das andere, fährt man mit diesem Gespann nur im Kreis herum und kommt nicht wirklich voran. Wer glaubt, eine ständig erhöhte Kalorienaufnahme allein durch Bewegung, wie etwa regelmäßige Waldläufe, reduzieren zu können, der irrt. Der Effekt der Gewichtsabnahme allein durch Sport ist eher gering.

Es kommt auf die Endsumme an und jeder Beitrag, der die Kalorienbilanz korrigiert, zählt in dieser Summe mit. Jeder Übergewichtige tut außerdem gut daran, mit sportlicher Betätigung sein Herz-Kreislauf-System zu trainieren und profitiert sozusagen doppelt. Das Übergewicht allein kostet das Herz bereits viel Kraft. Liegen dazu noch Folge- oder Begleiterkrankungen wie etwa Diabetes und Bluthochdruck vor, profitiert man gleich drei- und vierfach davon. Ob in freier Natur, zu Fuß und auf dem Rad oder im Fitnessstudio – jede sportliche Betätigung ist beim Abnehmen von Vorteil.

Beim Thema Fitnessstudio bekommen viele gleich Schweißausbrüche. Die Angst, in den Tempeln der Selbstoptimierung Opfer von Body-Shaming zu werden, ist groß und nicht ganz unberechtigt. In Europa hat die Fitness-Industrie übergewichtige Menschen noch nicht so richtig als Klientel entdeckt. In den USA, wo die Anzahl Übergewichtiger um einiges größer ist, sieht das etwas anders aus. Manche Unternehmen werben sogar damit, dass Body-Shaming in ihren Räumen ein absolutes Tabu darstellt, und bieten Übergewichtigen so ein relativ geschütztes Umfeld für die sportlichen Aktivitäten. Ganz ohne Häme und spöttische Blicke. Hier kann auch das Potenzial des sozialen Umfeldes helfen. Es muss ja niemand allein in die Höhle der Fitnesslöwen. Zu zweit oder zu dritt, in der Gruppe, kann das viel selbstbewusster geschehen und es macht obendrein auch mehr Spaß.

Neben den körperlichen Aktivitäten, für die wir uns in Sportkleidung zwängen, gibt es weitere Optionen, seinen Kalorienverbrauch durch Bewegung zu steigern. Wer in seinem Beruf eine sitzende Tätigkeit ausübt, tut gut daran, mehrmals in der Stunde kleine Gymnastikübungen einzuschieben. Im Sitzen oder im Stehen. Dazu gibt es zahlreiche Anleitungen im Internet, die etwa von Krankenkassen oder Berufsgenossenschaften empfohlen und angeboten werden. Die Übungen stärken die Rückenmuskulatur und steigern nebenbei den täglichen Kalorienverbrauch. Schon allein das Stehen und Umhergehen bei der Arbeit, etwa beim Telefonieren, kann man bereits als Bewegung werten, die auch Kalorien verbraucht. Zahlreiche Muskeln sorgen dafür, dass wir im Stehen und beim Laufen nicht umfallen, was beim Sitzen und Liegen bekanntermaßen kaum vonnöten ist. Viele Schreibtischtätigkeiten lassen sich ebenso gut im Stehen an einem Stehpult erledigen, anstatt im Sitzen. Viele Büromöbelhersteller bieten solche höhenverstellbaren Stehmöbel inzwischen an.

Was sich geradezu als Steilvorlage für abnehmwillige Menschen herausstellen könnte, ist die gesellschaftliche Diskussion über Mobilität im urbanen Raum. Dabei denkt man kaum an das Übergewicht als Herausforderung, sondern eher an die Luftbelastung durch Stickoxide und Feinstaub sowie die Emission von Treibhausgasen in Bezug auf die menschengemachte Klimakatastrophe. Wer sich um diese Umweltprobleme sorgt und zugleich Übergewicht abnehmen möchte, der kann sozusagen gleich zwei Fliegen mit einer Klappe schlagen. Es gibt mit dem öffentlichen Nahverkehr und dem ständig erweiterten Radwegenetz in Städten zahlreiche Alternativen zur kalorienschonenden Autofahrt. Und alle sind mit Bewegung verbunden. Wenn man nicht gleich ganz aufs Rad umsteigen möchte, gehören die Fußwege zu U- oder S-Bahn bereits dazu. Meidet man dazu noch jeden Aufzug und jede Rolltreppe, kann man diese zusätzliche Bewegung fast schon als Sport betrachten. Hinzu kommt der sehr wünschenswerte Effekt, sich nie mehr im Stau aus Frust an den im Handschuhfach deponierten Schokoriegeln bedienen zu müssen.

Welche Art und welche Form der zusätzlichen Bewegung für zusätzlichen Kalorienverbrauch infrage kommt, das hängt natürlich von vielen Faktoren ab. Grundsätzlich ist jede Art von körperlicher Aktivität, die mit einer kontinuierlichen Steigerung der Intensität und hoher Belastung für das Herz-Kreislauf-System einhergeht, zunächst einmal nur etwas für körperlich gesunde Menschen. Übergewichtige mit Herz-Kreislauf-Erkrankungen und auch Diabetiker sollten sich unbedingt einen ärztlichen Rat bezüglich ihrer körperlichen Belastungsfähigkeit einholen, bevor sie in ein Fitnessstudio rennen oder auf der Laufbahn für einen Halbmarathon trainieren wollen. Gerade für Herz-Kreislauf-Kranke gibt es viele Alternativen, oft Koronar- oder Herzsportgruppen genannt, in denen geschultes Personal die Anleitungen gibt und auf körperliche Anzeichen einer Überforderung achtet. Das ist auch für betagtere, vollkommen gesunde Menschen mit Bewegungseinschränkungen eine gute Alternative zum individuellen Freizeitsport. Hinzu kommen natürlich die weniger belastenden körperlichen Aktivitäten, wie etwa Yoga, Tai-Chi und Ähnliches oder eben die gute alte Gymnastik.

Gehen, Treppensteigen usw. im Alltag kann jeder, der eine etwas langsamer, die andere etwas schneller. Da gibt es keine Ausreden. Wer abnehmen möchte, der muss seinen gewohnten Lebensstil infrage stellen und ändern, was geht. Das erfordert einen Umgewöhnungsprozess, der nicht in ein paar Tagen abgeschlossen ist. Das Abnehmen ist ein sehr langwieriger Prozess. Allein bis das Wunschgewicht erreicht ist, können viele Monate und bei manchen auch Jahre vergehen – die Extrapfunde sind in der Regel ja auch jahrelang gewachsen. Um das Gewicht dann nachhaltig zu halten, ohne ein Opfer des berühmten Jojo-Effektes zu werden, müssen alle Strategien, die einen dorthin gebracht haben, kontinuierlich fortgeführt werden. Das Abnehmen allein ist bereits ein langer und schwieriger Weg. Den Status quo danach zu halten, ist für die meisten der weitaus schwierigere Teil. Die Rückfallquote zurück auf das Ausgangsgewicht und sogar darüber hinaus ist enorm hoch. Das hat auch psychische Ursachen.

Ärzte würden von mangelnder »Compliance« reden, wenn Patienten sich nicht an ihre Verordnungen halten oder sehr schlampig mit ihrer Tabletteneinnahme umgehen. Beim Abnehmen sind wir aber nicht durch einen Arzt und seine Therapien fremdbestimmt. Wer abnimmt, behandelt sich quasi allein, ohne dass eine Autoritätsperson von außen, wie etwa ein Arzt, einen ständig ermahnt, gefälligst dem ausgemachten Plan zu folgen. Die Lösung dieses Problems mit der mangelnden Compliance ist von hoher Bedeutung für eine erfolgreiche Abnehmstrategie. Dafür gibt es keine allgemeingültigen Rezepte. Dazu gehören aber auf jeden Fall ein hohes Maß an Selbstkontrolle und Motivation. Das gilt nicht nur für das »am Ball bleiben« bei Sport und Bewegung, sondern auch für die Umstellung der Ernährung. Die ist eine Grundvoraussetzung und ein starkes Fundament für alle, die abnehmen wollen oder müssen.

4.7 Eine Ernährungsumstellung als solide Basis für alle

Was ist mit dem Wort Ernährungsumstellung gemeint? Wer als Übergewichtiger abnehmen möchte und dazu angehalten wird, seine Ernährung umzustellen, der hat ja offensichtlich zuvor etwas verkehrt gemacht. Aber was genau? Jeder weiß ja eigentlich, dass man sich »gesund und ausgewogen« ernähren sollte, um den Stoffwechsel bei Laune zu halten. Grundsätzlich hat so ein gesunder Stoffwechsel drei Hauptkomponenten: Unsere Gene bestimmen den Rahmen, in dem sich unser Stoffwechsel bewegt.[19] Wenn wir langfristig mehr Kalorien zu uns nehmen, als wir verbrauchen, gerät unser Stoffwechsel irgendwann aus den Fugen.[66] Und der dritte Faktor sind natürliche Essgewohnheiten und ursprüngliche Nahrungsmittel, die ihren Teil zur Stoffwechselgesundheit beitragen.[67]

Was können wir also tun? An der unserem Stoffwechsel zugrunde liegenden Genetik lässt sich nichts ändern. Zumindest heute noch nicht, und das finde ich auch ganz gut so. Bei der Kalorienbilanz, also mehr Kalorien zu verbrauchen, als man aufnimmt, gibt es mehrere Stellschrauben. Zwei davon habe ich schon ausführlich beschrieben. Da wäre zum einen der thermogene Lebensstil zur Aktivierung des braunen Fettes und zur damit verbundenen Steigerung des Grundumsatzes. Hinzu kommt zum anderen der erhöhte Kalorienverbrauch durch Sport und Bewegung. Der Wirkungsgrad dieser zwei Stellschrauben ist aber sehr begrenzt.

Wer nachhaltig abnehmen will, muss an einem größeren Rad drehen, und zwar auf der anderen Seite der Energiebilanz, bei der Kalorienaufnahme. Die nennen wir auch Essen oder Ernährung. Je naturbelassener, je ursprünglicher die Lebensmittel sind, desto besser kann unser Körper und unser Stoffwechsel damit umgehen. Es kommt dabei in der Summe darauf an, mit der Ernährung dauerhaft weniger Kalorien aufzunehmen, als wir verbrauchen. Dafür ist bei allen Übergewichtigen eine Umstellung der Ernährung vonnöten, die mit einer Diät zur Reduzierung der Kalorienaufnahme einhergeht. Wäre die Ernährung zuvor okay gewesen, hätte man nicht in dem Maße zugenommen.

Die radikalste Ernährungsumstellung zur Kalorienreduzierung nennt man Nulldiät. Das ist eine etwas beschönigende Bezeichnung für Hungern. Wer längere Zeit hungert und seine Nahrungsaufnahme komplett einstellt, der schlägt alle Abnehmrekorde in kürzester Zeit. Hinterher steht er zwar rank und schlank da, jedoch genau betrachtet bereits mit einem Bein im Grabe. Wir nehmen über die Nahrung ja nicht nur Kohlenhydrate, Proteine und Fette zu uns, sondern auch überlebenswichtige ungesättigte Fettsäuren, Mineralien, Spurenelemente und Vitamine. Hinzu kommen noch Ballaststoffe aus dem Grünzeug, die für unsere Verdauung im Darm hilfreich sind und zur Aufrechterhaltung der Darmflora, sprich zur Fütterung der unzähligen Bakterien, die unser sogenanntes Mikrobiom bilden. In diesem Mikrobiom werden wiederum Vitamine und allerlei Botenstoffe für unseren Stoffwechsel gebildet. Das sind alles Stoffe, die unser Körper nicht selbst herstellen kann, die aber für ihn absolut unverzichtbar sind.

Wir dürfen also bei einer Ernährungsumstellung

nicht das Kind mit dem Bade ausschütten und müssen darauf achten, dass die Grundanforderungen unseres Stoffwechsels an die Ernährung erfüllt bleiben. Ansonsten tauschen wir das Krankheitsrisiko eines gestörten Stoffwechsels bei Übergewicht nur gegen ein anderes, ungleich größeres Problem ein. Genau da kommt die viel zitierte »gesunde und ausgewogene Ernährung« ins Spiel.

Unser Stoffwechsel will zur Aufrechterhaltung aller Funktionen wohl genährt werden. Neben den essenziellen Vitaminen, Mineralien und Fettsäuren ist auch ein ständiger Nachschub an Kohlenhydraten, Proteinen und Fetten hilfreich, ja sogar für einige Nährstoffe unumgänglich. Bei Übergewichtigen, die abnehmen wollen, muss dieser Nachschub angepasst und reduziert werden. Und zwar langfristig. Das nennt man dann Diät. Der Körper soll sich bei negativer Energiebilanz des Stoffwechsels seine für den Energiehaushalt benötigten Brennstoffe gefälligst zum Teil aus den Fettpolstern holen. Denn dafür sind sie ja gedacht. Und damit der Mensch dabei nicht Hunger leidet, muss die Zusammensetzung der Ernährung darauf abgestimmt werden. Sie muss ausgewogen sein und am besten noch gesund. Wie eine ausgewogene Diät idealerweise aussehen sollte, ist von Mensch zu Mensch ganz unterschiedlich. Es gäbe im Angebot der Abnehmindustrie nicht so zahlreiche und unterschiedliche Diäten, wenn eine einzige tatsächlich bei allen funktionieren würde.

Was eine Ernährung aber zu einer gesunden Ernährung macht, ist dagegen einfach zu benennen und lässt sich grob in Nahrungsbestandteile gliedern, die man der Gesundheit halber entweder in größerer Menge oder besser nur in kleinerer Menge oder gar nicht zu sich nehmen sollte. Außerdem sollte die Nahrung natürlich ein paar Grundbedingungen erfüllen, um gesund zu sein. Da wäre etwa die hygienische Sauberkeit, sprich, dass die Lebensmittel weder verdorben noch mit gesundheitsschädlichen Bakterien, Pilzen oder gar toxischen Stoffen kontaminiert sind. Ja, und schmecken sollte sie natürlich auch, und das Sattmachen nicht zu vergessen. Welche Nahrungsmittel und in welchen Mengen als gesund und weniger gesund betrachtet werden, das hat sich im Laufe der Zeit immer mal wieder geändert. Zudem hängt es davon ab, ob der Mensch selbst gesund ist oder nicht. Durchweg positiv kommen ballaststoffreiche Lebensmittel weg. Dazu gehören etwa Gemüse, Salat, Hülsenfrüchte, Obst, Vollkorngetreideprodukte und Nüsse oder Samen. Enthalten diese allesamt vegetarischen Nahrungsmittel dazu noch zahlreiche Vitamine und sogenannte Antioxidantien, umso besser. Nur hinein damit, zu viel kann man davon eigentlich kaum essen. Die Kalorienaufnahme ist gering und der sattmachende Effekt groß. Nehmen wir mal einen Eisbergsalat als Beispiel. Isst man davon eine satt machende, richtige volle Magenladung von einem Kilo, sind das gerade mal 140 Kalorien. Genauso viele Kalorien hat eine Viertel Tafel Vollmilchschokolade.

Es ist zwar eher selten, dass sich jemand ein Kilo Salat reinstopft und ebenso, dass sich jemand mit drei Riegeln Schokolade abspeisen lässt, aber der Vergleich veranschaulicht, was dieses Grünzeug beim Abnehmen so wertvoll macht. Das Verhältnis von Masse zu Kalorien ist beim Salat einfach unschlagbar. Hinzu kommt, dass die Kalorien des Salates über einen weitaus längeren Zeitraum verdaut werden und das Stoffwechselsystem nicht schlagartig herausfordern, wie bei einer süßen Torte mit Schlagsahne oder eben einer Tafel Schokolade.

Eine Schokolade bringt deshalb mehr an Kalorien auf die Waage, weil die Energiedichte weitaus größer ist als bei Salat und Gemüse. Die bestehen größtenteils aus Wasser und Ballaststoffen. Eine handelsübliche Vollmilchschokolade enthält davon nur zwei bis drei Prozent. Der Rest verteilt sich auf die anderen Grundnährstoffe. Die da wären Kohlenhydrate mit etwa 60 Prozent, Fette mit etwa 30 Prozent und Eiweiß, also Proteine, mit etwa sechs bis sieben Prozent. Alles in allem sind in 100 Gramm Schokolade etwa 580 Kalorien enthalten. Das macht pro Gramm exakt 5,8 Kalorien.

Der Eisbergsalat kommt bei 100 Gramm nur auf eine Energiedichte von 0,14 Kalorien. So berechnet sich die Energiedichte eines Nahrungsmittels, die für Abnehmwillige eine wichtige Größe darstellt. Das hat mit der Regulierung des Hunger- und Sättigungsgefühls zu tun. Dabei spielt nämlich die Menge, also die Masse der aufgenommenen Nahrung, auch eine gewichtige Rolle. Wer abnehmen möchte, sollte bei seiner Ernährungsumstellung also nicht nur auf den Kaloriengehalt eines Nahrungsmittels achten, sondern auch auf die Energiedichte. Je höher diese ist, desto weniger sollte man davon essen. Und umgekehrt, je niedriger, umso mehr. So wird man satt und spart gleichzeitig Kalorien ein, die der Körper dann aus den Fettpolstern mobilisieren muss.

Die wichtigsten Parameter bei einer Ernährungsumstellung, das wird schon an der oben beschriebenen Nährstoffverteilung in der Schokolade deutlich, sind die Kohlenhydrate, also Zucker, und das Fett. Das sind die BigPlayer im Big-Fat-Business, und deshalb widme ich ihnen in der Folge jeweils einzelne Kapitel. Klar ist aber, und das brauche ich vermutlich keinem Übergewichtigen zu erklären, dass die Reduzierung von Kohlenhydraten und Fett in der Nahrung für das Abnehmen unausweichlich ist. Bei den Kohlenhydraten sind es insbesondere die mit einem sogenannten hohen glykämischen Index, die es zu meiden gilt. Das sind Zucker, die sich praktisch sofort auf den Weg in die Blutbahn machen, den Blutzuckerspiegel erhöhen und das Insulin so mächtig herausfordern. Was das für den Fettstoffwechsel bedeutet, haben wir im zweiten Kapitel erfahren: nichts Gutes. Bei den Fetten sind es vor allem die gesättigten Fettsäuren, die es zu meiden gilt.

Nun bleiben nur noch die Proteine übrig, auch Eiweiße genannt. Die gibt es in pflanzlich gebildeter Form als Nahrungsquelle vor allem aus Bohnen und Hülsenfrüchten, und in geringeren Mengen etwa auch aus Nüssen oder Getreide. Tierische Eiweißquellen in der Nahrung sind natürlich Eier, außerdem vor allem Fleisch, Fisch und allerlei Arten von Milchprodukten. Der Kaloriengehalt von Proteinen entspricht exakt dem der Kohlenhydrate. Und was für die gilt, gilt auch für Proteine. Wer abnehmen möchte, der muss Kalorien sparen und auch die Proteinaufnahme reduzieren. Klugerweise geschieht das vor allem bei den tierischen Proteinen. Die, die der Körper benötigt, holt er sich aus den bereits zum gesteigerten Verzehr empfohlenen Bohnen und anderen Hülsenfrüchten.

Das bedeutet zusammengefasst Folgendes: Wer bei der gesunden Ernährung zum Abnehmen vor allem auf die grün-bunte Fraktion aus der Pflanzenwelt setzt, der macht schon vieles richtig. Das gesunde Zeug mit geringer Kalorienausbeute und zahlreichen wichtigen Vitaminen, Mineralien und vor allem reichlich Ballaststoffen trägt erheblich zum Sattwerden bei und gehört deshalb beim Abnehmen auf jeden Speiseplan. Alle anderen Nährstoffe, ob Kohlenhydrate, Fette oder Proteine, müssen bei einer Ernährungsumstellung nicht weichen, sollten aber einen wesentlich kleineren Platz im Leben und auf dem Teller einnehmen. Und für alle Nährstoffe gilt dabei, je niedriger der industrielle Verarbeitungsgrad von Lebensmitteln ist, umso besser.

Manchen erscheinen diese allgemeinen Grundsätze einer Ernährungsumstellung zum Abnehmen nun vielleicht willkürlich ausgewählt. Das sind sie aber nicht. Sie spiegeln das Ergebnis zahlreicher wissenschaftlicher Studien wider, die Langzeiteffekte auf das Abnehmen und das Halten von Körpergewicht durch eine Ernährungsumstellung bei Übergewichtigen untersucht haben. Unabhängig davon, mit welcher Art von Diät eine kalorienreduzierende Ernährungsumstellung erreicht wird: Berücksichtigt sie diese Grundsätze, ist die Wahrscheinlichkeit, das Gewicht nachhaltig zu reduzieren und hinterher zu halten, am höchsten.

Dass insbesondere die Reduzierung der Kohlenhydrate und Fette im Mittelpunkt steht, verwundert nicht, wenn man sich die vorherigen Kapitel in Erinnerung ruft. Der Körper ist in der Lage, diese für seinen Bedarf auch aus eigenen Ressourcen herzustellen. Und wo liegen diese Ressourcen? Richtig, in unseren Fettpolstern. Warum die in unseren modernen Lebensmitteln verarbeiteten Kohlenhydrate und Fette den Hauptgrund für unser Übergewichtsproblem in der Gesellschaft darstellen und warum es sie zum Abnehmen unbedingt zu meiden gilt, dazu kommen wir nun.

4.8

Das Kohlenhydratproblem – wie die Lebensmittelindustrie uns mästet

Wer abnehmen will, muss seine Kalorienaufnahme reduzieren. Das ist das Grundprinzip jeder Ernährungsumstellung, die darauf abzielt, das Übergewicht abzubauen. Dabei galten die nun verteufelten Kohlenhydrate vor noch gar nicht so langer Zeit als Grundbaustein einer gesunden Ernährung. Seitdem unsere Nahrungsversorgung immer besser geworden ist, also etwa seit dem Zweiten Weltkrieg, galt die gängige Lehrmeinung, dass ein Großteil unserer Ernährung aus kohlenhydratreichen Getreiden bestehen sollte. Dazu als Nährstoffe noch Proteine und zum kleinsten Anteil Fette. Das kann man sehr anschaulich in Bildern von damals sogenannten Ernährungspyramiden sehen. Diese Empfehlungen waren vielleicht gar nicht so falsch und wären es vermutlich heute noch nicht, wenn sich in der Zwischenzeit nicht etwas Entscheidendes geändert hätte. Damals hatte man dabei noch ursprüngliche, ich nenne sie mal naturbelassene und gesunde, kohlenhydratreiche Lebensmittel im Sinn.

Diese Träger der Basis der Ernährungspyramide von damals finden sich aber heute nur noch vereinzelt auf unserem Speiseplan. Sie wurden über die Jahrzehnte sukzessive durch stark verarbeitete, kohlenhydratreiche Lebensmittel ersetzt, die alles andere als gesund für uns sind und uns krank machen können. Wie konnte das passieren?

Blicken wir mal etwas weiter zurück. Bereits vor mehr als zehntausend Jahren baute der Mensch Getreide an. Auch Milch und Joghurt sind keine Erfindungen des 20. Jahrhunderts. Was sich stark verändert hat, ist, wann und wo und wie wir essen, woher die Nahrungsmittel kommen, wie sie verarbeitet und gelagert werden. Ein Beispiel: Was ist das Haltbarkeitsdatum auf einer Packung Kartoffelbreipulver? Und was ist das Haltbarkeitsdatum auf einem Sack Kartoffeln mit der gleichen Kalorienmenge, dem gleichen physiologischen Brennwert? Klar, das Pulver ist in der Regel durch Temperaturbehandlung und chemische Konservierungsstoffe Jahre, wenn nicht sogar Jahrzehnte haltbar. Die Kartoffeln werden dagegen irgendwann anfangen zu keimen und zu faulen und dadurch ungenießbar.

So oder aus ähnlichen Gründen wurden im Laufe der Zeit viele Nahrungsmittel, die bei uns auf dem Tisch landen, stark verarbeitet. Das hatte beim Thema Haltbarkeit ursprünglich auch Vorteile für den Verbraucher. Doch dann kamen andere Gründe ins Spiel. Beim Getreide etwa, das in heutigen Lebensmitteln fast nur noch aus extrem einfach zu verdauendem puren Kohlenhydratpulver besteht, auch Stärke genannt. Früher meinte man mit Getreide noch das ursprüngliche volle Korn oder Vollkornmehl mit allen Ballaststoffen. Das war zwar gesünder, aber das purifizierte und nur auf Kohlenhydrate reduzierte neue Mehl bot andere Vorteile. Nicht für diejenigen, die es essen, sondern für die Nahrungsmittelindustrie, die daraus Backwaren herstellt.

Bei der industriellen Verarbeitung von Mehlen hatten sich Ballaststoffe samt Mineralien und Vitaminen als störend erwiesen. Backwaren wie Brot ließen sich in der industriellen Fertigung aus Mehl mit sogenanntem niedrigem Ausmahlungsgrad, ohne den für überflüssig befundenen Ballast darin einfacher und somit profitabler einsetzen. Je weißer das Mehl, desto höher die Kohlenhydratdichte und desto besser die Backeigenschaften. Hinzu kommen zahlreiche Zusatzstoffe aus dem lebensmittelchemischen Repertoire. Man denke bei so einem Produkt etwa an ein im Fließbandverfahren produziertes Toastbrot.

Industriell mit solch raffinierten Mehlen hergestellte Backwaren liefern uns die Kohlenhydrate in einer Form, in der sie von unseren Darmzellen sehr schnell und vollständig aufgenommen werden. Wir nehmen das Nahrungsmittel Getreide auf diese Weise quasi vorverdaut zu uns. Weißes Brot hat im Vergleich zu Vollkornbrot einen sehr hohen glykämischen Index. Das bedeutet, dass der Blutzuckerspiegel in sehr kurzer Zeit steigt, und die Insulinantwort (zur Verstoffwechselung der auf diese Weise sehr leicht und sofort verfügbaren Kohlenhydrate) kommt prompt. Der Körper muss die Nährstoffe aus diesen Mehlen und den daraus hergestellten Produkten nicht erst umständlich aufbrechen, auspacken und separieren, wie es bei Lebensmitteln mit niedrigem glykämischem Index der Fall ist.

Ein weiteres Beispiel ist der industrielle Umgang mit der Empfehlung, viel Obst und Gemüse zu essen. Eine Portion Obst pro Tag zu sich zu nehmen, das hieß früher ganz nach dem englischen Gesundheitsmotto: »*An apple a day keeps the doctor away*«. Ein Apfel pro Tag sollte ausreichen, um gesund zu bleiben. Der Verkauf von einzelnen Äpfeln ist aber nichts für die Lebensmittelindustrie, sondern für Bauern, die diese Äpfel in Plantagen anbauen und nur die schönsten und makellosen Exemplare als tolles Naturprodukt in den Verkauf geben. Ein großer Teil der weltweiten Obsternte landet in der industriellen Verarbeitung zur Herstellung von Fruchtsäften. Der allerkleinste Teil davon wird zu sogenanntem Direktsaft verarbeitet und in Tetrapaks oder Pfandglasflaschen abgefüllt. Der hat, bereits mit Hitze haltbar gemacht und gefiltert, nur noch wenig mit der ursprünglichen Frucht gemein, kommt ihr aber noch am nächsten. Das allermeiste wird unter Vakuumbedingungen zu Fruchtsaftkonzentrat eingedampft, um Lager- und Transportkosten zu minimieren. Das Konzentrat ist ein weltweit begehrtes Handelsgut, das in großen Mengen und sogar an der Börse vermarktet wird. Auch der kleinste verschrumpelte Apfel macht so noch Karriere.

Statt zu einer ganzen Frucht, wie einem Apfel, zu greifen, bevorzugen vor allem Kinder die aus Fruchtsaftkonzentrat hergestellten sehr süßen Fruchtsaftgetränke. Die werden meist bunt mit Obstmotiven bedruckt und verpackt als scheinbar gesunde Alternative für Eltern angeboten, die ihren Kleinen was Gutes tun wollen. Anstatt des ursprünglichen Nahrungsmittels, zum Beispiel Obst und Gemüse, warten heute im Kühlregal auch »Smoothies« auf uns Erwachsene. Sie werden als besserer und einfacher zu konsumierender Ersatz für »fünfmal Obst und Gemüse am Tag« angepriesen und sollen uns, unterwegs schnell gekauft und schnell getrunken, das gute Gefühl geben, uns gesund zu ernähren. Oft sind sie aber nur leicht zu verdauende Zu-ckerbomben, die uns fett und krank machen können.

Diesen Ersatzlebensmitteln fehlen drei entscheidende Komponenten, weil sie stark industriell verarbeitet sind: Zum einen fehlen größtenteils die Ballaststoffe, die unver-daulichen Bestandteile, beispielsweise des Apfels. Dann gehen, so schonend auch heutzutage die Zubereitung der Naturprodukte abläuft, zwangsläufig einige natürliche Ei-genschaften und Inhaltsstoffe verloren. Und was viele un-terschätzen: Es gibt auch gute Mikroorganismen, »gute« Bakterien, die durch die industrielle Aufbereitung verloren gehen. Dazu kommt noch, dass heutzutage, um Produkte schmackhafter und haltbarer zu machen, große Mengen an Zucker hinzugefügt werden, zum Beispiel in Joghurt, Ket-chup, Konserven und Fertiggerichten.

Es ist schwierig, diesen Zuckerbomben im Alltag und im Supermarkt aus dem Weg zu gehen. Eine leicht zu verste-hende und prominent platzierte Kalorienangabe wäre hilf-reich, um leichter erkennen zu können, welche Produkte mit Vorsicht und in Maßen zu genießen sind. Vor allem für kalorienbewusste Verbraucher oder Menschen, die ab-nehmen wollen. Am besten dafür geeignet scheint mir das sogenannte »Nutri-Score-System« zu sein, das in vielen europäischen Ländern heute der Standard ist. Es ist ange-sichts des Übergewichtsproblems in unserer Gesellschaft im Grunde ein gesundheitspolitischer Skandal, dass diese Kennzeichnung für die Lebensmittelindustrie noch nicht allgemein verpflichtend, sondern freiwillig ist. Wie gering die Belange des Verbraucherschutzes geschätzt werden, zeigt sich schon allein daran, dass er in der Bundespolitik seit 2013 vom Justizministerium verantwortlich betreut wird, obwohl doch die Experten dafür eher im Gesundheitsministerium zu suchen wären. Denke ich jedenfalls. Federführend bei der Umsetzung einer solchen Verbraucherschutzmaßnahme wie der Nutri-Score-Kennzeichnung ist obendrein das Ministerium für Ernährung und Landwirtschaft, das jedoch naturgemäß eher für die Belange und Interessen der Lebensmittelproduzenten zuständig ist.

Dass industriell hergestellte Nahrungsmittelprodukte oft viel mehr Zucker und Fett enthalten als nötig wäre, hat seine Gründe. Vonseiten der Lebensmittelindustrie wird dabei die starke Nachfrage nach ebensolchen Produkten in den Vordergrund gerückt. Warum das so ist, wird dabei wider besseres Wissen oft ausgeklammert. Gerade beim Zucker in Nahrungsmitteln ist der Grund offensichtlich. Menschen, die an stark gesüßte Nahrungsmittel gewöhnt sind oder gewöhnt wurden, sind praktisch süchtig nach dem nächsten Zuckerrausch. Sie leiden unter einem gestörten Hungergefühl, die Sucht nach bestimmtem Essen. Die kann sowohl genetisch bedingt sein als auch eine vermeidbare, eine erworbene Eigenschaft darstellen, wie in den allermeisten Fällen. Wie aber werden wir süchtig nach Kalorien und welche Rolle spielt Zucker dabei?

Man muss wissen, dass im Vergleich zur vorindustriellen Zeit, in der Übergewicht noch kein gesellschaftliches Gesundheitsproblem war, der Zuckerkonsum bis zum heutigen Tag stark angestiegen ist. Der Pro-Kopf-Verbrauch in Deutschland liegt momentan laut Verein der Zuckerindustrie e. V. bei circa 35 Kilogramm pro Jahr. Davon landet aber nur ein Bruchteil als Haushaltszucker bei uns im Küchenschrank. Der meiste Zucker wird weiterverarbeitet und landet versteckt in anderen Produkten auf dem Tisch. Der hohe Zuckerkonsum fördert nicht nur Stoffwechselerkrankungen, sondern bekanntermaßen auch Zahnkaries. Die Weltgesundheitsorganisation empfiehlt daher, das süße Schlemmen einzudämmen, vor allem von stark verarbeitetem und hinzugefügtem Zucker.

Unser Gehirn aber liebt Zucker. Für die Neuronen ist er lebenswichtig, sie verschlingen Glukose geradezu – und unser Hirn verleitet uns auf geschickte Weise, es ihnen gleichzutun. Für jeden Zuckerschub belohnt es uns mit einer Flut an Glückshormonen. Aus diesem Grund kann Zucker gewissermaßen süchtig machen. Eine Abhängigkeit, die allerdings nicht folgenlos bleibt: Sie führt dazu, dass sich unser Essverhalten vom Kalorienbedarf entkoppelt und wir zwanghaft mehr essen, als wir eigentlich müssten. Wenn wir Zucker zu uns nehmen, schüttet das Gehirn Botenstoffe des Belohnungssystems aus, die für Wohlbefinden und Glückseligkeit sorgen. Zu ihnen gehören Dopamin, das auch im Drogenrausch freigesetzt wird, Neurotransmitter, Serotonin, endogene Opioide und Endocannabinoide. Letztere erinnern nicht nur an die Worte Opium und Cannabis, sie haben dieselbe Wirkung, womit wir nun in Sachen Zucker endgültig beim Thema Sucht angekommen wären.

Wenn unser Gehirn eine bestimmte Menge Zucker gewohnt ist, wird stets die gleiche Menge benötigt, um den Glückspegel zu halten. Dieser Pegel ist größtenteils unabhängig von der tatsächlichen Menge an Kalorien, und so können wir verleitet werden, überflüssige Kalorien zu uns zu nehmen, solange nur der Zuckeranteil stimmt. Ist unser Glücksbewusstsein erst einmal angestachelt, so steigt grundsätzlich der Appetit und es stellt sich sehr schnell Heißhunger ein, wenn wir mal nichts essen.[68] Langfristig ergibt sich eine Resistenz, woraufhin noch mehr gegessen werden muss, um ein essensbedingtes Glücksgefühl zu erreichen.[69]

Beim Zucker belohnt sich das Gehirn zweifach, zum einen für den süßen Geschmack, zum anderen für die Kalorien. Die Regulation von Appetit und Hunger sowie Sättigung und Glücksgefühl ist unheimlich komplex.[68] Es gibt unzählige Schaltkreise, die sich gegenseitig beeinflussen. Wenn man betrachtet, welche Nahrungsmittel besonders appetitanregend sind, dann sind das diejenigen, die besonders viele Glückshormone freisetzen. Richtigen Hunger dagegen haben wir nur, wenn der Körper tatsächlich auf Reserve läuft, zum Beispiel nach einem Tag Fasten.

Eine wichtige Komponente der Appetitregulation ist das Insulin. In den Neuronen, die den Appetit und den Energiestoffwechsel regulieren, kommt auch der Insulinrezeptor vor. Nach dem Essen blockiert das Insulin den Appetit – wir fühlen uns schlaff und abgezuckert. Wenn das Insulin nun aber chronisch erhöht ist, stellt sich die Insulinresistenz auch in diesen Neuronen ein. Dies ist ein weiterer Mechanismus, wie der Zucker in der Nahrung die Biologie unseres Körpers ausnutzt, um uns immer fetter werden zu lassen. Der Zucker ist für Übergewichtige, die abnehmen wollen, daher ein absolutes Tabu. Doch das Süchtigmachende dieses Überangebots an leicht verfügbarem Zucker ist nicht der einzige Grund. Der weitaus gewichtigere hat wiederum mit unserem durch Insulin gesteuerten Stoffwechsel zu tun. Es geht um die Gesundheit.

Wenn ich etwa eine Scheibe Vollkornbrot esse, muss ich erst mal ordentlich kauen, bis ich mechanisch die Getreidekörner aufgeschlossen habe. Dann erst können meine Verdauungsenzyme die komplexen Ketten der Kohlenhydrate spalten, und je komplexer die Zuckerketten sind, desto länger dauert das. Wenn ich ein Glas Zuckerwasser mit gelöstem Traubenzucker, der Glukose, trinke, die den gleichen physiologischen Brennwert wie die Scheibe Brot enthält, ist das Einzige, was mein Körper tun muss, um an die Kalorien zu kommen, das Getränk herunterzuschlucken. Beim Vollkornbrot kommt die Glukose nur relativ langsam im Blut an, beim Glas Zuckerwasser rauscht die Glukose geradezu ins Blut.

Wie unser Körper die Nahrung verwertet, hat einen starken Einfluss auf unseren Stoffwechsel. Die Beta-Zellen, die unseren Blutspiegel andauernd messen, schütten Insulin aus, um die Verteilung der Glukose im Körper zu steuern. Erinnern Sie sich daran aus dem zweiten Kapitel? Dementsprechend müssen die Beta-Zellen auch nur ein klein wenig Insulin ausschütten, wenn die Glukose langsam ins Blut gelangt. Wenn aber der Körper mit Glukose geflutet wird, müssen sich die Beta-Zellen anstrengen und sehr viel mehr Insulin in das Blut pumpen, als ihnen lieb sein kann. Kohlenhydrate, also Zucker, aus stark verarbeiteten Nahrungsmitteln rauschen ebenso wie Zuckerwasser geradezu ins Blut und stressen unsere Beta-Zellen.[70]

Bei Übergewicht und Stoffwechselerkrankungen geht es eben nicht nur darum, wie viel wir essen, sondern vor allem auch darum, was wir essen. In großen Populationsstudien ist eindeutig belegt, dass Getränke mit beigemischtem Zucker den genetischen Hang zum Übergewicht weiter verstärken[71] und generell Übergewicht und Diabetes fördern.[72] Das liegt unter anderem auch daran, dass Insulin die Umwandlung von Zucker in Fett fördert, die Fettzellen wachsen lässt und die Verbrennungsmechanismen des Körpers unterdrückt.

Was so einfach klingt, ist eines der Kernprobleme unserer heutigen Ernährung. Gezuckerte Getränke, Limonaden, Säfte oder auch stark gesüßte Kaffeespezialitäten gehören zum Alltag vieler Menschen. Zum Standardrepertoire zu Hause oder im Restaurant gehört eine gute Portion Nudeln, Reis oder andere stark verarbeitete kohlenhydratreiche Beilagen. In vielen Kulturen wird zum Essen gern Brot gereicht, und zum Frühstück oder Abendessen ist das für viele selbstverständlich. Außerdem wird vielen industriell hergestellten Nahrungsmitteln zusätzlich Zucker beigemischt. Dabei kann man noch unterscheiden, ob es sich um Saccharose, also unseren Haushaltszucker, handelt (das ist eine 1-1-Verbindung aus Glukose und Fruktose), oder um reine Glukose oder Fruktose.

Seit einigen Jahren darf die Lebensmittelindustrie auch in Europa Isoglukose ohne Einschränkungen einsetzen. Diese wird aus Zuckerrüben hergestellt und ist im Vergleich zur Saccharose wesentlich günstiger. Isoglukose ist eine Mischung aus den Einfachzuckern Glukose und Fruktose. In den USA ist diese Zuckermischung als »High-Fructose-Corn Syrup« bekannt. Je höher der Fruktose-Anteil, umso höher ist die Süßkraft.

Fruktose ist nämlich bei gleichem Brennwert deutlich süßer im Geschmack als Glukose, was für den Hersteller von Vorteil sein kann.

Ein wichtiger biochemischer Unterschied zwischen Glukose und Fruktose ist, dass der Abbau von Glukose von den Zellen gut steuerbar ist, Fruktose aber umgeht diesen Kontrollpunkt und wird ungehindert verstoffwechselt.[73] Die Fruktose zwingt den Zellen sozusagen ihren Willen auf und überschwemmt darüber hinaus den Fettstoffwechsel mit einem hemmenden Zwischenprodukt, dem sogenannten »Malonyl-Coenzym A«. Das bewirkt, dass die Fettverbrennung ausgesetzt wird.

Geringe Mengen an Fruktose werden gesunderweise schon im Dünndarm in Glukose umgewandelt, damit der Körper selbst bestimmen kann, wie er mit den Zuckern umgeht. Dies sind eher Mengen, die klassischerweise in naturbelassenen Lebensmitteln enthalten sind. Wenn die Nahrung aber mit Fruktose angereichert ist, entwischt sie dieser Regulierung durch die Darmzellen und landet direkt als Fruktose im Blut und von da in der Leber. Es gibt aus wissenschaftlicher Sicht einen eindeutigen Zusammenhang zwischen hoher Fruktose-Aufnahme und Fettleibigkeit, Fettleber, Typ-2-Diabetes und Herz-Kreislauf-Erkrankungen.[74] Zu viel Zucker in der Nahrung macht uns fett und krank.

Egal, um welche Art es geht, wenn ich mehrmals am Tag einfach zu verdauende Kohlenhydrate zu mir nehme, muss der Körper immer mehr Insulin ausschütten, um die gleiche Wirkung zu erzielen und die Blutglukose in Schach zu halten. Wenn ich mich so tagein, tagaus ernähre, steigt die

Insulinproduktion in den Beta-Zellen, die Langerhans'schen Inseln wachsen und der Stoffwechsel im ganzen Körper verändert sich rasant. Die hohen Insulinspiegel bewirken, dass die Fettzellen wachsen, die Fettverbrennung eingestellt wird und der Körper in einen Energieerhaltungsmodus schaltet.

Kurzum, der Körper legt durch den hohen Insulinpegel die eingehenden Kalorien lieber an, anstatt sie zu verbrennen. Vereinfacht kann man sagen: Je weniger Insulin man im Laufe seines Lebens ausschüttet, desto geringer ist das Risiko für Übergewicht und Stoffwechselerkrankungen – und umso höher ist die Lebenserwartung. Grund genug, allein der Gesundheit wegen auf seine Kohlenhydrat- und Zuckeraufnahme zu achten.

Was viele bei der ganzen Kalorienzählerei und Kalorienvermeidung beim Essen oft vergessen, ist das Glas Bier oder der Wein dazu oder auch noch einige mehr hinterher. Alkohol ist ein potentes Zellgift und sollte ohnehin nur in Maßen getrunken werden. Er ist aber auch eine beachtliche Kohlenhydratquelle. Weil er auch dick macht, hat man einen doppelten Grund, auf seinen Alkoholkonsum zu achten. Eine Halbliterflasche Bier schlägt mit 210 Kalorien zu Buche, ein Glas Wein mit etwa 160 Kalorien. Außerdem fördert Alkohol den Appetit. Der Aperitivo lässt grüßen.

Insbesondere Männer pflegen es selten bei der empfohlenen maximal einen Flasche Bier täglich zu belassen. Das Ergebnis sieht man manchen geradezu an. Der Bierbauch bekam ja seinen Namen nicht von ungefähr. Ich kenne dem Alkohol zugeneigte Menschen, die allein durch eine mehrwöchige Zeit der Enthaltsamkeit mehrere

Kilogramm Körpergewicht abgenommen haben und seither bewusst wesentlich weniger Alkohol, beispielsweise nur noch in Form von Weinschorle mit viel Wasser verdünnt, zu sich nehmen.

Bei einer Ernährungsumstellung zum Abnehmen lassen sich in puncto Kohlenhydrate sehr einfach klare Regeln aufstellen. Wer allein gesüßte Getränke jeglicher Art aus seiner Ernährung verbannt, der hat bereits eine sehr gewichtige Kohlenhydratquelle eliminiert. Süße Limonaden, süßer Sprudel, gesüßte Eistees, süße Kaffeefertigprodukte usw: Alles was bei der Flüssigkeitsaufnahme mit Zucker verbunden ist, lässt sich am einfachsten vermeiden. Die mit künstlichen Süßstoffen zuckerfrei gesüßten Getränke sind in der Regel zwar kalorienreduziert, beim effektiven Abnehmen stellen sie aber keine echte Alternative dar. Es geht bei Getränken darum, seine Süßpräferenz, also sein Verlangen nach Süßem zu überwinden. Auf Wasser, ob mit oder ohne Kohlensäure, oder mit Fruchtsaft geschmacklich zur Saftschorle aufgepeppt, umzusteigen, ist die beste Variante, sich in den geregelten Zuckerentzug zu begeben.

Wer dann dazu noch Süßspeisen generell möglichst meidet, den Haushaltszucker einfach aus seiner Küche verbannt und ein wachsames Auge auf die Inhaltsstoffe industriell verarbeiteter Nahrung hat, der hat einen guten Plan, seine Zuckersucht zu überwinden, und damit den Grundstein für nachhaltiges Abnehmen bereits gelegt. Sie können sich leicht vorstellen, dass diese gesundheitsfördernde Ernährungsumstellung bei Kindern noch um ein Vielfaches wichtiger ist. Je früher, desto besser.

4.9
Low-Carb – so wenig Kohlenhydrate wie möglich

Die oft zitierte »gesunde, ausgewogene Ernährung« ist im Prinzip nur eine ernährungsphysiologische Vision, die voraussetzt, dass es eine ideal bemessene Nährstoffzusammensetzung von Kohlenhydraten, Proteinen, Fetten sowie Ballaststoffen und allen essenziellen Vitaminen, Spurenelementen etc. für den Menschen gibt. Die gibt es vermutlich tatsächlich, jedoch sähe sie, wenn es eine Formel dafür gäbe, für jeden Menschen anders aus.

Beim Abnehmen ist zunächst einmal nur die Bilanz der insgesamt durch alle Nährstoffe aufgenommenen Kalorien im Vergleich zum Kalorienverbrauch interessant. Ist diese positiv, das heißt, wir nehmen mehr Kalorien auf, als wir verbrauchen, ist im Prinzip egal, bei welchen Nährstoffen wir im Essen sparen, um die Bilanz umzukehren und abzunehmen.

Aber wie wir bereits gesehen haben, ist die Reduzierung von Kohlenhydraten in der Nahrung für einen aus dem Lot geratenen Fettstoffwechsel trotzdem ein unverzichtbarer Schritt. Alles in allem gibt es erdrückende Beweise dafür, dass eine erhöhte Insulinausschüttung schlecht für unsere Gesundheit ist, und unsere Ernährung spielt dabei eine sehr große Rolle. Der Zucker in unserer Nahrung, der maßgeblich den Zucker im Blut beeinflusst, fordert das Insulin heraus. Dieses Prinzip, wenn auch damals noch nicht in seiner biochemischen Grundlage verstanden, hat schon seit dem 19. Jahrhundert vereinzelt Menschen angeregt, sich, anstatt von Kohlenhydraten, primär von Fett und Fleisch zu ernähren. Einer der Ersten war ein Engländer namens William Banting, der 1862 mit seinem »Letter of Corpulence« die Öffentlichkeit über seine magischen Abnehmerfolge mit einer Kohlenhydrat-reduzierten Diät in Kenntnis setzte.[75] Der sehr korpulente Bestatter aus London litt zuvor sehr an seiner Fettleibigkeit. Er wog zu Beginn seiner Diät 91 Kilogramm bei einer Körpergröße von 1,62 Meter. Heute gehörte er mit seinem BMI von 35 kg/m² zu den extrem Übergewichtigen.

Ein befreundeter Arzt, den er wegen seiner körperlichen Leiden konsultierte, sah den einzigen Grund dafür in seinem Übergewicht und verordnete ihm eine strenge Diät. Er empfahl Banting beim Essen weitestgehend auf Brot, Butter, Milch, Zucker, Bier und Kartoffeln zu verzichten. Alles andere dürfe er essen, wie er wolle. Und das nahm er wörtlich. Seine Auflistung der täglich während der Diät genossenen Speisen liest sich wie ein Gourmet-Bericht. Hunger leiden musste er wahrlich nicht.

Mit dieser mutmaßlich weltweit erstmals verordneten Form von Low-Carb-Diät reduzierte er innerhalb eines Jahres sein Körpergewicht auf 68 Kilo. Das machte ihn zwar nicht zum Hänfling, aber glücklicher, da er wieder in der Lage gewesen sei, sich seine Schuhe selbst zu binden, was ihm zuvor unmöglich und das größte Ärgernis war. Anfang des 19. Jahrhunderts gab es noch keine industriell verarbeiteten, hochkalorischen und übermäßig gezuckerten Nahrungsmittel. Allein der Verzicht auf Kartoffeln, Brot und Bier sowie Milchprodukte hatte zur Gewichtsabnahme von 23 Kilogramm ausgereicht. Banting hatte ausschließlich philanthropische Motive, sein Wissen um diese Diät mit den damals noch nicht besonders häufig vorkommenden, übergewichtigen Leidensgenossen zu teilen.

Das sah 150 Jahre später, in den 1970er-Jahren, bei dem US-Amerikaner Robert Atkins anders aus. Nicht Banting beziehungsweise sein Hausarzt, sondern der Mediziner und Ernährungswissenschaftler Atkins gilt als der Begründer der Low-Carb-Diät, mit der er einer »falschen« Ernährung den Kampf ansagte. Mit seiner Atkins-Diät und dem Buch »Die Diätrevolution« als Verkaufsschlager wurde er zum Multimillionär. Er schlug vor, dass Menschen, die abnehmen möchten, möglichst wenig Kohlenhydrate essen sollten – wie viele Kalorien die Mahlzeiten insgesamt enthielten, wäre bei dieser Diät unwichtig. Das Atkins-Konzept wurde damit zum Vorreiter aller sogenannten Low-Carb-Diäten, die heute in vielen Varianten wie die Atkins-Diät auf einem Kohlenhydrat-Verzicht beruhen[76]. Low-Carb-Diäten basieren hauptsächlich auf dem glykämischen Index, der anzeigt, wie stark die Insulinantwort der Beta-Zellen auf die jeweilige Nahrungskomponente ist. Dieses Konzept war tatsächlich geradezu revolutionär, da es nicht die Nahrungsfette, sondern die Kohlenhydrate in der Ernährung ins Visier nahm.

Kohlenhydrate bildeten in jener Zeit (da haben wir sie wieder) das Fundament der sogenannten Nahrungspyramide. Atkins empfahl, dass hauptsächlich tierische Fette und Proteine, also Fleisch, Fisch und Eier auf den Tisch kommen sollten. Er ging sogar noch weiter und behauptete, dass es mit seiner Diät auch nicht nötig sei, zusätzlich Kalorien zu verbrennen, also sich mehr zu bewegen oder Sport zu treiben. Sicherlich ist die Atkins-Diät nicht zuletzt deswegen radikal und hat einige Nachteile. Sie darf zum Beispiel nicht als Freifahrtschein zum hemmungslosen Schlemmen interpretiert werden. In ihrer Essenz ist die Diät aber genau das, was der Körper braucht, wenn der Stoffwechsel vor dem Kollaps steht – weniger Zucker, um unsere Beta-Zellen zu entlasten. Problematisch bleiben nur die tierischen Fette. Doch es gibt ja auch sehr viele gute Alternativen bei den pflanzlichen Fetten, wie beispielsweise Avocados, Nüsse und Obst. Sie liefern uns reichlich Ballaststoffe für einen gesunden Darm, beinhalten essenzielle Fettsäuren und lassen den Insulinspiegel kaum ansteigen.

Eine Weiterentwicklung der Low-Carb-Diäten ist die ketogene Diät. Das Prinzip ist der Atkins-Diät sehr ähnlich, nur wird hier die Kohlenhydrataufnahme bis auf quasi null heruntergefahren. Zur Energiegewinnung stellt der Körper bei der ketogenen Diät dann, so wie auch bei längerem Fasten, den Stoffwechsel auf sogenannte Ketonkörper um. Zucker und das durch sie ausgeschüttete Insulin unterdrücken die Bildung der Ketonkörper. Ketone werden in der Leber ganz natürlich aus den Fettspeichern oder bestimmten Aminosäuren hergestellt. Ketonkörper können als Brennstoff von allen Körperzellen mit Mitochondrien verwendet werden. Sie können sogar, anders als Fettsäuren, Gehirnzellen mit Energie versorgen, weil sie die Blut-Hirn-Schranke passieren können. Ansonsten läuft das Gehirn zumeist auf Glukose. In der Ketose, dem Zustand hoher Ketonkörperbildung, verursachen diese Moleküle jedoch als Nebeneffekt einen etwas eigenartigen, an Nagellack erinnernden Mundgeruch.

Durch den Verzicht auf Kohlenhydrate erreicht man zwei Hauptziele, die eng miteinander zusammenhängen: Erstens wird aufgrund der verringerten Kohlenhydratzufuhr weniger Insulin ausgeschüttet – der Insulinspiegel sinkt. Wegen des sinkenden Insulinspiegels werden zweitens die Fettverbrennung und die Ketonkörperbildung reaktiviert und verstärkt Ketonkörper ins Blut abgegeben. So können dann auch die Fettsäuren aus dem Fettgewebe abgebaut werden, die sich in der Leber befinden. Dabei geht die Leberverfettung zurück. Durch den gesenkten Insulinspiegel wird auch die Fettverbrennung im Muskel wieder angeregt, die Insulinsensitivität verbessert sich. Die Organe werden von Fett gesäubert, das dort eigentlich nicht hingehört. Schlussendlich schrumpfen die Fettzellen – und der Mensch nimmt ab. Das birgt aber auch Risiken, dazu im Kapitel fünf mehr.

Dass auch die Reduzierung der Fettaufnahme beziehungsweise das Weglassen der weniger gesunden Fette beim Abnehmen hilft, hatte Atkins nicht sonderlich interessiert. Trotzdem gehört die Nahrungsfettreduzierung, neben der Reduzierung der Kohlenhydrate, zu den entscheidenden Faktoren einer Ernährungsumstellung zur erfolgreichen Gewichtsreduzierung.

4.10 Fette in der Nahrung, was geht und was nicht

Wenn man nur noch wenige Kohlenhydrate zu sich nimmt, müssen die Kalorien ja trotzdem irgendwo herkommen. Zum einen stimulieren Low-Carb-Diäten die Verbrennung der vorhandenen Fettspeicher, zum anderen landen etwa nach der Atkins-Diät fast nur noch tierische Fette und Proteine auf dem Tisch. Das ist alles in allem keine gute Idee. Selbst wenn sich die Energiebilanz auf diese Weise negativ gestaltet und man dabei abnimmt. Der übermäßige

Konsum von Fleischprodukten und anderen tierischen Fetten und Proteinen birgt auch schon für Normalgewichtige einige gesundheitliche Risiken. Bei tierischen Fetten denken die meisten nur an das Fett in und am Fleisch selbst sowie das in Fleischprodukten wie etwa Salami sichtbare, weiße Fett. Es handelt sich dabei um das Fettgewebe weißer Fettzellen aus dem jeweiligen Tier. Tierische Fette verstecken sich aber auch in unzähligen anderen Produkten. Die Milch macht's!

Das Fett aus der Milch steckt logischerweise in allen Milchprodukten, vom Joghurt bis hin zum französischen Weichkäse. Also praktisch in allem, was aus Milch hergestellt wird und in allem, was mit Milch oder Produkten aus Milch hergestellt wird. Genau das macht radikalen Veganern das Leben generell und das Einkaufen in Supermärkten nicht gerade einfach. Tierische Fette stecken in nahezu jedem Fertigprodukt, von der Tiefkühlpizza über den ganzen gebackenen Süßkram bis hin zum Teegebäck. Wer dort tierischen Fetten aus dem Weg gehen will, der braucht eine gute Lupe und viel Zeit. Das Problem mit den tierischen Fetten besteht in der Beschaffenheit der darin enthaltenen Fettsäuren. Die sind nämlich zum großen Teil gesättigt, was sie im Vergleich zu den guten, mehrfach ungesättigten Fetten aus Pflanzen in Gesundheitsfragen zu Nahrungsfetten zweiter Wahl macht. Man sollte es daher mit der Butter auf dem Brot nicht übertreiben.

Interessanterweise genießt das, was früher in Deutschland gern die »gute Butter« genannt wurde, nicht in allen Ländern einen solch guten Ruf. In den nördlicheren Teilen Europas wurde nach dem Zweiten Weltkrieg die Verfügbarkeit von Butter als überlebenswichtige Frage angesehen, und der Preis für ein Pfund Butter galt wie der Schweinepreis als wichtiger Marktindikator. In der Folge und noch bis etwa 2007 führte das durch eine fehlgeleitete Subventionspolitik in der Landwirtschaft zu einer massiven Überproduktion von Milch und Milchprodukten.

Das Beste aus der Milch, das Fett, auch Rahm genannt, wurde zu Butter verarbeitet, die sich tiefgekühlt hervorragend und für lange Zeit haltbar einlagern ließ. Zu Weihnachten wurde dann Butter kurze Zeit als »Weihnachtsbutter« zum Niedrigpreis verschleudert, um wieder etwas Lagerplatz zu schaffen. So entstanden nach und nach der sogenannte Milchsee und der Butterberg, da die Konsumenten beim Butterstullenschmieren mit der Produktion nicht standhalten konnten. Nach 2007 setzte die EU diesem endlich ein Ende.

Die etwas südlicher lebenden Europäer haben diesen ganzen Butterwahnsinn ohnehin nie verstanden. Sie hielten immer schon das Milchfett in Form von Käse für die einzig genießbare Variante dieses Fettes. Für alles andere, was mit Fetten in der Küche zusammenhing, gab es ja das Olivenöl. In Frankreich verläuft diese Butter-/Olivenöl-Grenze etwa an der Loire. Ein Koch aus Marseille käme nie auf die Idee, die »Beurre« zum Kochen zu verwenden, und in Spanien kommt die »Mantequilla« vielerorts nicht mal aufs Brot. Das tunkt man stattdessen lieber in Olivenöl. Was im Übrigen einer der guten Gründe für den Erfolg der sogenannten »Mittelmeer-Diät« ist.

Der weniger gesunde Nebeneffekt einer Diät, die sich wie bei Atkins vor allem um Fleisch und tierische Fette dreht, ist das Fehlen von Gemüse und Obst. Auch ein Vitaminmangel will ja mit der Ernährung vermieden sein. Und dazu sind die gesunden Ballaststoffe in Fleisch und anderen tierischen Produkten so gut wie gar nicht enthalten. Manche interpretieren solche Low-Carb-Diätkonzepte auch bewusst oder unbewusst vollkommen falsch und sehen darin so etwas wie einen All-you-can-eat-Freibrief für Fleisch und Fett. Sprüche wie »So-viel-Steak-wie-ich-will« und »Vergesst, was die Ernährungsexperten euch raten, esst so viel Fleisch und Eier, wie ihr wollt« machen dann die Runde. Das ist natürlich ausgemachter Unsinn! Wer zu viel Fett isst, wird auch fett und in der Regel krank.

Fleisch ist sehr nahrhaft, denn es liefert essenzielle Vitamine, Fette und Proteine. Aber es enthält eben auch viele gesättigte Fette, die der Körper streng reguliert, und dazu sehr viel Cholesterol. Gerade bei Menschen, die bestimmte Risikofaktoren wie Übergewicht oder Rauchen mitbringen, birgt exzessiver Fleischkonsum ein erhöhtes Risiko für bestimmte Darmkrebsarten und Herz-Kreislauf-Erkrankungen, wohingegen Ballaststoffe und das Ersetzen durch pflanzliche Proteine dieses Risiko senken.[77] Es gibt klare Beweise, dass der häufige Verzehr von rotem Fleisch (Rind, Schwein, Lamm oder Ziege) mit erhöhter Sterblichkeit verknüpft ist.[78] Oft wird kritisiert, dass Fleischkonsum und Risiko nicht eindeutig voneinander abhängig seien. Ob der Fleischkonsum tatsächlich der Grund für das Risiko ist, wird gerne angezweifelt, da es nicht so einfach ist, das potenzielle Risiko von den guten und schlechten Effekten auf den Stoffwechsel abzugrenzen.

Dabei wird auch oft vergessen, dass meist nicht das

rohe Fleisch in unseren Mägen landet. Die Zubereitung ist ein wichtiger Faktor, der bestimmt, wie schädlich sich der Konsum tatsächlich auswirkt. Wird das Fleisch lange und heiß gegrillt oder gebraten, entstehen eine ganze Reihe von potenziell krebserregenden Substanzen.[79] Diese können die DNA unserer Darmzellen zerstören und so Mutationen auslösen, was die Entstehung von Krebszellen fördert. Das Gleiche gilt für Pökelsalze, die potenziell krebserregende Inhaltsstoffe wie Nitrite enthalten. Der hohe Salzgehalt in gepökeltem Fleisch wie Wurst, Aufschnitt oder Speck belastet auch unsere Nieren und den Salzhaushalt unseres Körpers – eine natriumreiche Ernährung kann den Blutdruck stark erhöhen, dem Herz und den Blutgefäßen schaden.[80] Fleischkonsum sollte auch aus Klimaschutzgründen mit Bedacht gewählt werden, da die Aufzucht der Tiere unverhältnismäßig viele Ressourcen verbraucht. Und er kann auch sonst mit vielen sehr unappetitlichen Aspekten verbunden sein. Je billiger, desto mehr.

Das Internet und die sozialen Medien sind heute voll von selbst ernannten Experten, die alles infrage stellen, was die Wissenschaft über lange Jahre mühsam erforscht hat. So behaupten manche, man solle statt mit Pflanzenölen nur noch mit Schmalz kochen – das ist grober Unfug. Gerade über die Frage, ob das Cholesterol in der Nahrung gefährlich ist, wurde in der Vergangenheit viel diskutiert. Fleisch und Eier enthalten relativ viel Cholesterol, stellt es doch eines der wichtigsten Lipide im Tierreich dar. In der Medizin wissen wir: je höher das LDL-Cholesterol im Blut, desto höher das Arteriosklerose-Risiko – das ist so sicher wie das Amen in der Kirche.[81]

Dennoch ist es für die meisten Menschen unproblematisch, Cholesterol mit der Nahrung zu sich zu nehmen.
Der Cholesterolspiegel im Blut wird durch den Körper gut
reguliert und steigt nicht direkt mit der Ernährung an. Deshalb gibt es heute kaum noch Ernährungsrichtlinien zur
reduzierten Cholesterolaufnahme. Den Gesunden stört es
ohnehin nicht. Aber es gibt auch gar nicht so wenige Menschen, die einen genetisch gestörten LDL-Stoffwechsel in
sich tragen und sehr hohe Blutfettwerte aufweisen. Das betrifft ungefähr einen von 200 bis 500 Menschen. Für diese
Menschen wäre so eine tierische Schmalzdiät, die viel Cholesterol enthält, extrem gesundheitsgefährdend. Und das
ist nur ein genetischer Risikofaktor von vielen. Es gibt noch
sehr viel mehr Gene, die sich negativ auf die Blutfette auswirken können.[82] Alles in Maßen ist vollkommen okay, aber
die Abnehmwilligen, die auf eine Atkins-, Low-Carb- oder
ketogene Diät setzen, sollten ganz genau auf ihre Blutfettwerte achten und sicherstellen, dass der erhöhte Konsum
von Fleisch, Fisch und Eiern unproblematisch ist. Die Dosis
macht das Gift.

Bei den gesundheitlich bedenklichen gesättigten Fettsäuren aus tierischem Fett handelt es sich vor allem um Pal-
mitin- oder Stearinsäure. Diese gesättigten Fettsäuren sind
mit einem höheren Krankheitsrisiko verbunden im Gegensatz zu pflanzlichen ungesättigten Fettsäuren.[83] Aus biochemischer Sicht sind die gesättigten Fettsäuren in höheren
Konzentrationen giftig, weil sie die Zellmembran verhärten.
Doch auch die pflanzlichen Fette sind nicht ohne, sobald
der Mensch sie künstlich verändert. Hier ist dann von sogenannten Trans-Fetten die Rede. Pflanzliche Öle kommen,

so reich an ungesättigten Fettsäuren wie sie sind, von Natur aus nur in flüssiger Form vor. Das ist aus zahlreichen Gründen für die industrielle Herstellung von Nahrungsmitteln sehr unpraktisch, und es macht viele Prozesse kostspieliger. Deshalb werden sie durch eine chemische Behandlung von einem flüssigen in ein eher festes Fett verwandelt. Dabei werden die chemischen Bindungen und die Struktur so verändert, dass die Moleküle weniger sperrig sind und den gesättigten Fettsäuren ähnlicher werden. Es entstehen dabei auch sogenannte Trans-Fettsäuren. Die sind für unseren Stoffwechsel vollkommen unbrauchbar.

Nicht weiter schlimm, dachte man sich lange, denn solche Trans-Fettsäuren kommen auch in sehr geringen Mengen natürlicherweise in tierischen Fleisch- und Milchprodukten von Wiederkäuern vor. Jahrzehntelang machte man so aus flüssigem Pflanzenfett feste Produkte, wie etwa streichfähige Margarine, und konnte viele Teigwaren, wie etwa aus Blätterteig, mit festen Fetten industriell einfacher verarbeiten. Bis irgendwann erkannt wurde, dass sich diese Trans-Fette sehr negativ auf Blutfettwerte und Herz-Kreislauf-Erkrankungen auswirken.[84] Seitdem gibt es immer weniger industriell gefertigte Nahrungsmittelprodukte, die solche gehärteten Trans-Fette enthalten, obwohl es noch keine einheitlichen, gesetzlichen Richtlinien dazu gibt. Die Lebensmittelindustrie hat von sich aus größtenteils auf diese potenziell schädlichen, künstlichen Trans-Fettsäuren verzichtet. Die Trans-Fette gibt es, wie schon angedeutet, aber nicht nur künstlich hergestellt, sondern auch natürlich, und zwar von Bakterien im Pansenmagen der Wiederkäuer. So gelangen sie in deren Milch und Körperfett und schließlich auch auf unseren Tisch. Auch starke Erhitzung führt zur Bildung der Trans-Fette, weshalb frittierte Nahrungsmittel einen hohen Gehalt davon aufweisen.

Wenn man sich epidemiologische Studien zu Ernährung und Fetten anschaut, ist das Bild eindeutig. Wer viele tierische Lebensmittel, Fastfood und dazu gesüßte Produkte konsumiert, hat ein deutlich höheres Risiko, an Diabetes, Herz-Kreislauf-Erkrankungen oder Krebs zu sterben, als Menschen, die sich ausgewogen ernähren, viele pflanzliche Fette sowie Ballaststoffe zu sich nehmen und sich viel bewegen. So einfach ist das. Was die Ballaststoffe Sensationelles dazu beitragen können, darum geht es jetzt.

4.11 Ballaststoffe zur Pflege des Mikrobioms

Bakterien haben nicht das allerbeste Image. Die auch gern als Bazillen betitelten Einzeller sind in unserer Umwelt allgegenwärtig und zu Luft, zu Lande und zu Wasser unterwegs. Wir begegnen ihnen unentwegt. Manche sind vollkommen harmlos für uns, andere eher nicht. Die müssen wir uns vom Leibe halten, was einfacher gesagt ist als getan. Glücklicherweise verfügen wir über ein Immunsystem, das uns, falls es gesund ist und funktioniert, vor dem Schlimmsten bewahren kann. Dringen Bakterien in unseren Körper ein, wie etwa über eine Wunde, holen die Immunzellen gleich das ganz große Besteck raus, um so eine Infektion schon im Ansatz zu unterbinden. Reicht das nicht, dann können wir mit Antibiotika etwas nachhelfen. Jeder, der mal eine Antibiotikatherapie mit Tabletten im Entzündungsfall hinter sich gebracht hat, kennt ein damit verbundenes Problem. Antibiotika töten nicht nur die unerwünschten Bakterien ab, sondern auch viele der erwünschten in unserem Darm. Oft spielt dann hinterher unsere Verdauung etwas verrückt, die auf die kleinen Untermieter im Darm angewiesen ist. Und es gibt sehr viel mehr davon, als man so denkt.

Vor nicht allzu langer Zeit glaubte der Mensch noch, er sei allein mit sich selbst. Klar, wenn wir eine Infektion haben, dann wird unser Körper von Viren und Bakterien angegriffen und wir müssen uns verteidigen. In manchen Regionen der Welt machen Parasiten den Menschen zu schaffen, die den Darm, die Lunge oder das Gehirn bewohnen. Aber ansonsten? Dass wir eine Darmflora haben, wissen wahrscheinlich viele Menschen. Dass diese Billionen von Mikroben für unsere Entwicklung und Physiologie von wesentlicher Bedeutung sind, ist da schon eher eine Überraschung. Die Gesamtheit der Darmflora nennt sich das Mikrobiom des Darms. Es besteht aus geschätzt 100 Billionen Bakterien. Seit Anfang des 21. Jahrhunderts haben wir gelernt, dass wir mit den Bakterien eine komplexe Gemeinschaft bilden, die mit uns sogar kommuniziert und unsere Gesundheit wesentlich beeinflusst. Das Mikrobiom ist außerdem an der Steuerung unseres Hormonhaushaltes, unseres Immunsystems und unseres Stoffwechsels beteiligt.

Das Mikrobiom wird durch unterschiedlichste Bakterienarten gebildet. Die kann man grob in zwei Sorten einteilen, die guten und die schlechten. Je nachdem, ob der Mensch gesund ist oder krank, überwiegt entweder die gute oder die schlechte Sorte. Die Forschung der vergangenen

Jahre hat gezeigt, dass die Bakterien nicht nur signalisieren, ob der Körper krank oder gesund ist. Die Bakterien tragen auch aktiv zum Krankheitsverlauf bei. Wenn unser Mikrobiom erkrankt, die guten von schlechten Bakterien überrannt und ausgetauscht werden, hat das schwerwiegende Konsequenzen für unseren Körper. Mit dem Wandel der Ernährungsgewohnheiten in unserer modernen Zeit hat sich auch die Zusammensetzung unseres Mikrobioms verändert. Ballaststoffe und komplexe Kohlenhydrate sind wichtige Komponenten für eine gesunde Darmflora. Sie füttern sozusagen die gute Fraktion unserer Darmbakterien.

Eine ballaststoffarme Ernährung, basierend auf einfachen Kohlenhydraten wie Glukose und Fruktose, ist Gift für unsere guten Mikroben und kann das Wachstum schlechter Bakterien begünstigen.[85] Nicht nur, dass die guten Bakterien und ihr Einfluss unserem Körper fehlen, die schlechten Bakterien produzieren auch eine ganze Reihe von Substanzen, welche die Entstehung von chronisch-entzündlichen Darmerkrankungen, Darmkrebs, Allergien, Autoimmunerkrankungen, Fettleibigkeit und Diabetes fördern. Zahlreiche Studien haben ergeben, dass eine ballaststoffreiche Ernährung mit einem niedrigeren Krankheitsrisiko verbunden ist.[86]

Obst, Gemüse, Hülsenfrüchte und Getreide sind von Natur aus reich an Ballaststoffen, anderen Lebensmitteln werden Ballaststoffe – natürlichen Ursprungs oder synthetisch hergestellt – künstlich zugesetzt. Aber was machen die Ballaststoffe mit unseren Mikroben, und was machen die Mikroben mit uns?

Als Ballaststoffe bezeichnet man in der Regel Nahrungsbestandteile, die von unserem Körper ohne die Hilfe von Mikroorganismen nicht verarbeitet werden können. Ballaststoffe sind essbare Kohlenhydratketten, die unsere Verdauungsenzyme nicht spalten können. Man unterscheidet dabei unlösliche Ballaststoffe, wie zum Beispiel die pflanzliche Cellulose, von den löslichen Bestandteilen. Cellulose besteht zwar aus Glukose-Untereinheiten, die aber biochemisch so querverknüpft sind, dass wir sie nicht verdauen können. Wir haben einfach nicht die richtigen Enzyme, um Cellulose abzubauen. Wir benötigen dazu die Hilfe von Bakterien. Die haben diese Ballaststoffe zum Fressen gern. Dazu gehören auch die sogenannten Lignine, die in Vollkorn, Pilzen und Hülsenfrüchten enthalten sind. Die löslichen Ballaststoffe, wie die Pektine und Inuline, sind vor allem in Obst und Gemüse zu finden.

Bei einer ballaststoffreichen Ernährung empfiehlt es sich, immer ausreichend Wasser zu trinken. Wenn man zu wenig trinkt, rührt man mit den Ballaststoffen Zement an und der nächste Stuhlgang könnte dann verstopfungsbedingt etwas länger dauern. Wenn man aber genug trinkt, bilden die Ballaststoffe eine gelartige, die Verdauung verzögernde Masse und die Aufnahme der Nährstoffe in den Körper wird verlangsamt. Dieser Verzögerungseffekt verlangsamt die Insulinausschüttung, was, wie Sie bereits wissen, wichtig für einen gesunden Stoffwechsel ist.

Wenn der Darm mit den Ballaststoffen gefüllt und beschäftigt ist, fördert das auch das Sättigungsgefühl und regt die Darmtätigkeit an. Die guten Bakterien im Darm stärken auch die Darmschleimhaut und das Immunsystem. Eine ballaststoffarme, zuckerreiche Ernährung bewirkt das

Gegenteil, denn die Kalorien werden schnell aufgenommen, der Darm langweilt sich und das schädigt die Darmflora. Die schlechte Sorte Bakterien übernimmt dann die Oberhand.

Die guten und die schlechten Bakterien genau zu benennen, ist nahezu unmöglich – es gibt sehr viele verschiedene Bakterien im Darm. Aber man kann die Bakterien, die ständig darin wohnen, zumindest in größere Gruppen einteilen. Die tragen folgende komplizierte Namen, die man sich kaum merken kann und auch nicht muss: Sie heißen *Bacteroidetes*, *Firmicutes*, *Actinobacteria*, *Proteobacteria* und *Verrucomicrobia*. Die genaue Zusammensetzung der Darmflora ist von Mensch zu Mensch sehr unterschiedlich. Das individuelle Mikrobiom eines Menschen ist aber relativ stabil und ändert sich nicht von heute auf morgen.

Bestimmte Ernährungsgewohnheiten fördern das Wachstum bestimmter Bakterien: Das Essen von Eiweiß und tierischen Fetten freut die Bakterien mit dem Namen *Bacteroides*, die dann prächtig gedeihen. Das Essen von Kohlenhydraten oder pflanzlichen Nahrungsmitteln sorgt für Wachstum bei einer Bakterienart namens *Prevotella*. Das Verhältnis von Darmbakterien der beiden Sorten *Prevotella* und *Bacteroides* zeigt interessanterweise den Grad der Industrialisierung in der Bevölkerung an. Westliche Kulturen, zum Beispiel in Europa, tragen mehr *Prevotella* als *Bacteroides* in sich. Lange nahm man an, dass die unterschiedliche Zusammensetzung der Bakterien im Mikrobiom nichts weiter als Biomarker sind, die sich bestimmten Kulturkreisen zuordnen lassen. Doch da steckt mehr dahinter und das hat mit unserer Ernährung zu tun.

Tatsächlich unterscheiden sich auch Normalgewichtige und Übergewichtige in ihrem Mikrobiom.[87] Schon nach einer schlechten Ernährungsweise mit wenigen Ballaststoffen und vielen einfachen Kohlenhydraten und Fetten über eine kurze Zeit wandelt sich das Mikrobiom um. Die Bakterien im Darm Übergewichtiger holen aus dem Darminhalt deutlich mehr Kohlenhydrate heraus als die bei Normalgewichtigen. Es gelangt mehr Zucker ins Blut, was den Insulinspiegel in die Höhe treibt. Diese Bakterienzusammensetzung bei Übergewichtigen führt auch zum vermehrten Abbau der Darmschleimhaut, die sonst durch einige der guten Bakterien aufrechterhalten wird. So wird der Darm durchlässiger für allerlei bakterielle Substanzen, die in Darmgesunden nicht ins Blut gelangen. Dies löst nach einiger Zeit eine Darmentzündung aus.

Auch eine sehr fleischlastige Ernährung hat Folgen im Mikrobiom: Denn im Gegensatz zu ballaststoffreichen Nahrungsmitteln hilft rotes Fleisch den eher schlechten Bakterien in unserem Darm. Es enthält große Mengen an L-Carnitin, eine Aminosäuren-Verbindung, die der Körper eigentlich selbst herstellen kann. Die Darmbakterien wandeln dieses L-Carnitin aus dem Fleisch in sogenanntes Trimethylamin um, das anschließend in der Leber zu Trimethylaminoxid (TMAO) verstoffwechselt wird. Und dieses TMAO hat nichts Gutes im Sinn. Es ist ein kleines Molekül, das die Zellen in der Gefäßwand beschädigt und den Cholesteroltransport zur Leber unterbricht.[88] So trägt dieses TMAO zur Entstehung von Gefäßerkrankungen bei. Erstaunlich, was die kleinen Bakterien im Darm so alles anrichten können, falls man sie richtig, oder besser gesagt falsch füttert. Viel Fleisch in der Nahrung begünstigt die Bakterien, die das TMAO herstellen. Es gibt bereits neuartige Therapien, mit denen man versucht, die TMAO-Herstellung durch die Darmbakterien zu blockieren, um das Herz-Kreislauf-Risiko zu senken.[89]

Dies sind nur einige Beispiele, wie die Darmbakterien unseren Stoffwechsel und unsere Gesundheit beeinflussen können. Man sollte sie richtig füttern, und dazu gehören auf jeden Fall ballaststoffreiche Lebensmittel, wie Hülsenfrüchte, Gemüse und Obst. Manche versuchen dem Darm von außen mit sogenannten probiotischen Lebensmitteln nachzuhelfen. Das sind etwa Milchprodukte, die lebende Bakterien enthalten. Klingt nicht besonders lecker, und reichen die Billionen der bereits im Darm lebenden Bakterien etwa nicht aus?

Ob die zusätzlichen Bakterien helfen, darüber streiten sich die Experten noch. Ein Problem dabei ist, dass bei gesunden Menschen diese probiotischen Bakterienstämme aus den Nahrungsmitteln nur relativ kurz im Körper überleben und es gar nicht erst bis in den Darm schaffen. Viele sind nach dem Bad in der Magensäure schon erledigt. Diejenigen, die überleben und im Darm ankommen, halten sich nicht lange und werden von den anderen Bakterien wieder verdrängt. Bei chronischen Darmerkrankungen könnten probiotische Lebensmittel bei regelmäßiger Einnahme die Darmflora allerdings möglicherweise verbessern. Für Gesunde ist das eher nichts.

Die Ernährung, die Verdauung und der Darm spielen eine herausragende Rolle bei der Entstehung von Übergewicht.

Es ist also wichtig, vor allem wenn man übergewichtig ist und abnehmen möchte, es sich mit diesen kleinen Helfern im Darm nicht zu verscherzen. Weniger Kohlenhydrate und Fleisch sowie viele Ballaststoffe tragen dazu bei. Ob wir so eine gesunde, ausgewogene Nahrung morgens, mittags oder abends zu uns nehmen, ist den Bakterien egal. Die schlafen nie und nehmen, was kommt. Ob der Zeitpunkt, an dem wir essen, auch für uns vollkommen egal ist, das beantworte ich nun.

4.12 Es ist nicht egal, wann und wie wir essen

Frühstück, Mittagessen, Abendbrot. Diese Alltagsroutine der Nahrungsaufnahme ist scheinbar schon seit Jahrhunderten ein wie in Stein gemeißeltes Gesetz. Oft gelten dafür auch ebenso traditionell verankerte, feste Zeiten, an denen die Mahlzeiten stattfinden. Je nach Kultur und Klima unterscheiden sich diese Zeiten und noch viel mehr, was dabei auf den Tisch kommt. Die Frühstückszeit ist kulturübergreifend nach dem Aufwachen, wenn der Mensch die Nacht über gefastet hat und hungrig ist. Deshalb wird es etwa im Englischen auch »breakfast« genannt, was so viel wie »Fastenbrechen« bedeutet. Auf den britischen Inseln wird dabei traditionell an Kalorien nicht gespart. Rührei, Speck, Würste, Mehlwurst, Blutwurst, gekochte Bohnen, gegrillte Tomaten, gebratene Champignons und nicht zu vergessen ein oder zwei Scheiben Toast machen etwa ein typisches und vollständiges englisches Frühstück aus. Das kommt in Großbritannien und Irland überall ganz ähnlich, jedoch mit zahlreichen regionalen Varianten auf den Frühstückstisch.

Wenn die Briten beim Frühstück zum »Kontinent« herüberschauen, bekommen sie Mitleid. Das weitverbreitete Standardfrühstück in Europa, auf Englisch »continental breakfast« genannt, sieht gegen ihr »full english breakfast« höchst armselig aus. Kaffee, Orangensaft, Brötchen, Marmelade oder Honig, Käse und Wurstaufschnitt gehören dazu und sonntags auch mal ein Ei. In asiatischen Ländern kommt morgens immer und auf jeden Fall eine deftige Suppe vom Huhn oder Rind mit Nudeln und Gemüseeinlage auf den Tisch. In vielen Ländern des Nahen Ostens wird frühmorgens Gemüse als Rohkost zur Beilage für Fladenbrot, verschiedene Käsesorten, Spiegelei, Kichererbsen-Hummus und ähnliche Dips. Die Geschmäcker sind da ganz verschieden. In einigen Ländern gilt das Frühstück mit vielen Kalorien sogar als Hauptmahlzeit des Tages. In anderen nimmt eher das Mittagessen diesen Status ein und in wiederum anderen das Abendessen. Jedem das Seine. Für das Abnehmen bei Übergewichtigen sollte die Tageszeit der Nahrungsaufnahme eigentlich ohnehin keine Rolle spielen, sondern nur die Kalorienmenge der Mahlzeit im Verhältnis zum Kalorienverbrauch. Das stimmt aber offensichtlich nicht ganz. Es ist nicht egal, wann und wie wir essen.

Der Mensch lebt nach biologischen Rhythmen, mit einer Art innerer Uhr. Wir alle kennen es, wenn die innere Uhr aus dem Takt gerät. Etwa wenn wir mit einem Düsenflieger schnell mehrere Zeitzonen durchqueren und uns plötzlich gefühlt mitten in der Nacht trotzdem irgendwo im Taghellen wiederfinden. Der berühmte Jetlag. Wir stehen neben uns und eigentlich schlafen wir noch, obwohl wir doch wach sind. So oder so ähnlich geht es auch unserem Stoffwechsel in vielen Lebenslagen. Man unterscheidet hier Vorgänge, die vom Tag-Nacht-Rhythmus, also dem Wechsel von Helligkeit und Dunkelheit beeinflusst werden, von sogenannten zirkadianen Prozessen, die größtenteils unabhängig von äußeren Einflüssen ablaufen. Die werden gesteuert durch die biologische innere Uhr in jeder Körperzelle. Ja, die gibt es tatsächlich. Doch zunächst ist der Tag-Nacht-Rhythmus dran. Das Wahrnehmen von Tageslicht und Dunkelheit oder auch unsere Essenszeiten bestimmen die Einstellung unseres Tag-Nacht-Rhythmus.

Unsere Stoffwechselrate verändert sich im Laufe des Tages, tagsüber sind wir aktiver als nachts. In der Nacht, wenn wir schlafen, verbrennt unser Körper mehr Fett als tagsüber – es sei denn, wir haben kurz vor dem Schlafen noch etwas gegessen. Unsere Hormone, wie das Cortisol, das Insulin oder auch das Adiponektin, folgen diesem Tag-Nacht-Rhythmus. Die bereits erwähnte innere Uhr dagegen tickt in unseren Zellen weitestgehend unabhängig davon. Und das sogar noch in isolierten Zellen, die wir in unseren Laboren untersuchen. Die innere Uhr hat ein molekulares Uhrwerk aus Genschaltern, das dafür sorgt, dass die innere Uhr auch weiterläuft, wenn die Zellen keine Signale aus der Umwelt bekommen. Irgendwas muss ja für Ordnung sorgen, damit da nichts durcheinandergerät. Die innere Uhr ist angepasst an einen 24-Stunden-Takt, beeinflusst vom Schlaf-Wach-Rhythmus, vom Hormonspiegel, vom Blutdruck und von unserem Stoffwechsel. Dass es so eine biologische innere Uhr geben musste, war der Wissenschaft schon lange Zeit klar. Doch erst die Genforschung ermöglichte einen Blick in die Funktionsweise des Uhrwerks.

Heute weiß man, dass diese Prozesse, der Tag-Nacht-Rhythmus und der zirkadiane Rhythmus der inneren, gengesteuerten Uhr sogar miteinander sprechen und sich gegenseitig regulieren. Unsere Gene sollen ja schließlich auch auf äußere Einflüsse und Veränderungen in der Umwelt eingehen können. Die wichtigsten Genschalter in dieser inneren Uhr heißen CLOCK (ja, richtig gelesen, wie die Uhr) und BMAL1, welche je nach innerer »Tageszeit« die Gene an- und ausschalten. Sie sind sozusagen der Schrittmacher für die innere Uhr.

Diese innere Uhr ist in allen Körperzellen mit Zellkern aktiv. Wenn die zirkadianen Schrittmacher aus dem Tritt kommen, wirbelt das den Hormonhaushalt durcheinander und der Stoffwechsel gerät aus dem Gleichgewicht. Stottert der Schrittmacher der inneren Uhr, schlafen wir weniger, essen mehr und werden leichter übergewichtig und insulinresistent.[90] Man kann die innere Uhr aber nachstellen. Auch wenn sie größtenteils autark ist, wird sie auch etwa durch Licht eingestellt.

Diese ständige Kontrolle ist notwendig, um die Uhr gegebenenfalls an neue Umwelteinflüsse anzupassen, die für den Körper eine große Rolle spielen. Für den Stoffwechsel sind dies Temperatur, die Helligkeit, das Essen und Stress. Ein weiterer wichtiger Faktor ist das Insulin, welches das ständige Auf und Ab des BMAL1-Genschalters der inneren Uhr beeinflusst und verändern kann. So kann etwa unsere Nahrungsaufnahme bestimmen, wie unsere innere Uhr tickt. Andererseits haben auch die Insulin-produzierenden Beta-Zellen einen inneren Rhythmus und können so zu verschiedenen Tageszeiten besser oder schlechter den Blutzuckerspiegel regulieren. Gleiches gilt beispielsweise auch für Immunzellen, die von der Aktivität des Genschalters BMAL1 und dem Cortisolspiegel abhängig sind. Es ist daher nicht verwunderlich, dass das ständige Nachstellen der inneren Uhr nach Schichtarbeit mit Stoffwechselproblemen verbunden ist.

Auch Jetlag oder sozialer Jetlag durch chronisch unterbrochenen Schlaf, beispielsweise bei Schülern, die zu spät ins Bett gehen, sind in manchen Studien mit gestörtem Stoffwechsel verknüpft.[91] Grundsätzlich deutet vieles darauf hin, dass es unter uns verschiedene »Chronotypen« gibt, die sich besser oder schlechter an eine verstellte innere Uhr anpassen können. Es ist daher auch prinzipiell schädlich, dauerhaft gegen die innere Uhr an zu leben, sodass sie ständig nachgestellt werden muss. Ein wichtiges Mittel, um die innere Uhr zu synchronisieren, ist daher, nur zu bestimmten Zeiten am Tag zu essen. Lange Pausen zwischen den Mahlzeiten können den Stoffwechsel positiv beeinflussen, ohne auf die Kalorienmenge oder Art der Kalorien zu achten. Auf diesen Ansatz greift etwa das Intervallfasten zurück, bei dem stunden- oder tageweise auf Essen verzichtet wird. Der Körper schaltet dabei biologische Mechanismen an, die auch bei der Kalorienreduktion aktiviert werden.

Der Wichtigste ist die Autophagie, eine evolutionär sehr alte Reaktion auf das Fehlen von Nährstoffen. Das Wort leitet sich aus dem altgriechischen *autóphagos* für »sich selbst verzehrend« ab. Die Zellen beginnen Teile ihres Inneren zu recyceln, um genug Energie bereitstellen zu können und das Überleben zu sichern. Dabei werden die zu recycelnden Zellbestandteile von einer Membran umschlossen und besonders aggressive Verdauungsenzyme hinzugegossen, um den Inhalt in seine Einzelteile zu zerlegen. Dies führt auch dazu, dass sich die Zellen verjüngen, denn die Autophagie gewinnt nicht nur Energie, sondern reinigt gleichzeitig Teile der Zelle von schadhaftem biologischem Schrott. Es ist ein bisschen so, als wäre man gezwungen, zu Hause aufzuräumen, und würde dabei allerhand Müll entsorgen und ungenutztes Zeug zu Geld machen. Diese Selbstheilungskräfte sind ein wahres Wunder und eine der gesunden Komponenten des Fastens.

Die Autophagie springt etwa an, wenn täglich für 16 Stunden auf Essen verzichtet wird. Die Organe gewinnen Zeit, sich zu verjüngen – ein Effekt, der sich in der Regel günstig auf einen gestörten Stoffwechsel auswirkt und das Leben verlängern kann. Die nächste Stufe wäre eine Variante des Intervallfastens, bei der einen Tag lang normal gegessen und der folgende Tag nüchtern oder mit einer reduzierten Kalorienmenge über die Runden gebracht wird. Diese Form kann gesunden Menschen helfen, die Risikofaktoren für Stoffwechselerkrankungen zu senken.[92] Menschen mit jeder Art von Stoffwechselstörung sollten sich vor einem Selbstversuch allerdings vom Hausarzt dazu beraten lassen.

Die Einhaltung bestimmter Tageszeiten für die Nahrungsaufnahme ist also für den Stoffwechsel schon mal ein Plus, der inneren Uhr zuliebe. Ebenso ist das intermittierende Fasten grundsätzlich empfehlenswert, und mit Rücksicht auf die hohe Fettstoffwechselaktivität im Schlaf ist es sehr sinnvoll, auf die Visite des Kühlschranks im Pyjama spätabends zu verzichten. Das gilt vor allem für kalorienreiche Snacks, die einem auf dem Sofa den Filmgenuss im

Heimkino versüßen. Bleibt nur noch die Frage zu klären, ob es sinnvoller ist, die Hauptmahlzeit des Tages eher morgens zu bestreiten oder vielleicht besser mittags oder abends.

Da ist sich die Wissenschaft nicht ganz einig, wie man so schön sagt, wenn man nichts Genaues weiß. In verschiedenen Studien wurden die unterschiedlichen Abnehmeffekte bei der Hauptkalorienaufnahme morgens, mittags oder abends zwar untersucht, doch für eine abschließende Beantwortung der Frage reichen diese (nur unter sehr schwierigen Bedingungen durchzuführenden) Studien mangels ausreichender Studiendauer und Teilnehmerzahlen nicht aus. Und wie gesagt, es gibt verschiedene Chronotypen, was diese Studien zusätzlich erschwert.

Am überzeugendsten ist für mich eine 2013 veröffentlichte klinische Studie, die ein Forschungsteam im israelischen Tel Aviv durchgeführt hatte.[93] Man teilte dazu 90 stark übergewichtige Frauen mit metabolischem Syndrom in zwei Gruppen auf. Die Teilnehmerinnen beider Gruppen wurden zwölf Wochen lang auf eine Diät von 1400 Kalorien gesetzt und parallel permanent vermessen und untersucht. Die eine Gruppe, nennen wir sie mal »Frühstücksgruppe«, bekam die kalorienreichste Mahlzeit morgens und die kalorienärmste abends. Die andere Gruppe, die »Abendbrotgruppe« genau umgekehrt. Die Ergebnisse fielen recht eindeutig zugunsten der Frühstücksgruppe aus. Die Blutzucker- und Insulinwerte waren bei dieser Gruppe über die ganze Studiendauer und auch hinterher signifikant niedriger als bei der Abendbrotgruppe. Ebenso die Fettspiegel im Blut. Zusätzlich hatten die Frauen mit reichhaltigem Frühstück nach den zwölf Wochen deutlich mehr an Gewicht verloren und auch an Bauchumfang. Das legt zumindest nahe, dass eine jahrhundertealte Weisheit nicht ganz verkehrt sein kann, die lautet: Iss morgens wie ein König, mittags wie ein Prinz und abends wie ein Bauer.

Somit hätte ich nun die wesentlichen Faktoren abgehandelt, die es bei einer Ernährungsumstellung zur Gewichtsreduzierung zu beachten gilt. Jeder Mensch, der abnehmen möchte, wird mit einer Ernährungsumstellung auf lange Sicht Erfolg haben, wenn sie sich nach diesen Faktoren ausrichtet. Sie muss nur konsequent und langfristig genug umgesetzt werden. Mit kleinen Schritten kommt so jedermann zum Ziel. Welche Art von Diät für die damit verbundene Reduzierung der Kalorienaufnahme geeignet ist und mit der beschriebenen Ernährungsumstellung einhergeht, das muss jeder individuell für sich selbst herausfinden. Sie muss zum Menschen und seinen Lebensumständen passen.

Hier noch mal übersichtlich die unverzichtbaren Komponenten einer Abnehmstrategie und die dazugehörenden Maßnahmen zur Ernährungsumstellung.

Faktoren, die unbedingt zu jeder Abnehmstrategie gehören:

- eine Steigerung des Kalorienverbrauchs durch Bewegung
- eine Reduzierung der Kalorienaufnahme durch eine Diät
- eine Ernährungsumstellung
- eine hohe Selbstkontrolle, Selbstdisziplin und viel Geduld

Faktoren, die unbedingt zu jeder Ernährungsumstellung gehören:

Das Ziel der Ernährungsumstellung ist »eine gesunde und ausgewogene Ernährung«, die alle Nährstoffkomponenten wie Kohlenhydrate, Fette und Proteine in einem ausgewogenen Verhältnis und alle essenziellen Vitamine, Mineralien und Spurenelemente sowie Ballaststoffe beinhaltet.

Für die Nahrungsaufnahme von Kohlenhydraten gilt dabei:

- **Reduzierung** der Aufnahme von Nahrungsmitteln mit hohem glykämischem Index, die industriell aufbereitete, schnell zu verdauende Kohlenhydrate und wenig Ballaststoffe enthalten.
- **Steigerung** der Aufnahme von Nahrungsmitteln mit niedrigem glykämischem Index, die langsam zu verdauende, komplexere und naturbelassene Kohlenhydrate und viele Ballaststoffe enthalten.

Für die Nahrungsaufnahme von Fetten gilt dabei:

- **Reduzierung** der Aufnahme von Nahrungsmitteln mit industriell aufbereiteten oder naturbelassenen gesättigten Fettsäuren tierischer oder pflanzlicher Herkunft sowie Trans-Fettsäuren und Cholesterol.
- **Steigerung** der Aufnahme von Nahrungsmitteln mit ungesättigten bzw. mehrfach ungesättigten, naturbelassenen Fettsäuren pflanzlicher oder tierischer Herkunft.

Für die Nahrungsaufnahme von Proteinen gilt dabei:

- **Reduzierung** der Aufnahme von Nahrungsmitteln mit industriell aufbereiteten Proteinen pflanzlicher oder tierischer Herkunft.
- **Steigerung** der Aufnahme von Nahrungsmitteln mit naturbelassenen Proteinen pflanzlicher oder tierischer Herkunft.

Im nächsten Kapitel, dem Diät-Ratgeber, komme ich auf unterschiedliche Diätempfehlungen auch in Hinsicht auf die Maßnahmen zur Ernährungsumstellung zu sprechen. Das gibt Ihnen hoffentlich viele Anhaltspunkte, mit denen Sie eine zu Ihnen und Ihrem Lebensstil passende Diät finden, mit der Sie Ihre individuelle Abnehmstrategie am besten umsetzen können.

5 DER DIÄT-RATGEBER

Diätempfehlungen zum Abnehmen gibt es in Hülle und Fülle. Rund um das Problem des Übergewichts ist eine regelrechte Diätindustrie mit milliardenschweren Umsätzen entstanden. Mit zahlreichen Schlagwörtern wie Low-Carb, Light oder Low-Fat werden industriell hergestellte Lebensmittelprodukte beworben, die Übergewichtigen beim Abnehmen helfen sollen. Diese sind dann oft teurer als vergleichbare Produkte mit höherem Kaloriengehalt, obwohl sie in der Herstellung billiger sind und häufig von minderer Qualität. Ein gutes Geschäft.

Für die Lebensmittelindustrie sind Abnehmwillige nur eine Zielgruppe mehr. Sie folgt dabei einem gesellschaftlichen Trend und hat kein ernsthaftes Interesse daran, Übergewichtigen tatsächlich beim Abnehmen zu helfen. Wäre das so, würde sie überhaupt keine mit Kohlenhydraten oder Fetten überladenen Kalorienbomben mehr herstellen und würde sich auch nicht mit Händen und Füßen gegen eindeutige Verbraucherschutzhinweise zum Kaloriengehalt auf ihren Produkten wehren. Wer abnehmen will, sollte solchen Produktversprechen nicht auf den Leim gehen.

Bei den Diät-Empfehlungen ist es ähnlich. Werden bei Diätbüchern, Apps oder Nahrungsergänzungsmitteln maximale Abnehmerfolge versprochen, lassen Sie besser die Finger davon. »20 Kilo abnehmen in nur drei Wochen.« Oder »Sofort abnehmen, ganz ohne Verzicht«, heißt es dann. Das sind unlautere Heilsversprechen. Früher bezeichnete man das als Quacksalberei. Wenn es nach mir ginge, wäre das verboten.

Wer eine Diät macht, um abzunehmen, sei es der Figur oder der Gesundheit wegen, kommt an den bereits beschriebenen Vorgaben und Mechanismen unseres Fettstoffwechsels nicht vorbei. Sein Idealgewicht bei Übergewicht zurückzuerlangen, und das auch nachhaltig zu sichern, ist ein langsamer und oft auch mühsamer Prozess. Wer etwas anderes behauptet, der lügt, und das oft wissentlich, um mit der Unsicherheit der Abnehmwilligen ein Geschäft zu machen. Vertrauen Sie nur sich selbst und Ihrer eigenen, individuellen Abnehmstrategie. Es gilt dabei, das Ziel immer im Blick zu haben: die Bilanz der Aufnahme und des Verbrauchs von Kalorien negativ zu gestalten.

Die heute populären und vielfach empfohlenen Diäten lassen sich grob in verschiedene Bereiche einteilen. Das wären zum Beispiel die sogenannten Energie-reduzierten Mischkost-Diäten, bei denen alle Grundnährstoffe zur Ernährung gehören, jedoch in reduzierter Menge. Hinzu kommen Diäten, die den nahezu vollständigen Verzicht auf einen Nährstoff propagieren, wie etwa wenige Kohlenhydrate, bei den sogenannten Low-Carb-Diäten oder wenig Fett bei den Low-Fat-Diäten. Und dann gibt es noch unterschiedliche Fasten-Diäten, bei denen über einen längeren Zeitraum oder auch in Intervallen gar nichts oder sagen wir besser fast nichts gegessen wird. Sogenannte Formula-Diäten setzen auf einen optimal auf das Abnehmen abgestimmten Nahrungsersatz in Form von Pulver oder andere, einfach für die Einnahme aufzubereitende Nährstoffformulierungen. Zu guter Letzt gibt es noch Trennkostdiäten, diverse Heilkuren, sogenannte Entgiftungs- und Entschlackungsdiäten und weitere sehr obskure Diätformen.

Wer abnehmen will, dem bleibt es nicht erspart, aus der Fülle dieser zahlreichen verschiedenen Diäten die für ihn optimale Variante selbst auszusuchen und vor allem selbst auszuprobieren. Welchen Parametern eine Diät gerecht werden muss, um langfristig und nachhaltig sein Gewicht zu reduzieren, wissen Sie nach der Lektüre der vorangegangenen Kapitel bereits. Es gibt aber nicht die eine Diät, die all diese Parameter individuell für Sie erfüllen kann. Suchen Sie sich aus den im Folgenden beschriebenen Diätempfehlungen einfach das am besten zu Ihnen passende heraus und kombinieren Sie im Zweifel Teile von unterschiedlichen Diäten. Und egal, wie Sie es versuchen, denken Sie immer daran: Der Erfolg hängt in erster Linie von Ihrer Konsequenz in der Umsetzung ab.

5.1 Low-Carb- und Low-Fat-Diäten

Fangen wir mal mit den heutzutage wieder sehr populären Low-Carb-Diäten an. Dazu gehört etwa die Urform aller Low-Carb-Diäten, die bereits beschriebene Atkins-Diät, außerdem etwa die sogenannte Keto-Diät oder die Dukan-Diät und wie sie alle heißen. Diese sind zwar unterschiedlich konzipiert, aber gemeinsam ist ihnen allen, dass Kohlenhydrate für einen längeren Zeitraum größtenteils zugunsten von Fetten und Proteinen aus der Nahrung verbannt werden sollten. Das Ziel dabei ist, den Stoffwechsel zur Gewichtsabnahme möglichst schnell in die sogenannte »Ketose« zu überführen.

Aus Mangel an Kohlenhydraten nutzt der Körper nach einiger Zeit zur Energiebereitstellung Fettsäuren aus den Fettzellen, die als Kohlenhydratersatz in der Leber unter anderem zu sogenannten »Ketonkörpern« umgewandelt werden. Hält das längere Zeit an, erhöht sich die Ketonkörperkonzentration und der Zustand der Ketose ist erreicht. Das macht sich an einem unangenehmen, an Nagellack erinnernden Mund- und Körpergeruch bemerkbar, der von den Aceton-haltigen Abbauprodukten der Ketonkörper verursacht wird.

Der Abnehmerfolg stellt sich bei radikalem Kohlenhydratverzicht zwar sehr schnell ein, die anfängliche Gewichtsreduzierung geht aber in erster Linie auf einen Flüssigkeits- und nicht auf einen Fettverlust zurück. Der weitere Abnehmerfolg benötigt viel Zeit. Außerdem sind solche ketogenen Diäten mit einigen Risiken behaftet. Zum einen sind diese strikten Vorgaben zur Nährstoffaufnahme nur schwer über einen längeren Zeitraum aufrechtzuerhalten und die Rückfallquote in alte Ernährungsmuster ist sehr hoch. Zum anderen müssen, bei nahezu ausschließlichem Verzehr von Fetten und Proteinen, Vitamine und Mineralien mit Nahrungsergänzungsmitteln aufgenommen werden. Der hohe Protein- und Fettanteil in der Nahrung und die Aufnahme vieler gesättigter Fettsäuren erhöhen zudem das Risiko für Nierenerkrankungen und zahlreiche Herz-Kreislauf-Erkrankungen. Eine solche Diät fast ohne Ballaststoffe erschwert die Verdauung, und hohe Harnsäure- und Harnstoffwerte erhöhen das Risiko für Gicht und Nierensteine. Bei einer lang anhaltenden Ketose droht zudem durch die Störung des Säure-Basen-Haushaltes eine Übersäuerung des Blutes, eine lebensbedrohliche, sogenannte Azidose, mit einem pH-Wert unter 7,53.

Diese ketogenen Low-Carb-Diäten sind in ihrer Reinform wegen der hohen Folgerisiken nur sehr bedingt empfehlenswert und sollten, wenn überhaupt, nur unter regelmäßiger ärztlicher Kontrolle der Blutwerte angewendet werden und auf jeden Fall mit einer Beschränkung der Gesamtkalorienzufuhr. Etwa von Menschen mit einem sehr hohen BMI, die aus gesundheitlichen Gründen in kurzer Zeit viel abnehmen müssen.

Low-Fat-Diäten sind praktisch der komplette Gegenentwurf zur Low-Carb-Diät. Der Fettanteil soll dabei weniger als 30 Prozent der über die Nahrung aufgenommenen Energie ausmachen. Satt machen daher nur die Beilagenklassiker wie Nudeln, Kartoffeln, Reis und Brot. Außerdem sind Gemüse, Obst und fettreduzierte Milchprodukte in jeder Menge erwünscht. Diese Form der Diät funktioniert aber nicht von allein und nur so lange, wie der Mensch seine Energiebilanz damit negativ gestaltet. Das gilt übrigens auch für jede Low-Carb-Diät. Beide Formen der Nährstoffreduzierung sind kein Freifahrtschein für ein All-you-can-eat-Menü.

Die Low-Fat-Diäten galten seit den 1950er-Jahren über Jahrzehnte als das Nonplusultra bei den Empfehlungen zur Senkung des Risikos für Herz-Kreislauf-Erkrankungen. Dem zugrunde lag die früher in der Wissenschaft allgemein anerkannte Fett-Hypothese, die besagt, dass gesättigte Nahrungsfette und Cholesterol die Hauptursache für koronare Herzerkrankungen seien. Fett und Cholesterol in jeder Form wurde deshalb zum Nahrungstabu erklärt. Das galt als Dogma, bis irgendwann in den 1970er-Jahren offensichtlich wurde, dass diese Art der Diät weder die Anzahl der Herz-Kreislauf-Erkrankungen senkte noch die Anzahl der schwer Übergewichtigen. Übergewicht war damals auch schon als Risikofaktor für die Herzgesundheit in den Fokus gerückt. Das Problem war, dass die Leute über viele Jahre zwar die Low-Fat-Diät verinnerlicht hatten und oft auf Butter und fettiges Fleisch verzichteten, dafür aber umso mehr kohlenhydratreiche, sehr zuckerhaltige Lebensmittel zu sich nahmen.

Plötzlich geriet so auch der hohe Konsum von industriell aufbereiteten, einfachen Kohlenhydraten, also Zucker, in den westlichen Staaten ins Visier der Forschung. Daraus entspann sich ein Konflikt in der Ernährungswissenschaft zwischen Forschern, die entweder an der Fett-Hypothese festhielten oder das Übel eher in den Kohlenhydraten sahen. Dieser Dissens hält bis heute an, und das spiegelt sich auch in der unterschiedlichen Bewertung von Low-Carb- und Low-Fat-Diäten zum Abnehmen wider.

Und welches Konzept eignet sich nun besser zum Abnehmen? In einer 2014 von Forschern im kanadischen Toronto veröffentlichten Studie ging man dieser Frage auf den Grund.[94] Das Ergebnis der groß angelegten Meta-Studie war eindeutig. Sie sind beide gleich gut beziehungsweise gleich schlecht zum Abnehmen geeignet. Die Schlussfolgerung:

Es ist vollkommen egal, mit welcher Diät der Mensch seine Kalorien reduziert, viel wichtiger ist, dass er die Diät konsequent befolgt. Für die Low-Fat-Diät lässt sich immerhin noch in die Waagschale werfen, dass sie gesundheitlich ziemlich unbedenklich ist, solange die essenziellen Fettsäuren mit dem verbleibenden Fettanteil der Ernährung abgedeckt werden.

5.2 Fasten- und Intervall-Diäten

Bei den Diäten scheint es sich manchmal wie bei der Mode zu verhalten. Alles war schon mal da und kommt irgendwann als Retro-Schick wieder zurück auf den Laufsteg. So ist das auch beim Fasten, also beim freiwilligen, zeitweiligen Verzicht auf Nahrungsaufnahme. Das war bereis in der Antike als Heilfastenmethode ein probates Mittel gegen einige Erkrankungen. Fasten beinhaltet im Prinzip das Gleiche wie die Reduzierung der täglichen Kalorienaufnahme über die Nahrung, nur auf die etwas härtere Tour. Man hungert über einen längeren Zeitraum ohne jede Nahrungsaufnahme. Wie kurz oder wie lang dieser Zeitraum sein sollte, ist je nach Fasten-Diät unterschiedlich. Vom kompletten Nahrungsverzicht bei der Nulldiät bis hin zum zeitweiligen Fasten. Sind nur bestimmte Nahrungsmittel verboten, spricht man von Teilfasten. Am bekanntesten sind vermutlich die traditionellen Fastenzeiten der Religionen.

Bei den Christen dauert die Fastenzeit 40 Tage, von Aschermittwoch bis Ostern. Dass nach Aschermittwoch alles vorbei sei, beziehen die Narren und Jecken auf das Leben in

Saus und Braus, das fortan bis Ostern tabu sei. Fastnacht ist die »Nacht vor dem Fasten«, in der man es noch mal so richtig krachen lässt, und der Karneval ist der Abschiedsgruß an das in der Fastenzeit verbotene Fleisch – auf Lateinisch »Carne vale« gesprochen, also »Tschüss Fleisch«. Das religiöse Fasten hat aber nichts mit Übergewichtsproblemen zu tun. Es ist seit Jahrtausenden Teil der religiösen Kultur und geht auf sehr unterschiedliche Gründe zurück. Das Abnehmen gehörte nicht dazu.

In unserer heutigen, von religiösen Traditionen nicht allzu sehr beeinflussten Kultur wirkt das Wort Fasten etwas aus der Zeit gefallen und ist doch wieder in aller Munde. Etwa als Intervallfasten, intermittierendes Fasten, 16:8-Fasten und 5:2-Fasten. Hollywood-Schauspielerinnen und die Diven der digitalen Neuzeit, die Influencerinnen, schwören zur Gewichtskontrolle darauf, und das hat dem Fasten neue Popularität beschert.

Es gilt bei diesen sogenannten intermittierenden Diäten, in einem bestimmten Zeitintervall des 24-Stunden-Tages keine Nahrung aufzunehmen. Die 16:8-Variante bedeutet 16 Stunden lang zu fasten und nur in den verbleibenden 8 Stunden zu essen. Das gilt analog für die 20:4-Variante. Die 5:2-Intervall-Diät rechnet in Tagen. Bei ihr wird zwei komplette Tage lang gefastet. Das bedeutet für die meisten Übergewichtigen und vor allem, wenn sie berufstätig sind, eine Lebens- und Ernährungsumstellung, die nur schwer umzusetzen ist.

Wenn man durch das intermittierende Fasten seine Kalorienbilanz verbessern will, so ist es am einfachsten, eine Mahlzeit ganz ausfallen zu lassen und dafür später nicht umso mehr zu essen. Auch hier gibt es verschiedene

Typen. Ich lasse gerne mal das Frühstück weg, und komme damit sehr gut durch den Tag, ohne ständig von Hunger geplagt zu werden. Für andere muss es kein Mittagessen sein, das Abendessen, gerade auch aus sozialen Gesichtspunkten, ist für die meisten allerdings unverzichtbar.

So kann aber leicht ein 16:8-Rhythmus erreicht werden und die Kalorienbilanz ist dauerhaft negativ. Der Sinn dieser Diäten liegt neben dem Abbau der Extrapfunde auch in der dauerhaften Senkung des Insulinspiegels in der Fastenzeit und dem damit verbundenen Übergang in eine zeitweilige Ketose, wie ich sie zuvor schon bei den Low-Carb-Diäten beschrieben habe. Dazu kommt, dass die Körperzellen ihre Erneuerungsmechanismen anwerfen, die Autophagie. Das verjüngt die Zellen und hilft, unseren Stoffwechsel bei Laune zu halten. Aber so wie mit allen Diäten müssen sehr schwer Übergewichtige viel Geduld und Disziplin für ein nachhaltiges Abnehmergebnis aufbringen.

Für alle intermittierenden Fasten-Diäten gilt, ohne eine begleitende Ernährungsumstellung auf eine gesunde und ausgewogene Ernährung ist die Grundversorgung mit den lebensnotwendigen Nährstoffen nicht gewährleistet. Wer 18 oder 20 Stunden am Tag auf Junkfood verzichtet und in dem verbleibenden kurzen Zeitfenster umso mehr davon isst, der tut sich nichts Gutes. Diese Art von Diät ist eher zur Gewichtskontrolle für ansonsten normalgewichtige Menschen geeignet, die immer mal wieder ein paar Kilos zulegen und das in ein paar Wochen wieder rückgängig machen möchten. Angesichts der hohen Rückfallquote bei dieser Diätform könnte man sie auch als intermittierendes Abnehmen bezeichnen.

Neben diesen zeitgebundenen Fasten-Diäten gibt es auch welche, bei denen das Fasten nur die Aufnahme bestimmter Nahrungsmittel erlaubt. Es gibt viele Heilfastenmethoden, die sich daran anlehnen. Die wurden ursprünglich zur Therapie unterschiedlichster Erkrankungen konzipiert, werden aber auch gern zweckentfremdet von Abnehmwilligen genutzt. Manchen Fastenmethoden werden dabei sagenhafte Wirkungen zugeschrieben, die sich bei genauerer Betrachtung als nicht haltbar herausstellen. Da gibt es das Teefasten, das Molkefasten, das Saft- und Früchtefasten und sogar das »Milch-Semmel-Fasten«. Die Menschen nehmen bei solchen Mono-Diäten zwar kurzfristig ab, aber die Kilos hat man ohne eine nachhaltige Ernährungsumstellung gleich wieder drauf. Was immer es bei diesen Heilfastenmethoden zu heilen gibt in allen Ehren, aber gegen das Übergewicht helfen sie nicht.

5.3 Kalorienreduzierte Mischkost-Diäten

Der Klassiker dieser Diät wurde direkt für eine ganz bestimmte Zielgruppe entwickelt. Die Frauenzeitschrift *Brigitte* hat bereits vor einigen Jahrzehnten damit begonnen, in einer eigenen Rubrik Diätempfehlungen für eine kalorienreduzierte Ernährung mit dazugehörigen Rezepten abzudrucken. Die Zeitschrift hatte das Thema Abnehmen als ein dringliches Problem vieler ihrer Leserinnen identifiziert und diese Form der Diät nicht unbedingt erfunden, aber sehr populär gemacht. Die täglich maximal aufzunehmende Kalorienmenge wurde dabei auf 1500 Kalorien begrenzt. Das Verhältnis der Nährstoffe wurde ausgeglichen berechnet, jedoch mit einem geringeren Fettanteil. Die von der Zeitschrift empfohlenen Rezepte und Nahrungsmittelmengen waren für diese Variante einer Low-Fat-Diät für die Kalorienreduzierung exakt auf 1500 Kalorien berechnet und abgestimmt. Bei den Rezepten werden mittlerweile auch Ernährungsgewohnheiten wie die vegetarische oder vegane Ernährung berücksichtigt. Heute enthalten die Diätempfehlungen und Rezepte auch Komponenten aus anderen, nun sehr populären Diäten, wie etwa dem Intervallfasten oder den Low-Carb-Konzepten.

Der Abnehmeffekt wird über eine dauerhafte Kalorienreduzierung erreicht, solange die Anwendung der Diät beim Kochen strikt den empfohlenen Rezepturen und Nahrungsmittelmengen folgt. Die negative Energiebilanz macht's. Kalorienreduzierte Mischkost-Diäten, wie die *Brigitte*-Diät, sind sehr empfehlenswert, da sie mit ihren Kochrezepten für eine gesunde, ausgewogene Ernährung die Basis für eine nachhaltige und dauerhafte Ernährungsumstellung sein können. Sie sind aber nicht für jeden geeignet. Der dazu notwendige Zeitaufwand, den kalorienreduzierten Rezepturen exakt zu folgen, dürfte in unserer modernen Berufswelt heutzutage vielen Abnehmwilligen Probleme bereiten. Der berühmte Jojo-Effekt ist daher bei vielen schon mit eingebaut.

Ähnliches gilt für ein weiteres, ebenso bekanntes Diätkonzept, das auf der kalorienreduzierten Mischkost-Diät beruht. Das Weight-Watchers-Konzept ergänzt diese Diät um eine kommerzielle Variante des sogenannten »Counseling«, bei dem die Teilnehmer in nicht kostenfreien, wöchentlichen Treffen eine unterstützende Beratung erfahren und über die Gruppendynamik stärker motiviert werden sollen. Das ganze Programm arbeitet mit sogenannten SmartPoints als Pendant für ein Nahrungsmittel-Budget pro Tag, was den Teilnehmenden eine gewisse Kontrolle über die zur Diät gehörenden Lebensmittel und die damit verbundene Kalorienaufnahme ermöglicht. Das Programm umfasst außerdem Informationsmaterialien über den Diätablauf, Rezeptvorschläge und unter der Weight-Watchers-Marke vertriebene Lebensmittelprodukte sowie auch Kochbücher.

Die Anzahl der SmartPoints entsprechen dem jeweiligen Gehalt an Kohlenhydraten, Proteinen, Fetten und Ballaststoffen der Lebensmittel. Mittlerweile gibt es sogar digitale Selbstkontrollvarianten fürs Smartphone samt Bewegungstracker und Fitness-App. Wie dem auch sei, trotz der auch statistisch einigermaßen fundierten Wirksamkeit beim Abnehmen durch diese Diät möchte ich sie nur bedingt empfehlen, da der kommerzielle Aspekt die Sache in ein anderes Licht rückt. Die jährlichen Kosten zur Teilnahme belaufen sich auf einige hundert Euro. Der Jahresumsatz des seit einigen Jahren in WW umbenannten Konzerns belief sich laut de.statista.com allein in Deutschland auf nahezu 130 Millionen Euro im Jahr 2018. Nur damit Sie eine Vorstellung davon bekommen, um welche Summen es hier geht. Das Geld für eine solche recht simple Diätempfehlung kann man sich durchaus sparen, wenn man sich so eine kalorienreduzierte Mischkost-Diät selbst zusammenstellt. Literatur und Anregungen dazu gibt es im Internet zuhauf, und das in den meisten Fällen vollkommen kostenlos.

5.4 Formula-Diäten

Das Problem bei vielen Diäten besteht darin, dass manche zur Zusammenstellung eines geeigneten Speiseplans und zur Berechnung der maximal zulässigen Kalorienmenge für einen Abnehmeffekt über zu wenig Wissen und Informationen verfügen. Nicht jeder Übergewichtige hat eine entsprechende Vorbildung oder auch nur die Motivation, sich das Wissen anzueignen. Das Einfachste ist natürlich, wenn man das dann anderen überlässt, die genau wissen, wie man das macht. Es gibt solche Diätprogramme, die mit industriell hergestellten sogenannten Formula-Produkten den Übergewichtigen in dieser Sache beistehen. Das sind fertig gemischte Nährstoffformulierungen in Form von Drinks, Shakes oder wasserlöslichen Pülverchen, die alle wichtigen Nährstoffe, Vitamine und Mineralien in einer genau berechneten Zusammensetzung und Kalorienmenge beinhalten. Das ist ein bisschen so, wie man sich früher die Astronautennahrung vorgestellt hat. In den Anfängen der Raumfahrt gab es die tatsächlich, doch die Besatzung der Raumstation ISS bekommt heute schon ganz anständige Mahlzeiten auf den schwebenden Mittagstisch.

Wie solche Formula-Produkte zusammengestellt sein müssen, das ist gesetzlich sehr streng geregelt. Besteht die Ernährung ausschließlich aus ihnen, müssen sie täglich mindestens 800 und dürfen nur bis zu 1200 Kalorien enthalten. Auf die einzelne Mahlzeit berechnet, entspricht das mindestens 200 Kalorien und maximal 400 Kalorien. So steht es auf der Homepage der Deutschen Gesellschaft für Ernährung (DGE) beschrieben.

Ernährt man sich ausschließlich von solcher Formula-Kost, verliert man in kürzester Zeit sehr viel Gewicht. Das kann bei schwer Übergewichtigen mit einem BMI von über 30 oder noch höher aus medizinischer Sicht sinnvoll sein, um dem Übergewichtigen hinterher wieder sportliche Aktivitäten zu ermöglichen oder Begleiterkrankungen wie das metabolische Syndrom akut zu beeinflussen. Damit wäre zur Indikation solcher Formula-Diäten schon alles gesagt. Sie sind tatsächlich nur in sehr schweren Fällen empfehlenswert, wenn die dringende medizinische Notwendigkeit einer Gewichtsreduktion vorliegt.

Allen anderen Übergewichtigen mit niedrigerem BMI, die mit solchen industriell hergestellten Diätformulierungen beim Abnehmen ein bisschen nachhelfen wollen, sei Folgendes ans Herz gelegt: Die Nahrungsaufnahme, also das Essen, definiert sich auch noch über andere Aspekte. Es gibt genügend Diätempfehlungen, mit denen sich eine Kalorienreduktion umsetzen lässt, die mit dem Genuss natürlicher Nahrungsmittel verbunden ist, mit all ihren Aromen, ihren Texturen und ihrem vielfältigen Geschmack. Die typischen Formula-Nährstoff-Shakes gibt es in der Regel nur in den Geschmacksrichtungen Schokolade, Vanille und Erdbeer. Solche Monotonie erträgt kein Mensch freiwillig länger als eine Woche. Sparen Sie sich das Geld.

5.5 Diäten, die Sie auf jeden Fall meiden sollten

Grundsätzlich ist jedes Diätangebot mit Vorsicht zu betrachten, das mit der Zahlung nicht unerheblicher Summen für Gebühren, Tests, Informationsmaterialien, Kochbücher oder Ähnlichem verbunden ist. Die Geschäftemacherei mit der Not und den Problemen Übergewichtiger kennt bei vielen solcher Angebote keine Grenzen. Das nimmt dann manchmal sektenhafte Züge an. Häufig werden solche Angebote nämlich mit esoterischen Inhalten verwoben und versprechen neben dem Abnehmen auch noch psychisches Wohlbefinden, Lebensglück und Hilfe in allen Lebenslagen.

Manche solcher Konzepte funktionieren auch nach einem Franchise-System, das aber bei genauer Betrachtung eher dem altbekannten Schneeballsystem ähnelt. Vor allem in Fitnessstudios oder Wellnesshotels werden dafür sogenannte Betreuer und Ernährungsberater rekrutiert, die das Marketing, den Vertrieb und die Betreuung der von ihnen selbst geworbenen Kunden übernehmen. Die recht überschaubare Ausbildung dieses »qualifizierten Personals« kostet die Franchisenehmer selbstredend auch einiges an Geld. Finger weg davon. Solche Unternehmen leben geradezu davon, dass die von ihnen angebotenen Diäten eben nicht zum Erfolg führen.

Höchst unseriös sind auch Angebote, die angeblich auf Grundlage eines persönlichen Blutbildes für jeden einen individuellen Ernährungsplan aufstellen können. Selbstredend müssen die Kosten für die Bestimmung der Blutwerte selbst getragen werden. Das ist vollkommener Humbug. Anhand eines Blutbildes lassen sich einige Krankheiten diagnostizieren, aber bestimmt kein individuelles Ernährungsprogramm erstellen.

Das Gleiche gilt für Angebote, bei denen Sie tatsächlich Ihre persönliche DNA preisgeben und analysieren lassen sollen, um daraus den für Sie individuell geeigneten Ernährungsplan zu berechnen. Dahinter stecken dann meist geheimnisvolle Computerprogramme, die das angeblich bewerkstelligen. Da können Sie sich genauso gut auf dem Jahrmarkt aus der Hand lesen lassen. Der individuelle, menschliche Stoffwechsel lässt sich nicht so einfach durch Computeralgorithmen analysieren und schon gar nicht optimieren. Auch auf diese kostspieligen Angebote sollten Sie keinesfalls hereinfallen, denn das ist leider noch Zukunftsmusik.

Kommen wir zu den Diätempfehlungen, die mit Eigenschaften wie »entgiftend« oder »entschlackend« beworben werden. Sollte Ihnen das mal unterkommen, glauben Sie bitte nicht daran. Die Entgiftung unseres Körpers leistet unsere Leber ganz allein hervorragend, dazu braucht es kein Fasten. Und auch wenn viele meinen, es besser zu wissen, in unserem Stoffwechsel werden keine natürlichen »Schlacken« produziert, die sich im Darm, der Leber oder sonst wo ansammeln und einer »Entschlackung« bedürfen. Das ist vollkommener Unsinn, da können Sie sich voll und ganz auf mein Urteil verlassen.

Das Einzige, was ich hier als Entgiftungskur empfehlen kann, ist der Verzicht auf Alkohol in Form von Bier, Wein und Schnaps, denn der stellt tatsächlich ein Gift für unseren Körper dar und macht fett – wie wir beispielsweise am Bierbauch leicht erkennen. Deshalb gibt es ganz klare Grenzwerte, wie viel Alkohol (zum Beispiel pro Tag maximal eine Flasche Bier oder ein Glas Wein) noch im Einklang mit einer gesunden Ernährung steht. Neben den Kalorien, die wir durch den übermäßigen Verzehr alkoholischer

Getränke zu uns nehmen, ist Alkohol auch schlichtweg ein Zellgift und schadet unserem Körper.

Zu guter Letzt wären da noch die Diäten, die für ihre Empfehlungen nichts weniger als die Evolution bemühen. Wenn Menschen sich nur so ernährten, wie zu der Zeit der Jäger und Sammler, dann wäre das mit dem Übergewichtsproblem im Handumdrehen gelöst. Das Angebot von Fleisch, Fisch, Samen, Nüssen, Kräutern und Früchten, das den Speiseplan der umherziehenden Jäger und Sammler unserer Urvorfahren mutmaßlich ausmachte, die sogenannte Steinzeitdiät, sei die einzig wahre, für den Menschen gedachte Ernährung. Alles, was nach der Sesshaftwerdung des Menschen mit Ackerbau und Viehzucht in der Ernährung hinzugekommen sei, das schade dem Menschen. Evolutionär hinke er mit seinem Genom dieser Entwicklung noch hinterher.

Was sich im ersten Moment nach bestechend einfacher Logik anhört, hat aber einen Haken. Diese Theorie ist einfach nicht wissenschaftlich fundiert. Ganz im Gegenteil, es ist erwiesen, dass die als Eismann »Ötzi« bekannt gewordene 5000 Jahre alte Mumie aus der Steinzeit Zeichen einer modernen Stoffwechselerkrankung in Form von Gefäßverkalkung und Gallensteinen aufwies. Obwohl in dem Magen der Mumie die sogenannte Steinzeit-Diät gefunden wurde.[95]

Zum einen hat die Menschwerdung weitaus früher begonnen, und zum anderen können die den frühen Hominiden zur Verfügung stehenden Nahrungsquellen, so wie auch die in der Steinzeit, nur hypothetisch angenommen werden. Die Menschen haben ja damals in verschiedensten

Regionen und Klimazonen und zu den unterschiedlichen Jahreszeiten ihr Überleben dem Nahrungsangebot anpassen müssen. Niemand weiß wirklich, wie sie sich ernährt haben und wie hoch der Anteil etwa von Fleisch, Grünzeug oder Früchten und Wurzeln in der alltäglichen Ernährung tatsächlich war. Daraus heute Ernährungsempfehlungen abzuleiten, ist kaum möglich. Zudem ist es schlicht falsch, dass sich das Genom der Menschen seither nicht an die sich ändernden Lebensumstände und Nahrungsquellen angepasst hätte.

Die Evolution reagiert da äußerst flexibel und passt die Möglichkeiten des Menschen stetig den äußeren Gegebenheiten an. Sonst könnten wir heute im Erwachsenenalter etwa keine Milchprodukte vertragen. Die Laktosetoleranz ist tatsächlich eine noch relativ junge Errungenschaft der menschlichen Evolution. Die als Paläo- oder Steinzeitdiät angepriesenen Diät-Konzepte funktionieren zum Abnehmen auch nur dann, wenn dabei weniger Kalorien aufgenommen werden, als der Körper verbraucht. Der Mensch in der Steinzeit hatte dieses Problem mutmaßlich nicht und falls doch, gälte das Gleiche für ihn.

5.6 Was noch geht, wenn jede Diät zu spät kommt

Ein Großteil der Übergewichtigen schafft es mit einer Diät und Ernährungsumstellung irgendwann, wenn auch oft erst nach zahlreichen erfolglosen Versuchen, sein Übergewicht auf ein mehr oder weniger gesundes Maß zu reduzieren. Für einige wenige ist dieser Traum bereits ausgeträumt. Das sind Menschen, deren Fettleibigkeit eine ernst zu nehmende, chronische und akut lebensbedrohliche Erkrankung darstellt. Die Rede ist von Übergewichtigen mit einem BMI von weit über 35 oder gar über 40 kg/m², was dann als morbide Adipositas bezeichnet wird. Diabetes, Bluthochdruck und die mit dem Übergewicht verbundenen Fettstoffwechselstörungen erfordern dann akut sofortige Maßnahmen zur Gewichtsreduzierung, die mit herkömmlichen Diäten kaum zu erreichen ist.

Entscheidend für die behandelnden Mediziner ist aber nicht allein der BMI, sondern wie beeinträchtigt der Stoffwechsel ist. Die Werte für Blutzucker, Insulin und der sogenannte Hb1Ac-Wert, mit dem sich die Blutzuckerkonzentration über einen längeren Zeitraum bestimmen lässt, zeigen am besten an, wie krank der Patient wirklich ist. Allerdings sind im Bereich eines BMI über 40 kg/m² ohnehin in der Regel keine vollkommen gesunden Menschen mehr zu finden.

Ein Übergewicht von beispielsweise 80 oder 100 Kilogramm stellt den Stoffwechsel vor eine unlösbare Aufgabe. In der Medizin verfügen wir zwar über eine Reihe etablierter Medikamente, die einen entgleisten Blutzuckerspiegel wieder in einigermaßen geregelte Bahnen zurückführen können. Auch eine Ernährungsberatung kann dazu beitragen, durch bewussteres Essen das Abnehmen und damit die Wiederherstellung des Stoffwechselgleichgewichts zu unterstützen. Mehr Bewegung und leichter Sport können zusätzlich den Gewichtsverlust fördern. Aber selbst dann kann in Fällen der morbiden Adipositas kaum mit einer sofortigen Linderung der Symptome und einer Verbesserung des Stoffwechsels gerechnet werden. Zu schwer wiegen die Pfunde auf den Stoffwechsel, und das

Risiko, an Herz-Kreislauf-Versagen zu versterben, ist sehr hoch.[96]

Dazu kommt, dass bei anfänglichem Gewichtsverlust bei zu vielen Patienten das Gewicht nach einiger Zeit rasch wieder steigt. Ein Kernproblem bei diesen Patienten ist, dass trotz hoher Motivation und Leidensdrucks das Essverhalten schwer in den Griff zu bekommen ist. Die Patienten brauchen sofortigen Gewichtsverlust, und der ist ohne extremes Hungern kaum zu erreichen. Nach einiger Zeit, vielleicht nach sechs Monaten oder einem Jahr, kann dem Patienten bei ausbleibendem Erfolg seiner Abnehmbemühungen deshalb auch vorgeschlagen werden, sich einer Operation zu unterziehen, um den Gewichtsverlust zu beschleunigen. Die Rede ist von der sogenannten bariatrischen Chirurgie, auch bekannt als Adipositas-Chirurgie. Die greift mit invasiven Maßnahmen in den Energiestoffwechsel ein. Dies findet bei morbider Adipositas Anwendung oder wenn der Stoffwechsel schon bei niedrigerem BMI zusammenzubrechen droht.

Die Fettleibigkeit hat sich zwar erst in den letzten Jahrzehnten ausgebreitet, aber schon in den 1950er-Jahren gab es Patienten, denen medikamentös kaum geholfen werden konnte. Die Idee der behandelnden Ärzte war, den Magen-Darm-Trakt chirurgisch so umzubauen, dass die Kalorienaufnahme minimiert wird. Wie konnte das gehen? Als wichtige Teile sind hier der Magen und der Dünndarm zu nennen, in denen die wichtigsten Prozesse der Nahrungsaufnahme ablaufen. Der Dünndarm ist bis zu fünf Meter lang. Gelänge es, Teile des Dünndarms zu umgehen und somit die Nährstoffaufnahme zu reduzieren, würden auch weniger Nährstoffe im auf diese Weise verkürzten Verdauungstrakt aufgenommen. Das Essverhalten der Patienten zur Kalorienreduzierung müsste nicht mehr kontrolliert werden, denn der Verdauungstrakt kümmerte sich schon selbst darum. Das meiste an Kalorien rauschte einfach ohne aufgenommen zu werden hindurch.

Der US-amerikanische Mediziner Edward Mason, der heute als Begründer der bariatrischen Chirurgie gilt, wendete 1954 zum ersten Mal so einen Dünndarm-Bypass an, allerdings mit mäßigem Erfolg.[97] Dabei umging er etwa 80 Prozent des Dünndarms. Die Umgehung des Dünndarms als operativer Eingriff war nicht optimal und wird heute in dieser Form nicht mehr ausgeführt.

Der Ansatz war aber ganz vielversprechend und etwas später erkannte Mason, dass nicht die Darmverkürzung, sondern eine Magenverkleinerung die bessere Variante darstellte. Nachdem er zu dem Schluss gekommen war, dass der Ansatz nicht mit größeren Komplikationen verbunden war, nahm er 1966 die ersten Magen-Bypass-Eingriffe an Patienten vor. Die neue Methode sprach sich schnell herum und der Erfolg war so groß, dass sich bald eine Warteliste von bereitwilligen Fettleibigen bildete.

Moderne Methoden verringern den Appetit, indem sie das Magenvolumen auf ein Minimum reduzieren. Chirurgisch, durch Klammern oder Abbinden lässt sich der Magen auf ungefähr zehn Prozent seines ursprünglichen Volumens verkleinern, sodass er nur noch ca. 100 Milliliter fasst. In der Folge stellt sich bei einer Mahlzeit schon nach wenigen Bissen ein Völlegefühl ein. Ein chirurgischer Eingriff kann außerdem auch noch die Aufnahme der Nahrung im Darm unterbinden. Hierbei wird sowohl das Magenvolumen reduziert als auch mit einem Bypass das längste Stück des Dünndarms überbrückt.

Heute gibt es eine Vielzahl von OP-Methoden, die alle den nachhaltigen Gewichtsverlust und die Wiederherstellung des Stoffwechselgleichgewichts zum Ziel haben. Allerdings bleibt der Umbau des Verdauungstraktes ein riesiger Eingriff in die menschliche Physiologie. Nutzen und Risiken sollten für jeden Einzelfall immer sorgfältig abgewogen werden. Der Erfolg dieser minimalinvasiven chirurgischen Eingriffe ist immens und nur mit einem verhältnismäßig niedrigen Risiko und wenigen Nebenwirkungen verbunden. So sind diese Operationen bis heute die wirkungsvollste Waffe im Kampf gegen das krankhafte, extreme Übergewicht. Die Adipositas-Chirurgie ist in Kombination mit einer medikamentösen Therapie weitaus effizienter als Medikamente allein, um langfristigen Gewichtsverlust und eine Verbesserung des Stoffwechsels zu erreichen.[98] Spannend ist auch die etwas überraschende Beobachtung, dass sich sehr schnell nach dem operativen Eingriff eine Verbesserung des Stoffwechsels einstellt, ohne dass überhaupt schon signifikant Gewicht verloren wurde.

Das liegt an einer veränderten Ausschüttung der Hormone, die im Dünndarm bei der Nahrungsaufnahme freigesetzt werden, die den Glukosestoffwechsel mit regulieren. Dabei spielt ein Hormon namens *Glucagon-like peptide-1* (GLP-1) eine entscheidende Rolle. Das hat die Forschung nun bereits als neues Super-Antidiabetikum im Fokus, das sich mit den herkömmlichen Therapien bei Diabetes möglicherweise kombinieren und als Pille gegen Insulinresistenz und kardiovaskuläre Erkrankungen einsetzen lässt. Doch das nur am Rande. Der wichtigste Aspekt: Die Adipositas-Chirurgie bleibt immer noch die letzte Chance auf einen lebensrettenden Gewichtsverlust. Die bietet sich so auch für extrem Übergewichtige, bei denen eigentlich jede Diät schon zu spät kommt.

FAZIT

Jetzt da wir am Ende dieses fetten Buches angelangt sind, möchte ich abschließend für Sie das Große und Ganze zusammenfassen. Ihnen sollte nun klar sein, dass Fette elementare und unverzichtbare Grundbausteine unseres Lebens sind. Es gibt unglaublich viele verschiedene Fette in unserem Körper, die unsere Gesundheit und unser Wohlbefinden beeinflussen. Diese unsichtbare, sozusagen geheime und daher von den meisten Menschen unterschätzte Seite der Fette beschäftigt mich als Forscher jeden Tag in unserer Pionierarbeit auf der Suche nach den molekularen Geheimnissen des Lebens. Fette helfen unseren Zellen dabei, für Struktur und Ordnung zu sorgen, sie sind die besten Energieträger und es gibt sogar spezielle Zellen, die nur aus Fett bestehen, die Fettzellen, die das Fettgewebe bilden. Hier beginnt für die meisten eigentlich erst die Welt der Fette, denn das Fettgewebe ist das, was jeder von uns mal mehr, mal weniger im Spiegel sehen kann.

Ich hoffe, nachdem Sie dieses Buch gelesen haben, sehen Sie Ihre Fettpolster mit anderen Augen, denn mit ihren braunen, weißen und beigen Fettzellen sind diese alles andere als einfach nur störende Problemzonen. Gesunde

Fettzellen halten unseren Stoffwechsel fit und helfen uns, gesund zu altern. Sie produzieren wichtige Hormone, die unser Verhalten, darunter unsere Stimmung, Appetit und Elan steuern. Unser braunes Fett sollten wir tagtäglich nutzen, um uns beim Schlank- und Gesundbleiben zu helfen. Wir können die braunen Fettzellen trainieren, indem wir einen thermogenen Lebensstil praktizieren, unsere Temperatur-Komfortzone verlassen, auch mal kalt duschen, einen Spaziergang im Kühlen unternehmen oder unser Essen scharf würzen. Das stimuliert die braunen Fettzellen, ein paar Extra-Kalorien zu verbrennen und so die Energiebilanz aufzupolieren.

Das ist für uns alle gut. Nicht nur für Menschen, die unter ihrem Übergewicht leiden. Aber hier kommt ein wichtiger Punkt: Fettzellen sind Freund und Feind zugleich. Sosehr sie auch zu einem gesunden Stoffwechsel beitragen, genauso sehr sind kranke Fettzellen die treibende Kraft hinter der Entstehung von Diabetes und Herz-Kreislauf-Erkrankungen. Ein Hauptrisikofaktor hierbei ist Übergewicht, und wir haben ausführlich besprochen, was Übergewicht wirklich bedeutet. Übergewicht kann man über den BMI, den Bauchumfang oder auch die subjektive Wahrnehmung definieren. Der Arzt kann ganz einfach aus einer Blutprobe bestimmen, ob das Fettgewebe und der Stoffwechsel krank sind. Das kann, muss aber nicht bei einem BMI von über 25 kg/m² der Fall sein.

Die meisten Menschen, deren BMI irgendwo zwischen 25–30 kg/m² liegt, haben, ohne Frage, ein leicht erhöhtes Krankheitsrisiko. Sie sollten darauf achten, dass das Gewicht nicht noch höher steigt und sich eher Richtung 25 als 30 kg/m² bewegt. Verrückt machen oder schämen muss man sich mit diesen Maßen nicht. Der Mensch ist von Natur aus ein fettes Wesen, das darf man nicht vergessen. Es ist völlig normal, dass wir kiloweise Fett mit uns herumtragen, und bis zu einem gewissen Punkt kann der Körper das sehr gut aushalten.

Nichtsdestotrotz ist der Bauplan unseres Körpers nicht darauf ausgelegt, unbegrenzt Fett zu speichern. In weiten Teilen der Welt, darunter auch in Deutschland, ist das Übergewicht auf dem Vormarsch. Die Zahlen sprechen eine deutliche Sprache, zwei von fünf Erwachsenen auf der Welt sind übergewichtig, Tendenz stark steigend. Auch bei Kindern nimmt der Anteil der Dicken zu, und je länger man die Extrapfunde mit sich herumträgt, desto höher ist später das Krankheitsrisiko. Dies sind alarmierende Zahlen, denn wir sprechen hier von Millionen zukünftigen Diabetikern.

Je höher der BMI liegt, desto mehr sind die Fettzellen unter Druck und irgendwann geben sie nach. Anstatt das Fett sicher zu speichern, geben sie ihren Inhalt unkontrolliert ab, und der landet dann in anderen lebenswichtigen Organen wie Leber oder Herz, wo das Fett einfach nichts zu suchen hat. Dazu kommt die Umstellung von guten Botenstoffen auf aggressive Entzündungsmoleküle. Das ist der Punkt, wo es aus medizinischer Sicht ohne Wenn und Aber nötig ist, schnell seine Lebensweise zu ändern, um Fettgewebe und Übergewicht abzubauen. Doch das Abnehmen hat zwei Haken.

Erstens: Der menschliche Körper ist genetisch so konstruiert, sein mühsam angespartes Fett nur dann loszulassen, wenn es unbedingt notwendig ist. Das waren in der Menschheitsgeschichte die schlechten Zeiten, wo es wenig zu essen gab und der Mensch mit einer negativen Kalorien-bilanz überleben musste. Durch unsere Gene ist unser Körper sehr effizient darin, Fett zu speichern, und gibt es ungern wieder her.

Haben wir es geschafft abzunehmen, geht mitunter das Gewicht magisch wieder nach oben, als hätte sich der Körper das vorherige Gewicht gemerkt. Es gibt sogar einzelne Gene, die uns dick machen oder das Abnehmen erleichtern. Krankhaftes Übergewicht hat sich niemand ausgesucht, und diese Menschen sind ernst zu nehmende Patienten, die nicht ausgelacht oder diskriminiert werden dürfen. Diese negative Haltung gegenüber den extrem übergewichtigen Patienten erschwert es ihnen, sich selbst durch eine Veränderung der Lebensweise aus dem Dilemma zu befreien.

Das führt mich zum zweiten Punkt: Unser größtenteils über Jahrtausende geformtes Genrepertoire stößt heute auf die veränderte Lebensweise der modernen Welt. Wir schreiten durchs Leben, ohne uns wirklich bewegen zu müssen – der E-Roller steht ja mittlerweile an jeder Ecke. Der technologische Fortschritt hat körperliche Ertüchtigung und Bewegung in Alltag und Berufsleben weitestgehend verzichtbar gemacht. Dazu kommt, dass der zweifelhafte Fortschritt der Lebensmittelindustrie natürliche Ernährungsweisen verdrängt hat. Das hat zur Folge, dass naturbelassene Produkte im Supermarkt eher eine Minderheit oder sogar eine Seltenheit darstellen. Der Speiseplan von Kantinen und Haushalten ist voll von stark verarbeiteten Lebensmitteln und Fertiggerichten. Diese gefährliche Mischung von wenig Bewegung und mangelhafter Ernährung macht es unserem

Körper sehr leicht, immer mehr Fettgewebe einzulagern. Da wir uns zeitlebens in dieser Welt aufhalten, ist es nicht einfach, aus diesen Mustern auszubrechen und seine Lebensweise von heute auf morgen radikal zu ändern.

Also was tun gegen die überflüssigen Pfunde? Abnehmen erfordert ein hohes Maß an Disziplin, einen unbändigen Willen und eine individuelle Strategie, mit der man sich selbst diszipliniert und bei Laune hält. Dann wird es mit dem Kampf gegen die Pfunde auch klappen. Es erfordert eine nachhaltige Ernährungsumstellung, die darauf zielt, die Kalorienbilanz dauerhaft negativ zu gestalten. Sie müssen sich keine Hungerkuren antun, aber unterm Strich müssen Sie weniger Kalorien aufnehmen, als Sie verbrennen. Dabei ist darauf zu achten, wie gut der Körper die Energie aus der Nahrung gewinnen kann.

Welche Diät-Möglichkeiten Sie haben, habe ich im vorherigen Kapitel erklärt. Ohne Verzicht geht es nicht, aber es muss auch Spaß machen und mit dem Alltag vereinbar sein, sonst ist jede Strategie zum Scheitern verurteilt. Schlechte Fette und einfache Zucker sollten wir nur in geringen Maßen genießen. Ballaststoffe, schwerverdauliche Kohlenhydrate und buntes Gemüse sollten den Speiseplan dominieren, aber es darf auch gerne mal ein kalorienreiches Highlight dabei sein. Wie gesagt, die Strategie soll ja idealerweise ein Leben lang wirken und dauerhaft glücklich machen.

Schlussendlich müssen wir neben der Kalorienaufnahme auch an der Kalorienverbrennung schrauben, wenn wir die Pfunde purzeln sehen wollen. Man muss sich realistische

Ziele setzen und im Alltag Zeit für Bewegungspausen schaffen. Sich vorzunehmen, von bewegungsfauler Socke zum semiprofessionellen Sportler zu mutieren, hat in der Regel wenig Aussicht auf Erfolg. Den Weg zur Arbeit und zurück mit dem Fahrrad oder zu Fuß zurücklegen, auch wenn es dann länger dauert, ist da schon weitaus realistischer und praktikabel. Draußen aktiv zu sein passt nämlich auch wunderbar zu einem thermogenen Lebensstil. Die Aktivierung unserer braunen Fettzellen ist eine zusätzliche Möglichkeit, um auf ganz einfache und natürliche Weise der Kalorienverbrennung unter die Arme zu greifen. Ich selbst befolge diese Ratschläge und bin überzeugt davon, dass sie auch Ihnen helfen können, Ihren ganz persönlichen Weg zu einem gesunden Stoffwechsel zu finden. Ich wünsche Ihnen von ganzem Herzen viel Erfolg dabei.

LITERATUR

1 Racimo, F. *et al.* Archaic Adaptive Introgression in TBX15/WARS2. *Mol Biol Evol* **34**, 509-524, doi:10.1093/molbev/msw283 (2017).

2 Cypess, A. M. *et al.* Identification and importance of brown adipose tissue in adult humans. *N Engl J Med* **360**, 1509-1517, doi:10.1056/NEJMoa0810780 (2009).

3 Saito, M. *et al.* High incidence of metabolically active brown adipose tissue in healthy adult humans: effects of cold exposure and adiposity. *Diabetes* **58**, 1526-1531, doi:10.2337/db09-0530 (2009).

4 Chen, K. Y. *et al.* Brown Adipose Reporting Criteria in Imaging STudies (BARCIST 1.0): Recommendations for Standardized FDG-PET/CT Experiments in Humans. *Cell Metab* **24**, 210-222, doi:10.1016/j.cmet.2016.07.014 (2016).

5 de Jong, J. M. A. *et al.* Human brown adipose tissue is phenocopied by classical brown adipose tissue in physiologically humanized mice. *Nature Metabolism* **1** (2019).

6 Gburcik, V., Cawthorn, W. P., Nedergaard, J., Timmons, J. A. & Cannon, B. An essential role for Tbx15 in the differentiation of brown and »brite« but not white adipocytes. *Am J Physiol Endocrinol Metab* **303**, E1053-1060, doi:10.1152/ajpendo.00104.2012 (2012).

7 Keatinge, W. R., Coleshaw, S. R., Millard, C. E. & Axelsson, J. Exceptional case of survival in cold water. *Br Med J (Clin Res Ed)* **292**, 171-172, doi:10.1136/bmj.292.6514.171-a (1986).

8 Collaborators, G. B. D. O. *et al.* Health Effects of Overweight and Obesity in 195 Countries over 25 Years. *N Engl J Med* **377**, 13-27, doi:10.1056/NEJMoa1614362 (2017).

9   Pischon, T. *et al.* General and abdominal adiposity and risk of death in Europe. *N Engl J Med* **359**, 2105-2120, doi:10.1056/NEJMoa0801891 (2008).

10   Despres, J. P. & Lemieux, I. Abdominal obesity and metabolic syndrome. *Nature* **444**, 881-887, doi:10.1038/nature05488 (2006).

11   Jensen, M. D. *et al.* 2013 AHA/ACC/TOS guideline for the management of overweight and obesity in adults: a report of the American College of Cardiology/American Heart Association Task Force on Practice Guidelines and The Obesity Society. *Circulation* **129**, S102-138, doi:10.1161/01.cir.0000437739.71477.ee (2014).

12   Deamer, D. The Role of Lipid Membranes in Life's Origin. *Life (Basel)* **7**, doi:10.3390/life7010005 (2017).

13   Uyeda, K., Yamashita, H. & Kawaguchi, T. Carbohydrate responsive element-binding protein (ChREBP): a key regulator of glucose metabolism and fat storage. *Biochem Pharmacol* **63**, 2075-2080, doi:10.1016/s0006-2952(02)01012-2 (2002).

14   Roberts, S. B. & Das, S. K. The Messy Truth about Weight Loss. *Sci Am* **316**, 36-41, doi:10.1038/scientificamerican0617-36 (2017).

15   Rosen, E. D. & MacDougald, O. A. Adipocyte differentiation from the inside out. *Nat Rev Mol Cell Biol* **7**, 885-896, doi:10.1038/nrm2066 (2006).

16   Gesta, S., Tseng, Y. H. & Kahn, C. R. Developmental origin of fat: tracking obesity to its source. *Cell* **131**, 242-256, doi:10.1016/j.cell.2007.10.004 (2007).

17   Rosen, E. D. & Spiegelman, B. M. What we talk about when we talk about fat. *Cell* **156**, 20-44, doi:10.1016/j.cell.2013.12.012 (2014).

18   Nissen, S. E. & Wolski, K. Effect of rosiglitazone on the risk of myocardial infarction and death from cardiovascular causes. *N Engl J Med* **356**, 2457-2471, doi:10.1056/NEJMoa072761 (2007).

19   Mann, J. P. & Savage, D. B. What lipodystrophies teach us about the metabolic syndrome. *J Clin Invest* **130**, 4009-4021, doi:10.1172/JCI129190 (2019).

20   Villena, J. A., Roy, S., Sarkadi-Nagy, E., Kim, K. H. & Sul, H. S. Desnutrin, an adipocyte gene encoding a novel patatin domain-containing protein, is induced by fasting and glucocorticoids: ectopic expression of desnutrin increases triglyceride hydrolysis. *J Biol Chem* **279**, 47066-47075, doi:10.1074/jbc.M403855200 (2004).

21   Zimmermann, R. *et al.* Fat mobilization in adipose tissue is promoted by adipose triglyceride lipase. *Science* **306**, 1383-1386, doi:10.1126/science.1100747 (2004).

22   Haemmerle, G. *et al.* Defective lipolysis and altered energy metabolism in mice lacking adipose triglyceride lipase. *Science* **312**, 734-737, doi:10.1126/science.1123965 (2006).

23   Fischer, J. *et al.* The gene encoding adipose triglyceride lipase (PNPLA2) is mutated in neutral lipid storage disease with myopathy. *Nat Genet* **39**, 28-30, doi:10.1038/ng1951 (2007).

24   Desvergne, B., Michalik, L. & Wahli, W. Transcriptional regulation of metabolism. *Physiol Rev* **86**, 465-514, doi:10.1152/physrev.00025.2005 (2006).

25   Hoch, T., Kreitz, S., Gaffling, S., Pischetsrieder, M. & Hess, A. Fat/carbohydrate ratio but not energy density determines snack food intake and activates brain reward areas. *Sci Rep* **5**, 10041, doi:10.1038/srep10041 (2015).

26   Hoch, T., Pischetsrieder, M. & Hess, A. Snack food intake in ad libitum fed rats is triggered by the combination of fat and carbohydrates. *Front Psychol* **5**, 250, doi:10.3389/fpsyg.2014.00250 (2014).

27   Zhang, Y. *et al.* Positional cloning of the mouse obese gene and its human homologue. *Nature* **372**, 425-432, doi:10.1038/372425a0 (1994).

28   Chen, H. *et al.* Evidence that the diabetes gene encodes the leptin receptor: identification of a mutation in the leptin receptor gene in db/db mice. *Cell* **84**, 491-495, doi:10.1016/s0092-8674(00)81294-5 (1996).

29   Montague, C. T. *et al.* Congenital leptin deficiency is associated with severe early-onset obesity in humans. *Nature* **387**, 903-908, doi:10.1038/43185 (1997).

30   Wabitsch, M. *et al.* Severe Early-Onset Obesity Due to Bioinactive Leptin Caused by a p.N103K Mutation in the Leptin Gene. *J Clin Endocrinol Metab* **100**, 3227-3230, doi:10.1210/jc.2015-2263 (2015).

31 Maffei, M. *et al.* Leptin levels in human and rodent: measurement of plasma leptin and ob RNA in obese and weight-reduced subjects. *Nat Med* **1**, 1155-1161, doi:10.1038/nm1195-1155 (1995).

32 Challa, T. D. *et al.* Regulation of De Novo Adipocyte Differentiation Through Cross Talk Between Adipocytes and Preadipocytes. *Diabetes* **64**, 4075-4087, doi:10.2337/db14-1932 (2015).

33 Scherer, P. E., Williams, S., Fogliano, M., Baldini, G. & Lodish, H. F. A novel serum protein similar to C1q, produced exclusively in adipocytes. *J Biol Chem* **270**, 26746-26749, doi:10.1074/jbc.270.45.26746 (1995).

34 Kim, J. Y. *et al.* Obesity-associated improvements in metabolic profile through expansion of adipose tissue. *J Clin Invest* **117**, 2621-2637, doi:10.1172/JCI31021 (2007).

35 Bes-Houtmann, S. *et al.* Presence of functional TLR2 and TLR4 on human adipocytes. *Histochem Cell Biol* **127**, 131-137, doi:10.1007/s00418-006-0230-1 (2007).

36 Kaser, A. & Tilg, H. »Metabolic aspects« in inflammatory bowel diseases. *Curr Drug Deliv* **9**, 326-332, doi:10.2174/156720112801323044 (2012).

37 Zhang, L. J. *et al.* Innate immunity. Dermal adipocytes protect against invasive Staphylococcus aureus skin infection. *Science* **347**, 67-71, doi:10.1126/science.1260972 (2015).

38 Protsiv, M., Ley, C., Lankester, J., Hastie, T. & Parsonnet, J. Decreasing human body temperature in the United States since the industrial revolution. *Elife* **9**, doi:10.7554/eLife.49555 (2020).

39 Seale, P. *et al.* Transcriptional control of brown fat determination by PRDM16. *Cell Metab* **6**, 38-54, doi:10.1016/j.cmet.2007.06.001 (2007).

40 Cannon, B. & Nedergaard, J. Nonshivering thermogenesis and its adequate measurement in metabolic studies. *J Exp Biol* **214**, 242-253, doi:10.1242/jeb.050989 (2011).

41 Davis, T. R. Chamber cold acclimatization in man. *J Appl Physiol* **16**, 1011-1015, doi:10.1152/jappl.1961.16.6.1011 (1961).

42 Blaza, S. Brown adipose tissue in man: a review. *J R Soc Med* **76**, 213-216 (1983).

43   Hany, T. F. *et al.* Brown adipose tissue: a factor to consider in symmetrical tracer uptake in the neck and upper chest region. *Eur J Nucl Med Mol Imaging* **29**, 1393-1398, doi:10.1007/s00259-002-0902-6 (2002).

44   Virtanen, K. A. *et al.* Functional brown adipose tissue in healthy adults. *N Engl J Med* **360**, 1518-1525, doi:10.1056/NEJMoa0808949 (2009).

45   van Marken Lichtenbelt, W. D. *et al.* Cold-activated brown adipose tissue in healthy men. *N Engl J Med* **360**, 1500-1508, doi:10.1056/NEJMoa0808718 (2009).

46   Bakker, L. E. *et al.* Brown adipose tissue volume in healthy lean south Asian adults compared with white Caucasians: a prospective, case-controlled observational study. *Lancet Diabetes Endocrinol* **2**, 210-217, doi:10.1016/S2213-8587(13)70156-6 (2014).

47   Yoneshiro, T. *et al.* Recruited brown adipose tissue as an antiobesity agent in humans. *J Clin Invest* **123**, 3404-3408, doi:10.1172/JCI67803 (2013).

48   Grundlingh, J., Dargan, P. I., El-Zanfaly, M. & Wood, D. M. 2,4-dinitrophenol (DNP): a weight loss agent with significant acute toxicity and risk of death. *J Med Toxicol* **7**, 205-212, doi:10.1007/s13181-011-0162-6 (2011).

49   Hanssen, M. J. *et al.* Short-term Cold Acclimation Recruits Brown Adipose Tissue in Obese Humans. *Diabetes* **65**, 1179-1189, doi:10.2337/db15-1372 (2016).

50   Begue, L., Bricout, V., Boudesseul, J., Shankland, R. & Duke, A. A. Some like it hot: testosterone predicts laboratory eating behavior of spicy food. *Physiol Behav* **139**, 375-377, doi:10.1016/j.physbeh.2014.11.061 (2015).

51   Yoneshiro, T., Aita, S., Kawai, Y., Iwanaga, T. & Saito, M. Nonpungent capsaicin analogs (capsinoids) increase energy expenditure through the activation of brown adipose tissue in humans. *Am J Clin Nutr* **95**, 845-850, doi:10.3945/ajcn.111.018606 (2012).

52   Yoneshiro, T. *et al.* Tea catechin and caffeine activate brown adipose tissue and increase cold-induced thermogenic capacity in humans. *Am J Clin Nutr* **105**, 873-881, doi:10.3945/ajcn.116.144972 (2017).

53   Wu, J. et al. Beige adipocytes are a distinct type of thermogenic fat cell in mouse and human. *Cell* **150**, 366-376, doi:10.1016/j.cell.2012.05.016 (2012).

54   Frontini, A. et al. White-to-brown transdifferentiation of omental adipocytes in patients affected by pheochromocytoma. *Biochim Biophys Acta* **1831**, 950-959, doi:10.1016/j.bbalip.2013.02.005 (2013).

55   Mauz, E. et al. Cohort profile: KiGGS cohort longitudinal study on the health of children, adolescents and young adults in Germany. *Int J Epidemiol*, doi:10.1093/ije/dyz231 (2019).

56   Twig, G. et al. Body-Mass Index in 2.3 Million Adolescents and Cardiovascular Death in Adulthood. *N Engl J Med* **374**, 2430-2440, doi:10.1056/NEJMoa1503840 (2016).

57   Geserick, M. et al. Acceleration of BMI in Early Childhood and Risk of Sustained Obesity. *N Engl J Med* **379**, 1303-1312, doi:10.1056/NEJMoa1803527 (2018).

58   Guilherme, A., Virbasius, J. V., Puri, V. & Czech, M. P. Adipocyte dysfunctions linking obesity to insulin resistance and type 2 diabetes. *Nat Rev Mol Cell Biol* **9**, 367-377, doi:10.1038/nrm2391 (2008).

59   Kivimaki, M. et al. Overweight, obesity, and risk of cardiometabolic multimorbidity: pooled analysis of individual-level data for 120 813 adults from 16 cohort studies from the USA and Europe. *Lancet Public Health* **2**, e277-e285, doi:10.1016/S2468-2667(17)30074-9 (2017).

60   Hotamisligil, G. S. Inflammation and metabolic disorders. *Nature* **444**, 860-867, doi:10.1038/nature05485 (2006).

61   Samuel, V. T. & Shulman, G. I. Nonalcoholic Fatty Liver Disease as a Nexus of Metabolic and Hepatic Diseases. *Cell Metab* **27**, 22-41, doi:10.1016/j.cmet.2017.08.002 (2018).

62   Ong, Z. Y. & Muhlhausler, B. S. Maternal »junk-food« feeding of rat dams alters food choices and development of the mesolimbic reward pathway in the offspring. *FASEB J* **25**, 2167-2179, doi:10.1096/fj.10-178392 (2011).

63   Mennella, J. A. Ontogeny of taste preferences: basic biology and implications for health. *Am J Clin Nutr* **99**, 704S-711S, doi:10.3945/ajcn.113.067694 (2014).

64   Robinson, E., Thomas, J., Aveyard, P. & Higgs, S. What everyone
           else is eating: a systematic review and meta-analysis of the
           effect of informational eating norms on eating behavior. *J Acad
           Nutr Diet* **114**, 414-429, doi:10.1016/j.jand.2013.11.009 (2014).

65   Ogden, J. & Clementi, C. The experience of being obese
           and the many consequences of stigma. *J Obes* **2010**,
           doi:10.1155/2010/429098 (2010).

66   Hall, K. D., Guyenet, S. J. & Leibel, R. L. The
           Carbohydrate-Insulin Model of Obesity Is Difficult to Reconcile
           With Current Evidence. *JAMA Intern Med* **178**, 1103-1105,
           doi:10.1001/jamainternmed.2018.2920 (2018).

67   Ludwig, D. S. & Ebbeling, C. B. The Carbohydrate-Insulin Model
           of Obesity: Beyond »Calories In, Calories Out«. *JAMA Intern
           Med* **178**, 1098-1103, doi:10.1001/jamainternmed.2018.2933
           (2018).

68   Berthoud, H. R. The neurobiology of food intake in an
           obesogenic environment. *Proc Nutr Soc* **71**, 478-487, doi:10.1017/
           S0029665112000602 (2012).

69   Wang, G. J. et al. Brain dopamine and obesity. *Lancet* **357**, 354-
           357, doi:10.1016/s0140-6736(00)03643-6 (2001).

70   Pawlak, D. B., Kushner, J. A. & Ludwig, D. S. Effects of dietary
           glycaemic index on adiposity, glucose homoeostasis, and
           plasma lipids in animals. *Lancet* **364**, 778-785, doi:10.1016/
           S0140-6736(04)16937-7 (2004).

71   Qi, Q. et al. Sugar-sweetened beverages and genetic
           risk of obesity. *N Engl J Med* **367**, 1387-1396, doi:10.1056/
           NEJMoa1203039 (2012).

72   Hauner, H. et al. Evidence-based guideline of the German
           Nutrition Society: carbohydrate intake and prevention of
           nutrition-related diseases. *Ann Nutr Metab* **60 Suppl 1**, 1-58,
           doi:10.1159/000335326 (2012).

73   Jang, C. et al. The Small Intestine Converts Dietary Fructose
           into Glucose and Organic Acids. *Cell Metab* **27**, 351-361 e353,
           doi:10.1016/j.cmet.2017.12.016 (2018).

74   Ludwig, D. S. Examining the health effects of fructose. *JAMA*
           310, 33-34, doi:10.1001/jama.2013.6562 (2013).

75   Banting, W. Letter on corpulence, addressed to the public.
           1869. *Obes Res* **1**, 153-163, doi:10.1002/j.1550-8528.1993.
           tb00605.x (1993).

76   Gardner, C. D. *et al.* Comparison of the Atkins, Zone, Ornish, and LEARN diets for change in weight and related risk factors among overweight premenopausal women: the A TO Z Weight Loss Study: a randomized trial. *JAMA* **297**, 969-977, doi:10.1001/jama.297.9.969 (2007).

77   Song, M. *et al.* Association of Animal and Plant Protein Intake With All-Cause and Cause-Specific Mortality. *JAMA Intern Med* **176**, 1453-1463, doi:10.1001/jamainternmed.2016.4182 (2016).

78   Zheng, Y. *et al.* Association of changes in red meat consumption with total and cause specific mortality among US women and men: two prospective cohort studies. *BMJ* **365**, l2110, doi:10.1136/bmj.l2110 (2019).

79   Chiang, V. S. & Quek, S. Y. The relationship of red meat with cancer: Effects of thermal processing and related physiological mechanisms. *Crit Rev Food Sci Nutr* **57**, 1153-1173, doi:10.1080/1 0408398.2014.967833 (2017).

80   Appel, L. J. *et al.* A clinical trial of the effects of dietary patterns on blood pressure. DASH Collaborative Research Group. *N Engl J Med* **336**, 1117-1124, doi:10.1056/ NEJM199704173361601 (1997).

81   Cholesterol Treatment Trialists, C. *et al.* Efficacy and safety of more intensive lowering of LDL cholesterol: a meta-analysis of data from 170,000 participants in 26 randomised trials. *Lancet* **376**, 1670-1681, doi:10.1016/S0140-6736(10)61350-5 (2010).

82   Teslovich, T. M. *et al.* Biological, clinical and population relevance of 95 loci for blood lipids. *Nature* **466**, 707-713, doi:10.1038/nature09270 (2010).

83   Wang, D. D. *et al.* Association of Specific Dietary Fats With Total and Cause-Specific Mortality. *JAMA Intern Med* **176**, 1134-1145, doi:10.1001/jamainternmed.2016.2417 (2016).

84   Mozaffarian, D., Katan, M. B., Ascherio, A., Stampfer, M. J. & Willett, W. C. Trans fatty acids and cardiovascular disease. *N Engl J Med* **354**, 1601-1613, doi:10.1056/NEJMra054035 (2006).

85   Sonnenburg, E. D. *et al.* Diet-induced extinctions in the gut microbiota compound over generations. *Nature* **529**, 212-215, doi:10.1038/nature16504 (2016).

86   Makki, K., Deehan, E. C., Walter, J. & Backhed, F. The Impact of Dietary Fiber on Gut Microbiota in Host Health and Disease. *Cell Host Microbe* **23**, 705-715, doi:10.1016/j.chom.2018.05.012 (2018).

87 Ley, R. E. *et al.* Obesity alters gut microbial ecology. *Proc Natl Acad Sci U S A* **102**, 11070-11075, doi:10.1073/pnas.0504978102 (2005).

88 Koeth, R. A. *et al.* Intestinal microbiota metabolism of L-carnitine, a nutrient in red meat, promotes atherosclerosis. *Nat Med* **19**, 576-585, doi:10.1038/nm.3145 (2013).

89 Roberts, A. B. *et al.* Development of a gut microbe-targeted nonlethal therapeutic to inhibit thrombosis potential. *Nat Med* **24**, 1407-1417, doi:10.1038/s41591-018-0128-1 (2018).

90 Wefers, J. *et al.* Circadian misalignment induces fatty acid metabolism gene profiles and compromises insulin sensitivity in human skeletal muscle. *Proc Natl Acad Sci U S A* **115**, 7789-7794, doi:10.1073/pnas.1722295115 (2018).

91 Parsons, M. J. *et al.* Social jetlag, obesity and metabolic disorder: investigation in a cohort study. *Int J Obes (Lond)* **39**, 842-848, doi:10.1038/ijo.2014.201 (2015).

92 Stekovic, S. *et al.* Alternate Day Fasting Improves Physiological and Molecular Markers of Aging in Healthy, Non-obese Humans. *Cell Metab* **30**, 462-476 e465, doi:10.1016/j.cmet.2019.07.016 (2019).

93 Jakubowicz, D., Barnea, M., Wainstein, J. & Froy, O. High caloric intake at breakfast vs. dinner differentially influences weight loss of overweight and obese women. *Obesity (Silver Spring)* **21**, 2504-2512, doi:10.1002/oby.20460 (2013).

94 Johnston, B. C. *et al.* Comparison of weight loss among named diet programs in overweight and obese adults: a meta-analysis. *JAMA* **312**, 923-933, doi:10.1001/jama.2014.10397 (2014).

95 Maixner, F. *et al.* The Iceman's Last Meal Consisted of Fat, Wild Meat, and Cereals. *Curr Biol* **28**, 2348-2355 e2349, doi:10.1016/j.cub.2018.05.067 (2018).

96 Khan, S. S. *et al.* Association of Body Mass Index With Lifetime Risk of Cardiovascular Disease and Compression of Morbidity. *JAMA Cardiol* **3**, 280-287, doi:10.1001/jamacardio.2018.0022 (2018).

97 Mason, E. E. Past, present, and future of obesity surgery. *Obes Surg* **8**, 524-529, doi:10.1381/096089298765554098 (1998).

98 Schauer, P. R. *et al.* Bariatric Surgery versus Intensive Medical Therapy for Diabetes – 5-Year Outcomes. *N Engl J Med* **376**, 641-651, doi:10.1056/NEJMoa1600869 (2017).

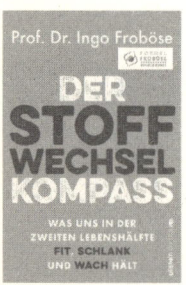